Lecture radiologique aux urgences

L'indispensable

Chez le même éditeur

Imagerie musculosquelettique : pathologies locorégionales, par A. Cotten. 2017, 2ᵉ édition, 1024 pages.

Échographie abdominale, par O. Lucidarme. 2017, 352 pages.

Guide d'échographie, par P. Legmann. 2017, 5ᵉ édition, 448 pages.

Guide pratique d'écho-Doppler vasculaire, par A. Long. 2017, 336 pages.

Comprendre l'IRM, par B. Kastler et D. Vetter. 2017, 8ᵉ édition, 448 pages.

Cas cliniques en imagerie digestive, par C. Marcus. 2017, 224 pages.

Neuro-imagerie diagnostique, par J.-L. Dietemann. 2017, 3ᵉ édition, 992 pages.

Échographie et imagerie pelvienne en pratique gynécologique, par Y. Ardaens, J.-M. Levaillant, Ph. Coquel, Th. Haag. 2017, 6ᵉ édition, 750 pages.

Imagerie de la colonne vertébrale et de la moelle épinière, par F. Lecouvet, G. Consard, J.-L. Dietemann. 2017, 3ᵉ édition, 352 pages.

Cas cliniques en neuro-imagerie, par J.-L. Dietemann. 2016, 256 pages.

Traité d'imagerie vasculaire, par F. Joffre. 2015, 648 pages.

Écho-Doppler vasculaire et viscéral, par M.-F. Bellin, P. Legmann. 2015, 400 pages.

Radioprotection en milieu médical, par Y.-S. Cordoliani. 2014, 3ᵉ édition, 248 pages.

Échographie en urgence pour le radiologue, par M. Bléry. 2014, 160 pages.

Lecture radiologique aux urgences
L'indispensable

2e édition

Nigel Raby
Laurence Berman
Simon Morley
Gerald de Lacey

Traduction de la 3e édition anglaise :
Antoine Feydy

Elsevier Masson

ELSEVIER

Elsevier Masson SAS, 65, rue Camille-Desmoulins, 92442 Issy-les-Moulineaux cedex, France

---

Accident & Emergency Radiology – A survival guide
SAUNDERS an imprint of Elsevier Limited © 2015, Elsevier Limited. All rights reserved.
First edition 1995 WB Saunders Ltd – Second edition 2005 Elsevier Ltd – Third edition 2015
The right of Nigel Raby, Laurence Berman, Simon Morley and Gerald de Lacey to be identified as authors of this work has been asserted by them in accordance with the Copyright, Designs and Patents Act 1988.

No part of this publication may be reproduced or transmitted in any form or by any means, electronic or mechanical, including photocopying, recording, or any information storage and retrieval system, without permission in writing from the publisher. Details on how to seek permission, further information about the Publisher's permissions policies and our arrangements with organizations such as the Copyright Clearance Center and the Copyright Licensing Agency, can be found at our website : www.elsevier.com/permissions.

This book and the individual contributions contained in it are protected under copyright by the Publisher (other than as may be noted herein).

ISBN : 978-0-7020-4232-4
e-book ISBN : 978-0-7020-5031-2

This translation of *Accident & Emergency Radiology – A survival guide*, third edition, by Nigel Raby, Laurence Berman, Simon Morley et Gerald de Lacey, was undertaken by Elsevier Masson SAS and is published by arrangement with Elsevier Ltd.
Cette traduction de *Accident & Emergency Radiology – A survival guide*, 3e édition, de Nigel Raby, Laurence Berman, Simon Morley et Gerald de Lacey, a été réalisée par Elsevier Masson SAS et est publiée avec l'accord d'Elsevier Ltd.
Lecture radiologique aux urgences – L'indispensable, 2e édition, de Nigel Raby, Laurence Berman, Simon Morley et Gerald de Lacey, traduction par Antoine Feydy
© 2017 Elsevier Masson SAS, 2005
ISBN : 978-2-294-73511-0
e-ISBN : 978-2-294-73630-8

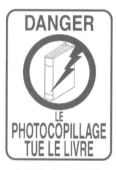

Tous droits réservés.
Les indications et posologies de tous les médicaments cités dans ce livre ont été recommandées dans la littérature médicale et concordent avec la pratique de la communauté médicale. Elles peuvent, dans certains cas particuliers, différer des normes définies par les procédures d'AMM. De plus, les protocoles thérapeutiques pouvant évoluer dans le temps, il est recommandé au lecteur de se référer en cas de besoin aux notices des médicaments, aux publications les concernant et à l'Agence du médicament. L'auteur et l'éditeur ne sauraient être tenus pour responsables des prescriptions de chaque médecin.
Tous droits de traduction, d'adaptation et de reproduction par tous procédés, réservés pour tous pays. Toute reproduction ou représentation intégrale ou partielle, par quelque procédé que ce soit, des pages publiées dans le présent ouvrage, faite sans l'autorisation de l'éditeur est illicite et constitue une contrefaçon. Seules sont autorisées, d'une part, les reproductions strictement réservées à l'usage privé du copiste et non destinées à une utilisation collective et, d'autre part, les courtes citations justifiées par le caractère scientifique ou d'information de l'œuvre dans laquelle elles sont incorporées (art. L. 122-4, L. 122-5 et L. 335-2 du Code de la propriété intellectuelle).
Ce logo a pour objet d'alerter le lecteur sur la menace que représente pour l'avenir de l'écrit, tout particulièrement dans le domaine universitaire, le développement massif du « photo-copillage ». Cette pratique qui s'est généralisée, notamment dans les établissements d'enseignement, provoque une baisse brutale des achats de livres, au point que la possibilité même pour les auteurs de créer des œuvres nouvelles et de les faire éditer correctement est aujourd'hui menacée. Nous rappelons donc que la reproduction et la vente sans autorisation, ainsi que le recel, sont passibles de poursuites. Les demandes d'autorisation de photocopier doivent être adressées à l'éditeur ou au Centre français d'exploitation du droit de copie : 20, rue des Grands-Augustins, 75006 Paris. Tél. 01 44 07 47 70.

Liste des auteurs

Nigel Raby, MB ChB, MRCP, FRCR
Consultant Radiologist, Western Infirmary, Glasgow

Laurence Berman, MB BS, FRCP, FRCR
Lecturer and Honorary Consultant Radiologist
University of Cambridge and Addenbrooke's Hospital, Cambridge

Simon Morley, MA, BM BCh, MRCP, FRCR
Consultant Radiologist, University College Hospitals, London

Gerald de Lacey, MA, MB BChir, FRCR
Consultant to Radiology Red Dot Courses, London
(www.radiology-courses.com)

Traduction de l'édition anglaise :
Antoine Feydy, professeur de radiologie
Radiologie B, hôpital Cochin – AP-HP, Université Paris-Descartes, Paris

Préface de l'édition anglaise

Cet ouvrage n'est pas un livre de radiologie orthopédique. C'est un livre conçu pour l'apprentissage de la bonne interprétation des radiographies réalisées aux urgences. Depuis la parution de la deuxième édition en 2005, nous avons intégré les commentaires reçus lors de nos cours de formation ainsi que ceux de nos collègues de travail. Nous avons aussi adapté et modernisé les illustrations de l'anatomie normale du squelette, avec des schémas et dessins très clairs, ceci afin de montrer l'essentiel aux radiologues en formation. Nous avons séparé les traumatismes fréquents et quotidiens des autres plus rares. Avant tout, nous avons suivi notre objectif principal qui est d'aider tous ceux qui interprètent les radiographies des urgences et qui se posent cette question : « À première vue, ces images me paraissent normales – mais comment dois-je les analyser de manière logique et systématique ? »

L'édition précédente de *Lecture radiologique aux urgences* a fait ses preuves en aidant les médecins des urgences, les infirmiers des urgences, les radiologues en formation, les manipulateurs de radiologie et les médecins généralistes travaillant de manière isolée à distance d'un hôpital. Nous espérons que cette édition, avec les améliorations du contenu, des descriptions anatomiques et de la mise en page, apportera à nouveau une aide à tous ceux qui réalisent, analysent et demandent une interprétation exacte des radiographies réalisées pour les services d'urgences.

Nigel Raby, Laurence Berman, Simon Morley, Gerald de Lacey
Janvier 2014

Remerciements

Nous souhaitons remercier vivement certaines personnes clés sans lesquelles cette troisième édition n'aurait pas pu être entreprise et terminée. Claire Wanless a créé la nouvelle mise en page et son assistance éditoriale a été extrêmement précieuse.

Philip Wilson a dessiné tous les excellents schémas inclus dans chaque chapitre.

Jeremy Weldon, manipulateur en radiologie titulaire (Northwick Park Hospital), nous a aidés pour les cas illustratifs et il a réalisé le travail de laboratoire sur les corps étrangers pénétrants et avalés.

Le Dr Denis Remedios, radiologue titulaire (Northwick Park Hospital), nous a suggéré de nombreuses idées originales.

Michael Houston, éditeur (Elsevier Ltd), nous a poussé à écrire cette troisième édition et nous a donné toute l'assistance nécessaire.

Nous sommes aussi reconnaissants envers de nombreux participants à nos cours (www.radiology-courses.com et www.xraysurvivalguide.org), dont des cliniciens, radiologues et manipulateurs. Leurs commentaires constructifs et stimulants ont permis d'améliorer de nombreux points mineurs et majeurs dans tous les chapitres.

« *Telle est l'essence de la science :*
posez une question impertinente et vous obtiendrez une réponse pertinente. »
J. Bronowski, *The Ascent of Man*, 1973.

Préface à l'édition française

Deux chiffres sont plus démonstratifs qu'un long discours :

- sur les 20 millions de passages aux urgences en France, quasi la moitié sont des motifs traumatologiques ;
- 75 à 80 % des radiographies standard faites dans un service de radiologie sont demandées par le service des urgences.

En pratique courante, la radiographie standard est interprétée au fil de l'eau par le clinicien des urgences et relue secondairement par le radiologue.

Ce guide de lecture, élaboré par des radiologues en lien avec des urgentistes, répond parfaitement aux décisions quotidiennes que l'on doit prendre, non pas en utilisant « des recettes de cuisine », mais bien avec des notions et repères indispensables pour aider à une décision éclairée. En effet, sa méthodologie permet, en replaçant les notions de base et en montrant les incidences, de construire un raisonnement diagnostique associant l'examen clinique et la radiographie, et d'éviter certains pièges.

Les pratiques anglo-saxonnes ne sont pas totalement similaires à la pratique en France. Ainsi, on s'étonnera de la place de la radiographie standard dans les traumatismes crâniens, thoraciques et abdominaux où la tomodensitométrie est devenue l'examen de choix et de référence depuis quelques années. Le lecteur intéressé trouvera facilement, sur le site de la Société française de radiologie, les recommandations actualisées avec tout un volet de traumatologie.

Merci au professeur Antoine Feydy d'avoir traduit cet ouvrage qui a une place importante dans les poches des urgentistes, mais aussi dans un cabinet de médecine générale et, enfin, dans la poche des jeunes DES de radiologie car cette lecture du « quotidien » est d'un grand enseignement.

Dr Étienne Hinglais

Service d'accueil et d'urgences, hôpital Bicêtre (AP-HP), membre du comité pédagogique du DIU de « Traumatologie à usage des urgentistes » (Paris 11, Paris 13, Rennes, Strasbourg)

Sommaire

1	Principes généraux	1
2	Particularités pédiatriques	11
3	Crâne de l'enfant – suspicion de TNA	35
4	Crâne adulte	47
5	Massif facial	53
6	Épaule	73
7	Coude pédiatrique	95
8	Coude adulte	115
9	Poignet et avant-bras distal	125
10	Main et doigts	153
11	Rachis cervical	171
12	Rachis thoracique et lombaire	199
13	Pelvis	213
14	Hanche et fémur proximal	227
15	Genou	243
16	Cheville et arrière-pied	265
17	Médiopied et avant-pied	293
18	Thorax	307
19	Douleur abdominale et traumatisme abdominal	329
20	Corps étrangers pénétrants	343
21	Corps étrangers avalés	349
22	Testez-vous	363
23	Glossaire	373
	Index	377

1 Principes généraux

Bases radiographiques
Image radiographique — 2
Traits de fractures : habituellement noirs, mais parfois blancs — 3
Plans graisseux et niveaux liquides — 3
Le principe des deux incidences — 4
Information importante : la position du patient — 5
Analyse des radiographies : la rigueur est essentielle — 5

Description des lésions
Fractures des os longs — 6
Luxations — 9

Introduction

Les patients traumatisés peuvent être classés en trois groupes principaux. La stratégie diagnostique en imagerie est différente entre ces trois groupes.

Polytraumatisme (avec risque vital lié à un des traumatismes)

- Imagerie :

    Application stricte du protocole/algorithme en vigueur dans le centre, avec scanner et/ou échographie le plus rapidement possible après l'admission du malade. L'utilisation des radiographies est limitée dans ce contexte [1–4].

Traumatismes multiples (sans risque vital)

- Imagerie :

    Les radiographies standard sont utilisées.

Traumatisme unique (sans risque vital)

- Imagerie :

    Les radiographies standard sont la modalité principale.

Ce livre décrit l'analyse et l'interprétation des radiographies qui sont habituellement réalisées chez des patients après un traumatisme sans risque vital.

© 2017 Elsevier Masson SAS. Tous droits réservés.

1 Principes généraux

Bases radiographiques

Image radiographique

Les tissus traversés par le faisceau de rayons X absorbent (c'est-à-dire atténuent) les rayons X de manière différente selon leur nature. Ces différences permettent d'obtenir une image radiographique.

Atténuation des rayons X	
Absorption par le tissu	Effet sur la radiographie
Le moins	
Air ou gaz	Image noire
Graisse	Image gris foncé
Tissu mou	Image grise
Os ou calcium	Image blanche
Le plus	

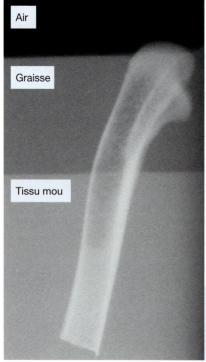

Radiographie d'une patte de poulet (os) partiellement recouverte d'une couche d'huile végétale (graisse) flottant sur de l'eau (tissu mou). Noter les différences de noircissement du film radiographique, car les tissus absorbent les rayons X de manière différente.

1 Principes généraux

Traits de fractures : habituellement noirs, mais parfois blancs

Quand une fracture provoque une séparation des fragments osseux, le faisceau de rayons X qui passe à travers cette fracture n'est pas absorbé par de l'os. La fracture apparaît alors comme une ligne sombre (transparente) sur le film.

À l'inverse, les fragments osseux fracturés peuvent se chevaucher ou s'impacter l'un dans l'autre. L'épaisseur de tissu osseux traversée par le faisceau de rayons X est alors plus importante. La fracture apparaît dans ce cas comme une zone plus blanche (sclérose, densification) sur le film.

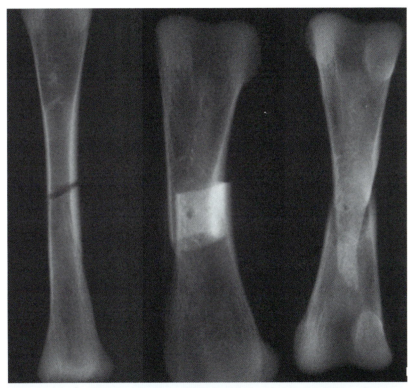

Trois fractures. À gauche, les fragments sont écartés et la fracture apparaît comme une ligne sombre (noire) sur la radiographie. Au centre, les fragments se chevauchent et la fracture apparaît comme une région dense (claire) sur la radiographie. À droite, l'impaction des fragments donne une image de densité augmentée (claire).

Plans graisseux et niveaux liquides

Il existe certains signes radiographiques fondés sur l'analyse des tissus mous extra-osseux qui indiquent une forte probabilité de fracture. Parmi ces signes, on peut noter le déplacement des coussinets graisseux du coude (voir p. 97 et 102), ou la présence d'un niveau liquide de lipohémarthrose du genou (voir p. 248-249).

1 Principes généraux

Le principe des deux incidences

« Avec une incidence unique, il manque une incidence. »

De nombreuses fractures et luxations ne sont pas visibles sur une incidence unique. Par conséquent, on réalise habituellement deux incidences orthogonales. L'exemple ci-dessous montre deux incidences d'un traumatisme de doigt.

Pour certains sites où les fractures sont très difficiles à détecter (par exemple le scaphoïde carpien), l'usage est de réaliser systématiquement plus de deux incidences.

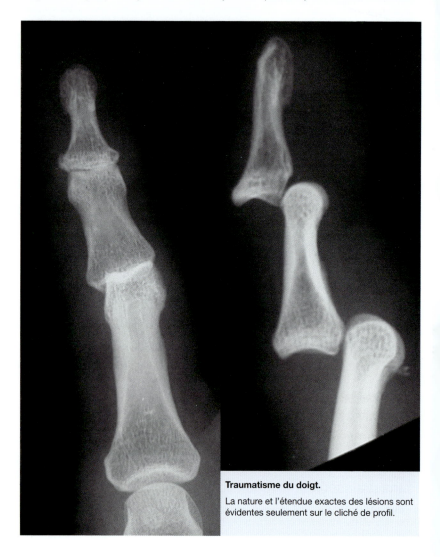

Traumatisme du doigt.

La nature et l'étendue exactes des lésions sont évidentes seulement sur le cliché de profil.

1 Principes généraux

Information importante : la position du patient

Il est important de connaître la position du patient pendant la réalisation du cliché. Une radiographie réalisée chez un patient allongé peut donner un résultat très différent d'une radiographie réalisée chez un patient debout.

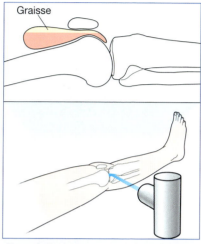

Exemple 1.
Genou traumatique. Patient allongé. Un niveau liquide du récessus articulaire suprapatellaire (p. 249) ne sera visible que si la radiographie est réalisée avec un rayon horizontal (rayon parallèle au plan du sol). Une radiographie réalisée avec un rayon vertical (rayon orthogonal au plan du sol) ne permet pas de visualiser un niveau liquide.

Exemple 2.
Un petit pneumothorax sera habituellement détectable à l'apex pulmonaire sur une radiographie du thorax en position debout. Sur une radiographie en position allongée, il faut regarder beaucoup plus bas, c'est-à-dire autour du cœur, des coupoles diaphragmatiques et dans les angles costophréniques [5].

Analyse des radiographies : la rigueur est essentielle

Après un traumatisme, le diagnostic lésionnel est parfois incomplet [6–9]. Le diagnostic d'une fracture et/ou de lésions dans le cadre de traumatismes complexes dépend du respect de trois règles cardinales :

- **Règle 1.** Toujours analyser les deux incidences.
- **Règle 2.** Appliquer une analyse systématique point par point pour chaque radiographie, même si une seule anomalie est évidente. Deux anomalies sont souvent associées. Un risque majeur : la satisfaction immédiate (« Oui, j'ai trouvé l'anomalie ! »), et une analyse incomplète qui ne permet pas le diagnostic d'autres anomalies associées.
- **Règle 3.** Contrôler et comparer avec des radiographies plus anciennes du patient si elles sont disponibles. Un changement sera souvent le signe d'une anomalie significative. Inversement, un aspect inchangé sera un signe rassurant, évitant un diagnostic erroné [10].

1 Principes généraux

Description des lésions

Fractures des os longs

L'aspect radiographique doit être décrit de manière logique en utilisant une terminologie reconnue. Imaginez que vous décrivez une fracture d'un os long au chirurgien par téléphone [11–13]. Voici les caractéristiques que le chirurgien attend de votre description simple et précise :

- **Site**
- **Ouverte ou fermée**
- **Fragments**
- **Orientation du trait de fracture**
- **Refend articulaire**
- **Position des deux principaux fragments**
- **Angulation**
- **Rotation**

Site.

Précisez l'os fracturé, et quelle partie.
La diaphyse d'un os long est divisée en tiers :

- proximal
- moyen
- distal

À gauche : fracture du tiers distal.

À droite : fracture à la jonction du tiers proximal et du tiers moyen.

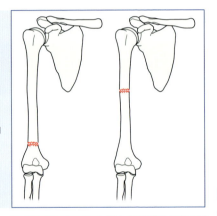

Ouverte ou fermée.

- Fermée : la fracture n'atteint pas la peau ; il n'y a pas de plaie ouverte (à gauche).
- Ouverte : la fracture est associée à une lésion cutanée avec une plaie ouverte (à droite).

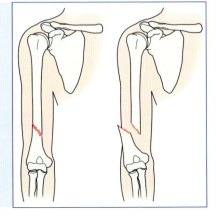

1 Principes généraux

Fragments.

- Comminution : plus de deux fragments (à gauche).
- Impaction : un fragment est enfoncé dans l'autre fragment (à droite).

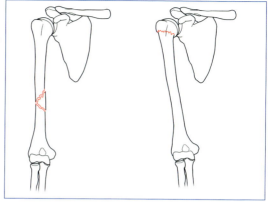

Orientation du trait de fracture.

- Transversal : orthogonal au grand axe de l'os (à gauche).
- Oblique : angulation de moins de 90° par rapport au grand axe de l'os (au milieu).
- Spiroïde : tournant en spirale autour de l'os (à droite).

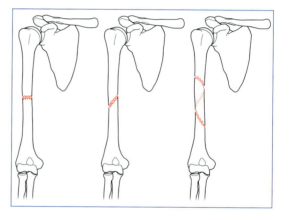

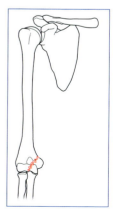

Refend articulaire.

Si la fracture intéresse une surface articulaire, elle est intra-articulaire.

1 Principes généraux

Position des deux principaux fragments.

Déplacée ou non déplacée.

Déplacement : les extrémités osseuses ont bougé l'une par rapport à l'autre. La direction du déplacement est définie en référence à la position du fragment distal.

- Déplacement latéral (à gauche)
- Pas de déplacement (deux images médianes)
- Déplacement postérieur (à droite)

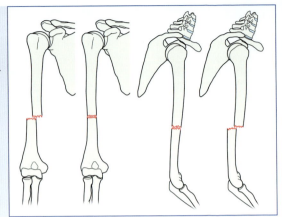

Angulation.

Décrire [11, 14] en indiquant la direction de l'inclinaison du fragment distal. Utiliser soit la direction de l'apex de la fracture, soit la direction du fragment distal, méthode la plus simple, comme ici :

- Latérale (à gauche)
- Médiale (au milieu)
- Antérieure (à droite)

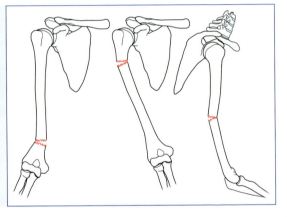

Rotation.

Un fragment peut tourner sur son grand axe. La rotation peut être externe (à gauche) ou interne (à droite). La réduction spontanée est rare, et il s'agit habituellement d'une indication chirurgicale.

N.B. : Le diagnostic de rotation selon le grand axe est clinique, mais cette rotation peut apparaître de manière évidente sur les radiographies.

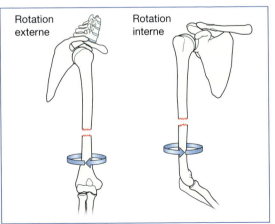

Rotation externe   Rotation interne

1 Principes généraux

Luxations

Il est important d'utiliser une terminologie précise pour décrire les subluxations et les luxations.

Subluxation.

Les surfaces articulaires restent partiellement en contact. La congruence est incomplète mais le contact n'est pas complètement perdu.

Exemple : subluxation inférieure de la tête humérale.

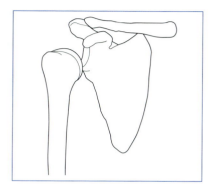

Luxation.

Les surfaces articulaires ont perdu tout contact.
Exemple : luxation inférieure de la tête humérale.

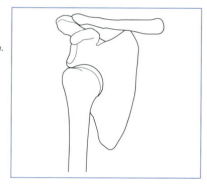

Articulation gléno-humérale normale

En référence.

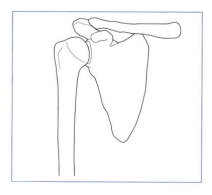

1 Principes généraux

Références

1. Pohlenz O, Bode PJ. The trauma emergency room: a concept for handling and imaging the polytrauma patient. Eur J Radiol 1996;22:2-6.
2. Hessmann MH, Hofmann A, Kreitner KF, et al. The benefit of multislice CT in the Emergency Room management of polytraumatized patients. Acta Chir Belg 2006;106:500-507.
3. Kam CW, Lai CH, Lam SK, et al. What are the ten new commandments in severe polytrauma management? World J Emerg Med 2010;1:85-92.
4. The Royal College of Radiologists. Standards of practice and guidance for trauma radiology in severely injured patients. London: The Royal College of Radiologists; 2011.
5. de Lacey G, Morley S, Berman L. The Chest X-Ray: A Survival Guide. Philadelphia: Saunders Elsevier; 2008. ISBN 978-0-7020-3046-8.
6. Roberts CS. The missed injury in our big, flat, spiky world. Editorial. Injury 2008;39:1093-1094.
7. Guly HR. Diagnostic errors in an accident and emergency department. Emerg Med J 2001;18:263-269.
8. Pinto A, Brunese L. Spectrum of diagnostic errors in radiology. World J Radiol 2010;28:377-383.
9. Gatt ME, Spectre G, Paltiel O, et al. Chest radiographs in the emergency department: is the radiologist really necessary? Postgrad Med J 2003;79:214-217.
10. Keats TE, Anderson MW. Atlas of normal Roentgen variants that may simulate disease. 9th ed Elsevier Health Sciences; 2012.
11. Pitt MJ, Speer DP. Radiologic reporting of skeletal trauma. Radiol Clin North Am 1990;28:247-256.
12. Renner RR, Mauler GG, Ambrose JL. The radiologist, the orthopedist, the lawyer, and the fracture. Semin Roentgenol 1978;13:7-19.
13. Adam A, Dixon AK, Grainger RG, Allison DJ, (eds.). Grainger & Allison's Diagnostic Radiology. 5th ed Churchill Livingstone/Elsevier; 2008.
14. Gaskin JSH, Pimple MK, Wharton R, et al. How accurate and reliable are doctors in estimating fracture angulation? Injury 2007;38:160-162.

2 Particularités pédiatriques

Les os de l'enfant sont différents
Enfant versus adulte — 12
Extrémité de l'os long de l'enfant — 13

Sites de fracture
Fractures épiphyso-métaphysaires (Salter-Harris) — 14
Fractures métaphyso-diaphysaires — 18
Fractures diaphysaires — 20
Fracture en cheveu (toddler's fracture) — 22

Traumatismes sportifs
Fractures de fatigue — 24
Avulsions — 26
Lésions chondrales et ostéochondrales — 28

Urgences thoraciques
Corps étranger inhalé — 30

Syndrome des enfants battus
Diagnostic insuffisant ou diagnostic par excès de syndrome des enfants battus — 31
Aspects radiographiques évocateurs de traumatisme non accidentel de l'enfant — 32
Aspects radiographiques très évocateurs de traumatisme non accidentel de l'enfant — 32

Points pédiatriques discutés dans les autres chapitres
- Chapitre 3, p. 35–46 : Crâne – suspicion de traumatisme non accidentel.
- Chapitre 6, p. 92–93 : Épaule.
- Chapitre 7, p. 95–114 : Coude.
- Chapitre 13, p. 214–215, 224–226 : Pelvis.
- Chapitre 17, p. 298, 304–305 : Pied.
- Chapitre 21, p. 350–351, 358–359 : Corps étrangers.

© 2017 Elsevier Masson SAS. Tous droits réservés.

2 Particularités pédiatriques

Les os de l'enfant sont différents [1–4]

« L'enfant n'est pas un petit adulte... »

Ce truisme est particulièrement important concernant les traumatismes osseux de l'enfant [1].

Enfant versus adulte

Il y a trois différences majeures entre les squelettes de l'enfant et de l'adulte [2–4].

1. L'enfant a des plaques de croissance qui :
   - ont une consistance de caoutchouc dur avec une capacité d'amortissement des chocs ;
   - protègent la surface articulaire d'une fracture comminutive ;
   - sont plus fragiles que les ligaments. Ainsi, les épiphyses sont avulsées avant une éventuelle luxation (rupture ligamentaire).

2. L'enfant a un périoste épais qui :
   - est non seulement épais mais aussi très solide ;
   - fonctionne comme une charnière, évitant un déplacement en cas de fracture.

3. Les os de l'enfant ont une structure différente des os de l'adulte, étant :
   - moins fragiles et cassants ;
   - flexibles, élastiques, et plastiques, autorisant l'os traumatisé à se déformer.

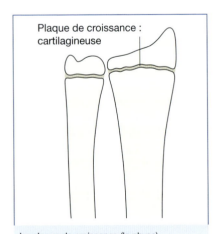

La plaque de croissance (la physe) est une zone de faiblesse.

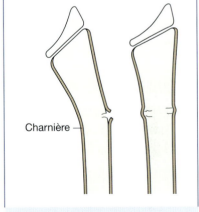

Le périoste très solide empêche le déplacement du site de fracture.

2 Particularités pédiatriques

Extrémité de l'os long de l'enfant

Il faut connaître l'aspect radiographique normal des extrémités des os longs de l'enfant. Cela permet de pouvoir diagnostiquer les traumatismes importants et d'éviter de retenir un aspect normal d'os en croissance comme une lésion post-traumatique.

La ligne transparente persistante est normale

L'os de l'enfant s'allonge en produisant des couches de cartilage qui sont graduellement transformées en os. Ce processus se déroule à l'extrémité de l'os long au niveau de la physe (ou plaque épiphysaire ou plaque de croissance). La physe est constituée de cartilage ; elle est située entre l'épiphyse et la diaphyse. Le cartilage est radiotransparent. La physe cartilagineuse reste radiotransparente jusqu'à l'arrêt de la croissance et la maturité squelettique. C'est le moment de la fusion entre la physe transparente avec la métaphyse (et aussi avec l'épiphyse). La clarté linéaire de la physe disparaît au moment de la fusion.

Il ne manque rien au squelette

L'épiphyse est un noyau secondaire d'ossification à l'extrémité de l'os long. Chaque épiphyse est initialement composée uniquement de cartilage. En conséquence, cette zone apparaît comme radiotransparente sans os (voir par exemple le coude d'un bébé). Chaque épiphyse est présente, mais apparaît comme un petit bloc radiotransparent de cartilage. Ces blocs invisibles grossissent lentement pendant la croissance. Puis l'ossification débute au centre, et les blocs deviennent visibles. Finalement, ces blocs d'os fusionnent avec la physe lors de la maturation du squelette.

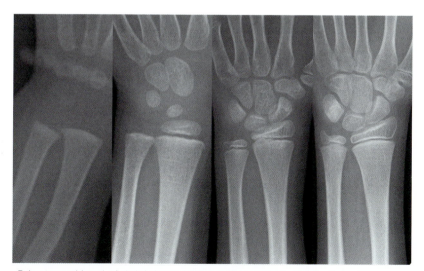

Poignet normal (gauche à droite) chez un jeune garçon aux âges de : 7 mois ; 5 ans ; 10 ans ; 14 ans. Les épiphyses invisibles s'ossifient progressivement et deviennent visibles.

2 Particularités pédiatriques

Sites de fracture [1, 3]

« La clé du bon diagnostic est une analyse précise des radiographies. » [2]

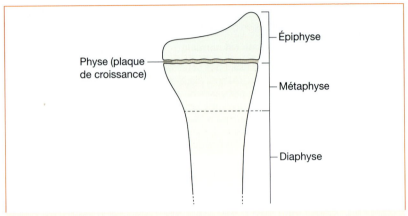

Régions anatomiques de l'os long.

Fractures épiphyso-métaphysaires (Salter-Harris)

La plaque de croissance est une structure vulnérable du squelette de l'enfant. La capsule articulaire, les ligaments et les tendons sont tous plus résistants que la plaque de croissance cartilagineuse.

Un mécanisme de cisaillement ou d'avulsion d'une articulation se traduit en général par une lésion de la zone la moins résistante – c'est-à-dire une fracture de la plaque de croissance.

La majorité des traumatismes de la plaque de croissance consolident sans déformation. Mais chez quelques patients, une lésion épiphysaire non reconnue peut avoir des conséquences. Il existe un risque de fusion précoce de la plaque de croissance, avec raccourcissement du membre. Si la lésion intéresse une partie seulement de la plaque, la croissance asymétrique peut se compliquer de déformation et de handicap.

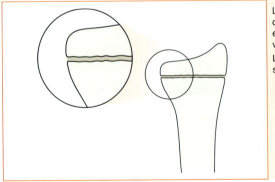

La plaque de croissance cartilagineuse (la physe) est une zone de faiblesse vulnérable de l'os long.

Les traumatismes de la physe sont fréquents.

2 Particularités pédiatriques

Classification de Salter-Harris

Les lésions de la plaque de croissance ont été classées par Salter et Harris. Cette classification établit un lien entre l'aspect radiographique et l'impact clinique de la fracture. Une fracture du type 1 de Salter et Harris est de bon pronostic tandis que le type 5 est de mauvais pronostic.

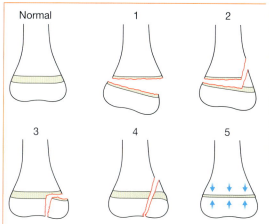

Fractures de Salter-Harris

Le **type 1** correspond à une fracture limitée à la plaque de croissance.

Les **types 2 à 4** sont différentes variétés de fractures qui intéressent la plaque de croissance et la métaphyse et/ou l'épiphyse adjacentes.

Le **type 5** est une fracture impaction de toute la plaque de croissance.

Fractures Salter-Harris

Type	Fréquence	Pronostic pour une croissance normale [4, 5]	
		Membre supérieur	Membre inférieur
1	8 %	Satisfaisant	Le risque d'une complication lors de la croissance est plus élevé pour tous les types de Salter-Harris en comparaison avec le membre supérieur
2	73 %	Satisfaisant	
3	6 %	Satisfaisant	
4	12 %	Réservé	
5	1 %	Mauvais	

2 Particularités pédiatriques

Fractures de Salter-Harris : cinq types

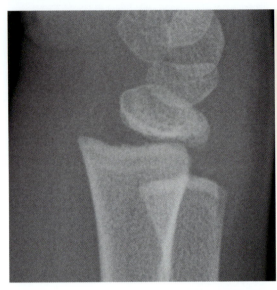

Type 1.
Fracture limitée à la plaque de croissance. Chez ce patient, déplacement postérieur de l'épiphyse.

N.B. : De nombreuses fractures de type 1 sont sans déplacement épiphysaire, ce qui rend le diagnostic radiographique impossible. Le pronostic de ces fractures est toujours très bon.

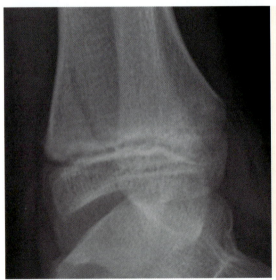

Type 2.
Fracture métaphysaire avec extension vers la plaque de croissance.

2 Particularités pédiatriques

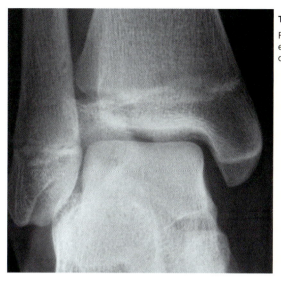

Type 3.

Fracture épiphysaire avec extension vers la plaque de croissance.

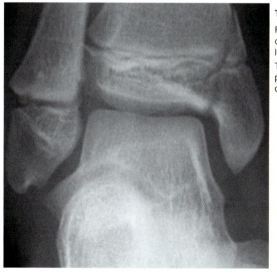

Type 4.

Fracture de la plaque de croissance intéressant aussi l'épiphyse et la métaphyse.

Type 4 à risque de fusion prématurée d'une partie de la plaque de croissance.

Type 5.

Fracture impaction de toute la plaque de croissance. Le diagnostic radiographique initial est très difficile car il n'y a pas ou peu de désaxation. C'est la fracture de Salter-Harris la plus à risque de conséquences. Risque de fusion prématurée avec un raccourcissement du membre. Le diagnostic et la bonne prise en charge dépendent beaucoup du degré de suspicion clinique.

2 Particularités pédiatriques

Fractures métaphyso-diaphysaires

Quand un os long de l'enfant est soumis à une force en compression longitudinale (par exemple chute sur la main en extension), deux types de lésions de la métaphyse et de la diaphyse proximale peuvent survenir :

- fracture en motte de beurre ;
- fracture en bois vert.

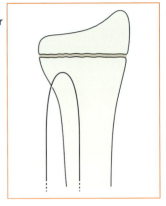

Fracture en motte de beurre.

Mécanisme de compression longitudinale avec peu ou pas d'angulation. La force de compression se disperse dans l'ensemble de la métaphyse. Microfractures des travées osseuses de la région traumatisée. Pas de rupture corticale, mais une petite déformation.

Les sites les plus souvent atteints sont le radius distal et l'ulna.

La fracture est souvent discrète et se traduit par une ondulation ou une petite bosse de la corticale. Cette bosse est visible sur une seule corticale ou les deux corticales.

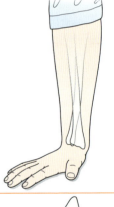

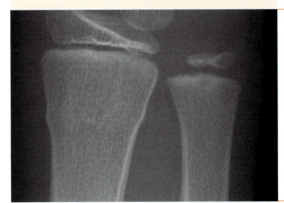

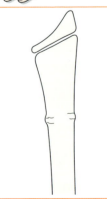

2 Particularités pédiatriques

Fracture en bois vert.

Traumatisme avec mécanisme d'angulation.

Rupture corticale d'un côté de l'os. La corticale opposée est intacte. Cet aspect particulier est lié à l'élasticité et l'épaisseur du périoste de l'enfant.

Angulation habituelle du foyer de fracture, mais parfois très discrète.

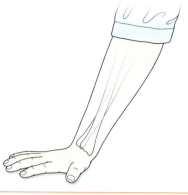

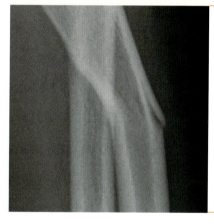

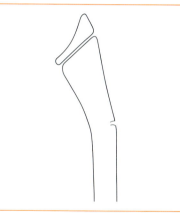

2 Particularités pédiatriques

Fractures diaphysaires [6, 7]

Fracture diaphysaire : rupture de la diaphyse d'un os long, à distance de l'épiphyse.

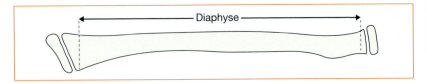

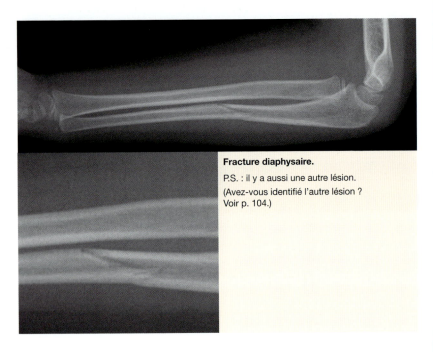

Fracture diaphysaire.

P.S. : il y a aussi une autre lésion.
(Avez-vous identifié l'autre lésion ?
Voir p. 104.)

Fracture diaphysaire incomplète – fracture plastique courbe [1, 7].

L'os de l'enfant peut se déformer sans rupture de la corticale.

Le mécanisme est le suivant : compression longitudinale qui déforme l'os, et apparition de microfractures dans la concavité, avec un aspect courbe. L'intensité de la compression est trop faible pour entraîner une fracture en bois vert ou une fracture transversale.

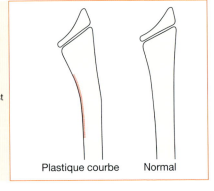

Plastique courbe   Normal

2 Particularités pédiatriques

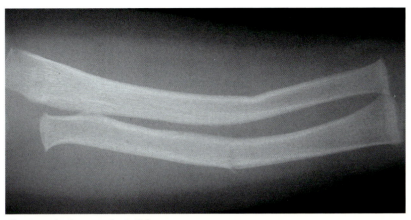

Fracture plastique courbe de l'ulna.
Fracture en bois vert associée du radius.

Les fractures plastiques intéressent le plus souvent le radius et l'ulna mais peuvent aussi toucher d'autres os longs dont le fémur, la fibula, le tibia et parfois la clavicule.

Diagnostic des fractures plastiques courbes.

Le diagnostic de certitude est parfois difficile car une variation de l'incidence radiographique peut donner un aspect de légère déformation des os de l'avant-bras. En cas de doute diagnostique, une comparaison avec le côté opposé normal peut être utile.

La fracture plastique est souvent diagnostiquée rétrospectivement sur des radiographies de contrôle après l'apparition d'un remodelage osseux dans la concavité.

N.B. : il ne faut pas s'attendre à une production périostée intense lors de la guérison d'une fracture plastique courbe [6]. Le plus souvent, aspect de remodelage isolé.

2 Particularités pédiatriques

Fracture en cheveu (*toddler's fracture*) [8–10]

L'enfant chute avec une jambe bloquée et le traumatisme en torsion provoque une fracture spiroïde du tibia. La fracture n'est jamais déplacée et elle est souvent difficile à voir sur les radiographies initiales. Une incidence supplémentaire oblique ou une IRM ou un examen isotopique peuvent faciliter le diagnostic. Une radiographie de contrôle réalisée 10 à 14 jours après le traumatisme montrera des appositions périostées.

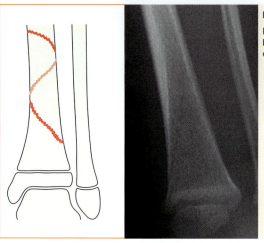

Fracture en cheveu.
Fracture en spirale non déplacée le long de la diaphyse du tibia distal.

Synthèse clinique : fractures du tout petit qui boite.

La fracture la plus fréquente est une fracture longitudinale en spirale de la diaphyse du tibia.

D'autres fractures similaires sont possibles chez le tout petit qui boite. Fractures du fémur, du cuboïde, du calcanéus et de la fibula distale ont été décrites [8, 13]. Les mécanismes différents de chutes entraînent des contraintes spécifiques sur des os différents.

En anglais, le terme « *toddler's fracture* » est réservé à la fracture longitudinale en spirale du tibia.

2 Particularités pédiatriques

Synthèse clinique : un tout petit qui boite – que faire ?

Si un tout petit enfant refuse de se lever pour marcher ou s'il boite, envisager la possibilité d'une fracture en cheveu du tibia. Si le tibia apparaît normal [8, 13] sur les radiographies – dont les incidences obliques –, deux possibilités existent pour progresser vers un diagnostic :
- une IRM ou une scintigraphie osseuse pour un diagnostic positif ou négatif très rapide
  - ou :
- attendre. Ces fractures consolident sans traitement particulier. Chez un tout petit qui boite sans autre signe clinique, avec une fracture en cheveu du tibia, la radiographie de contrôle 10 à 14 jours plus tard montrera des signes de guérison de la fracture (c'est-à-dire appositions périostées).

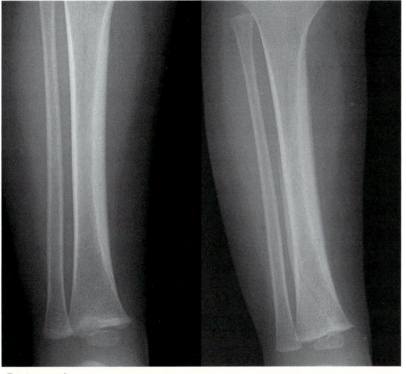

Fracture en cheveu

La radiographie initiale (à gauche) obtenue quand l'enfant a commencé à boiter était normale. Dix jours plus tard, la radiographie (à droite) montre la fracture ainsi qu'une apposition périostée étendue sur toute la longueur de la diaphyse du tibia.

2 Particularités pédiatriques

Traumatismes sportifs [14–17]

Les traumatismes sportifs des jeunes enfants et adolescents sont fréquents. Certains de ces patients consultent aux urgences pour une douleur récente ou chronique.

Traumatismes récents

Ces fractures ont le même aspect que les fractures accidentelles banales de l'enfant. Fractures de Salter-Harris, fractures en motte de beurre ou en bois vert, et fractures plastiques sont décrites en p. 14–21.

Traumatismes chroniques

Le diagnostic des lésions post-traumatiques chroniques est plus difficile pour le lecteur non averti. Trois types de lésions du squelette sont à connaître dans ce contexte : fractures de fatigue, fractures avulsions et lésions ostéochondrales.

Fractures de fatigue [15–20]

Presque toutes les fractures de fatigue intéressent les membres inférieurs après un stress répété en charge comme la course à pied ou le football. Mais d'autres activités peuvent provoquer des fractures costales ou des membres supérieurs. L'aspect radiographique des fractures de fatigue est variable.

La scintigraphie osseuse peut détecter une fracture de fatigue alors que les radiographies sont normales.

L'IRM est la modalité d'imagerie la plus sensible pour un diagnostic précoce de fracture de fatigue [19]. En cas de suspicion clinique de fracture de fatigue avec des radiographies normales, une IRM est recommandée. L'IRM donne le maximum d'informations liées à la fracture.

Fractures de fatigue [14, 15, 17, 18]

Os	Site	Sports à risque
Pelvis	Branche pubienne	Course de fond, gymnastes
Fémur	Diaphyse/col	Danseurs
Tibia	Tiers proximal ou jonction tiers moyen–distal	Coureurs, footballeurs, danseurs
Fibula	Tiers distal	Coureurs, footballeurs
Naviculaire	Centre	Coureurs, sauteurs, footballeurs
Calcanéus		Sauteurs
Métatarsiens	Diaphyses	Danseurs, coureurs, footballeurs
Sésamoïdes		Coureurs
Poignet	Plaque de croissance	Gymnastes
Vertèbres L4 ou L5	Pars interarticularis	Danseurs, gymnastes, tennis, football américain
Côtes	Première côte	Lanceurs

N.B. : les fractures de fatigue ne sont pas limitées à ces sites ni ces activités.

2 Particularités pédiatriques

Aspect radiographique des fractures de fatigue

Précoce	Normal
2–4 semaines	Variable :
	▪ fracture en cheveu
	▪ clarté corticale mal définie
	▪ réaction périostée
Tardif	Cal et réaction endostée

En l'absence de diagnostic et de traitement, certaines fractures de fatigue évoluent vers une fracture complète et déplacée.

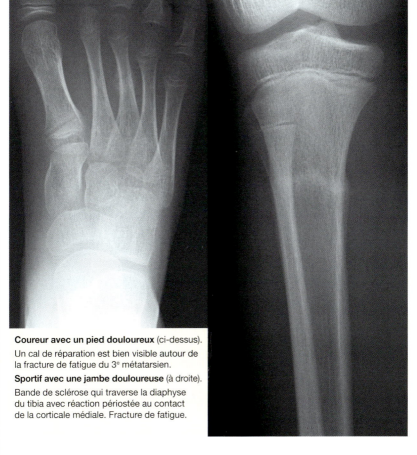

Coureur avec un pied douloureux (ci-dessus).
Un cal de réparation est bien visible autour de la fracture de fatigue du 3e métatarsien.
Sportif avec une jambe douloureuse (à droite).
Bande de sclérose qui traverse la diaphyse du tibia avec réaction périostée au contact de la corticale médiale. Fracture de fatigue.

2 Particularités pédiatriques

Avulsions [15, 16, 21, 22]

Les fractures apophysaires sont vues presque exclusivement chez les enfants et adolescents sportifs [21, 22]. Le saut de haies, le sprint, le football et le tennis sont les principaux sports à risque.

Une apophyse est un noyau d'ossification secondaire qui n'est pas en rapport avec la surface articulaire. Une fracture apophysaire est un traumatisme de la plaque de croissance analogue à une fracture Salter-Harris de type 1. Les apophyses sont souvent des sites d'insertions tendineuses et l'avulsion résulte d'une traction musculaire violente ou répétitive.

Les sites fréquents d'avulsion sont :

- la tubérosité ischiatique ;
- l'épine iliaque antéro-inférieure (EIAI) ;
- l'épine iliaque antérosupérieure (EIAS).
- l'humérus : épicondyle médial. (En fait ce n'est pas une apophyse. C'est une épiphyse.) Cependant, les avulsions du coude sont fréquentes. Les lésions sont fréquentes lors des sports de lancer dont le baseball.

Pour plus de détails sur des sites particuliers d'avulsion, voir :

- Pelvis – p. 224.
- Coude – p. 105.
- Médiopied et avant-pied – p. 298.

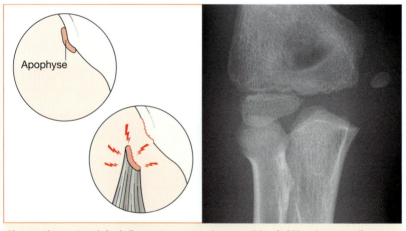

Une apophyse est avulsée de l'os par une contraction musculaire répétitive vigoureuse (à gauche). De même, le noyau d'ossification secondaire de l'épicondyle médial peut se détacher (à droite) lors des sports de lancer. Cette avulsion est aussi souvent provoquée par un violent stress en valgus au cours d'une chute sur une main tendue.

2 Particularités pédiatriques

Les avulsions pelviennes sont fréquentes. Aspects radiographiques…

Récente :
- Un fragment apophysaire ossifié est détaché et visible.

Chronique :
- Aspects variables :
  - apophyse irrégulière ;
  - apophyse sclérosée et fragmentée ;
  - cal exubérant ;
  - calcification avec hématome périphérique.
- Règle d'or :
  - toujours comparer le côté douloureux avec le côté opposé normal.

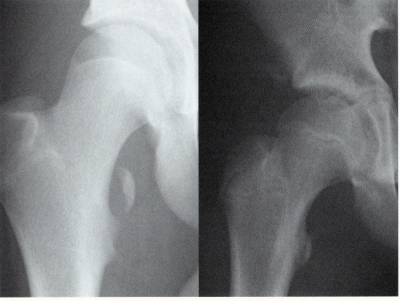

Deux jeunes sportifs avec une hanche douloureuse.

Avulsion apophysaire fémorale (à gauche). Avulsion de l'EIAI droite (à droite).

2 Particularités pédiatriques

Lésions chondrales et ostéochondrales [14, 15]

Les traumatismes et microtraumatismes répétés avec impaction des surfaces articulaires ostéochondrales provoquent des fissurations de l'os sous-chondral. Des pertes de substance apparaissent et sont parfois visibles en radiographie. Il s'agit des lésions d'ostéochondrite disséquante (OCD). Parfois, un fragment osseux se détache et il peut être visualisé dans l'articulation à distance de la lésion d'origine.

Les sites les plus fréquents sont :

- le versant latéral du condyle fémoral médial ;
- le coin médial et le coin latéral du talus ;
- le capitellum de l'humérus distal.

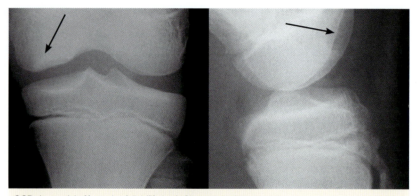

OCD du condyle fémoral médial (flèches). Situation typique.

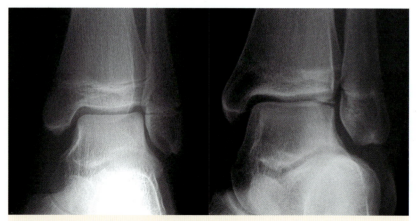

Corticale normale régulière du dôme du talus (à gauche).
Fracture ostéochondrale du versant latéral du dôme talien (à droite).

2 Particularités pédiatriques

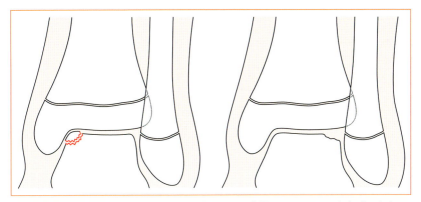

Ostéochondrite disséquante récente (à gauche). Ancienne OCD, avec un aspect irrégulier de la surface articulaire du talus (à droite).
Le dôme talien est un site vulnérable.

Synthèse : ostéochondrite disséquante

Description. Séparation d'un fragment ostéochondral de l'os sous-jacent. Aspect de fragment dans un cratère. Le fragment peut se libérer et migrer dans la cavité articulaire.

Étiologie. Plusieurs possibilités différentes ont été évoquées dont une prédisposition génétique. L'apport vasculaire du fragment atteint est compromis. En pratique, l'origine microtraumatique est l'étiologie majeure [14, 15].

Sites fréquents. Condyle médial du fémur distal ; bord latéral et bord médial du dôme du talus ; capitellum de l'humérus distal.

Symptômes. Douleur articulaire. La libération d'un fragment dans l'articulation peut provoquer des blocages articulaires.

Imagerie complémentaire. Une IRM est indiquée sans urgence pour préciser l'état du cartilage articulaire. Cette information permet de choisir le meilleur traitement.

2 Particularités pédiatriques

Urgences thoraciques [23–26]

Pour les enfants, les motifs de consultation aux urgences pour des problèmes respiratoires sont la toux, un traumatisme thoracique, un sifflement et une pneumonie. L'analyse radiographique de ces problèmes est discutée dans *The Chest X-Ray : A Survival Guide* [24].

Pour les corps étrangers ingérés, voir p. 349–362.

Corps étranger inhalé

Les nourrissons et petits enfants sont à risque, l'épisode d'inhalation avec fausse route passant souvent inaperçu. Les corps étrangers en cause dans les fausses routes sont le plus souvent des aliments, et en particulier les cacahuètes [23, 25, 27–30]. Un épisode d'étouffement est souvent retrouvé. Les signes cliniques habituels sont une toux, un stridor, un sifflement et une rétraction sternale. C'est une urgence médicale qui nécessite un diagnostic et un traitement très rapides.

Radiographie

Si l'enfant peut coopérer, réaliser une radiographie thoracique (RT) de face en inspiration suivie d'une RT de face en expiration forcée. L'expiration montre mieux le piégeage aérien.

La fluoroscopie est un bon moyen de vérifier que le piégeage aérien est unilatéral.

Aspects possibles sur la RT :

- atélectasie obstructive – zone de collapsus/consolidation pulmonaire ;
- poumon clair hypertransparent lié au piégeage aérien. Le poumon atteint apparaît plus noir et de plus grand volume que le poumon normal du côté opposé ;
- aspects normaux. Ce n'est pas toujours rassurant. En cas de forte suspicion clinique d'inhalation d'un corps étranger, indication d'une IRM en urgence [28] ou d'une bronchoscopie rapide.

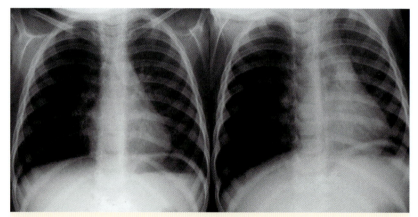

Fausse route avec une cacahuète bloquée dans la bronche souche droite. Cliché en inspiration (à gauche) : le poumon droit est hypertransparent (plus noir) en comparaison avec le poumon gauche. Après une expiration forcée (à droite), le piégeage est évident à droite. Il existe aussi un déplacement du médiastin vers la gauche. N.B. : les aliments (dont les cacahuètes) ne sont pas visibles en radiographie.

2 Particularités pédiatriques

Syndrome des enfants battus [31–34]

Le diagnostic de syndrome des enfants battus doit être envisagé chez tous les enfants consultant aux urgences pour des lésions traumatiques. Tous les niveaux socio-économiques et toutes les origines sont concernés.

- La moitié des cas sont observés avant 1 an.
- 80 % des cas sont observés avant 2 ans.

Des radiographies normales ne permettent pas d'exclure le diagnostic. Les radiographies sont normales dans la moitié des cas prouvés de syndrome des enfants battus. Cependant, les fractures sont le deuxième signe en fréquence d'une maltraitance. Les lésions cutanées, œdèmes et contusions sont plus nombreux.

Implication du clinicien et du radiologue en cas de suspicion de traumatisme non accidentel.

Règles de bonne pratique :
- Implication précoce de l'équipe pédiatrique référente.
- L'équipe pédiatrique prend la décision d'une imagerie du squelette si l'indication semble pertinente.
- L'imagerie est réalisée et analysée par des spécialistes en radiopédiatrie.
- Toutes les radiographies sont analysées en double lecture par deux spécialistes en radiopédiatrie.

Diagnostic insuffisant ou diagnostic par excès de syndrome des enfants battus [31, 34]

L'absence de diagnostic des lésions spécifiques peut avoir de graves conséquences pour l'enfant. Mais un diagnostic par excès est aussi à éviter, car c'est source de problèmes pour l'enfant et ses proches. L'analyse des radiographies du crâne du nourrisson est particulièrement difficile en raison des sutures (voir p. 36-45).

Pièges de l'imagerie en urgence pour le diagnostic de traumatisme non accidentel

1. Oublier de penser à la possibilité d'une maltraitance.
2. Ignorance des signes radiologiques spécifiques (apparence ou topographie) devant suggérer un traumatisme non accidentel.
3. Variantes de la normale interprétées à tort comme traumatisme non accidentel. Cela inclut les sutures accessoires du crâne, les réactions périostées physiologiques et les variantes de la normale métaphysaires [35].
4. Imagerie de qualité insuffisante.
5. Autres pathologies, comme l'ostéogenèse imparfaite, l'ostéomyélite et le rachitisme pouvant simuler certains signes squelettiques de traumatisme non accidentel.

2 Particularités pédiatriques

Aspects radiographiques évocateurs de traumatisme non accidentel de l'enfant [31, 32, 34]

Ossifications sous-périostées (à droite). Des réactions périostées peuvent apparaître après un hématome sous-périosté provoqué par des chocs ou des secousses. Des images d'appositions périostées sont parfois visibles quelques jours après le traumatisme, mais jamais le jour même. La présence d'une ossification mature signe un délai de quelques semaines après le traumatisme.

Fractures multiples (non illustré). Aspect très suspect si les fractures sont d'âges différents, traduisant des traumatismes survenus à des moments différents. Par exemple, une fracture avec une réaction périostée débutante et une autre fracture avec un cal osseux mature.

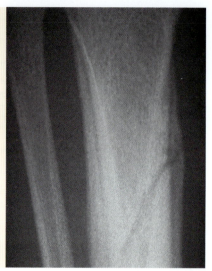

Aspects radiographiques très évocateurs de traumatisme non accidentel de l'enfant [31, 32, 34]

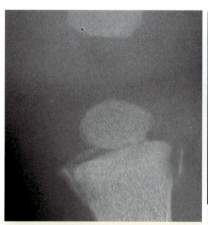

Petite fracture du bord (coin) de la métaphyse d'un os long.
Aspect de fracture en coin.

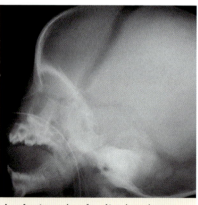

Les fractures du crâne étendues, larges (comme ici), complexes, et intéressant les côtés droit et gauche et/ou l'occiput et le vertex.

2 Particularités pédiatriques

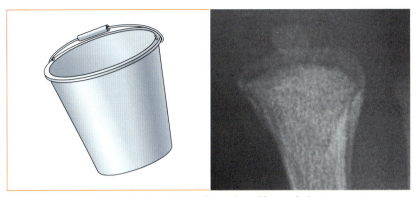

Fracture transverse de la métaphyse distale d'un os long dénommée fracture en anse de seau.

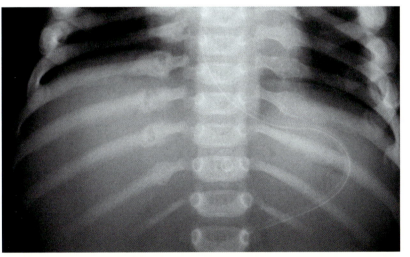

Fractures des arcs costaux postérieurs à proximité du rachis.

Elles surviennent quand l'enfant est tenu par le thorax ou secoué.

- Les fractures costales d'un enfant de moins de 2 ans traduisent habituellement un traumatisme non accidentel.
- Les fractures costales traduisent le plus souvent des épisodes de secousses très violentes – elles sont significativement associées à des lésions cérébrales.

Fractures du pelvis, du sternum et des processus transverses.

Ces fractures sont rarement observées dans les traumatismes habituels.

33

2 Particularités pédiatriques

Références

1. Kirks DR, Griscom NT, (eds.). Practical pediatric imaging: diagnostic radiology of infants and children. 3rd ed Lippincott Williams & Wilkins; 1998.
2. Conrad EU, Rang MC. Fractures and sprains. Ped Clin North Am 1986;33:1523-1540.
3. Swischuk LE. Subtle fractures in kids: how not to miss them. Applied Radiology 2002;31:15-19.
4. Kao SCS, Smith WL. Skeletal injuries in the pediatric patient. Radiol Clin North Am 1997;35:727-746.
5. Mizuta T, Benson WM, Foster BK, et al. Statistical analysis of the incidence of physeal injuries. J Pediatr Orthop 1987;7:518-523.
6. Crowe JE, Swischuk LE. Acute bowing fractures of the forearm in children: a frequently missed injury. AJR 1977;128:981-984.
7. Attia MW, Glasstetter DS. Plastic bowing type fracture of the forearm in two children. Pediatr Emerg Care 1997;13:392-393.
8. Fahr MJ, James LP, Beck JR, et al. Digital radiography in the diagnosis of Toddler's fracture. South Med J 2003;96:234-239.
9. Swischuk LE, John SD, Tschoepe EJ. Upper tibial hyperextension fractures in infants: another occult toddler's fracture. Pediat Radiol 1999;29:6-9.
10. John SD, Moorthy CS, Swischuk LE. Expanding the concept of the toddler's fracture. Radiographics 1997;17:367-376.
11. Blumberg K, Patterson RJ. The toddler's cuboid fracture. Radiology 1991;179:93-94.
12. Laliotis N, Pennie BH, Carty H, et al. Toddler's fracture of the calcaneum. Injury 1993;24:169-170.
13. Donnelly LF. Toddler's fracture of the fibula. Am J Roentgenol 2000;175:922.
14. Long G. Imaging of paediatric sports injuries. RAD Magazine 1999;26:23-24.
15. Carty H. Sports injuries in children—a radiological viewpoint. Arch Dis Child 1994;70:457-460.
16. Anderson SJ. Lower extremity injuries in youth sports. Pediatr Clin North Am 2002;49:627-641.
17. Heyworth BE, Green DW. Lower extremity stress fractures in pediatric and adolescent athletes. Curr Opin Pediatr 2008;20:58-61.
18. Daffner RH, Pavlov H. Stress Fractures: Current Concepts. Am J Roentgenol 1992;159:245-252.
19. Daffner RH. MRI of occult and stress fractures. Applied Radiology 2003;32:40-49.
20. Connolly SA, Connolly LP, Jaramillo D. Imaging of sports injuries in children and adolescents. Radiol Clin North Am 2001;39:773-790.
21. Sundar M, Carty H. Avulsion fractures of the pelvis in children: a report of 32 fractures and their outcome. Skeletal Radiol 1994;23:85-90.
22. El-Khoury GY, Daniel WW, Kathol MH. Acute and chronic avulsive injuries. Radiol Clin North Am 1997;35:747-766.
23. Swischuk LE, John SD. Emergency pediatric chest radiology. Emerg Rad 1999;6:160-169.
24. de Lacey G, Morley S, Berman L. The Chest X-Ray: A Survival Guide. Philadelphia: Saunders Elsevier; 2008.
25. Chapman T, Sandstrom CK, Parnell SE. Pediatric emergencies of the upper and lower airway. Applied Radiology April 2012.
26. Carty H. Emergency Pediatric Radiology. Springer-Verlag; 2002.
27. Baharloo F, Veyckemans F, Francis C, et al. Tracheobronchial foreign bodies: presentation and management in children and adults. Chest 1999;115:1357-1362.
28. Imaizumi H, Kaneko M, Nara S, et al. Definitive diagnosis and location of peanuts in the airways using magnetic resonance imaging techniques. Ann Emerg Med 1994;23:1379-1382.
29. Sersar SI, Rizk WH, Bilal M, et al. Inhaled Foreign Bodies: Presentation, Management and value of History and Plain Chest Radiography in Delayed Presentation. Otolaryngology—Head and Neck Surgery 2006;134:92-99.
30. Zaupa P, Saxena AK, Barounig A, et al. Management Strategies in Foreign-Body Aspiration. Indian J Pediatr 2009;76:157-161.
31. Offiah A, van Rijn RR, Perez-Rossello JM, et al. Skeletal Imaging of child abuse (non-accidental injury). Pediatr Radiol 2009;39:461-470.
32. Ebrahim N. Patterns and mechanisms of injury in non-accidental injury in children (NAI). SA Fam Pract 2008;50:5-13.
33. Kemp AM, Butler A, Morris S, et al. Which radiological investigations should be performed to identify fractures in suspected child abuse? Clin Rad 2006;61:723-736.
34. Carty H, Pierce A. Non-accidental injury: a retrospective analysis of a large cohort. Eur Radiol 2002;12:2919-2925.
35. Kleinman PK. Diagnostic imaging in infant abuse. AJR 1990;155:703-712.

3 Crâne de l'enfant – suspicion de TNA

Anatomie normale

Nourrissons et petit enfant – sutures accessoires normales	36
Crâne de profil	37
Incidence de face	38
Incidence de Worms	39

Analyse : reconnaître les sutures

La question principale : suture ou fracture ?	40
Attention…	40
Analyser les radiographies	40
Sutures visibles sur l'incidence de Worms	41
Sutures visibles sur l'incidence de profil	42
Sutures visibles sur l'incidence de face	44

La radiographie du crâne reste importante en cas de suspicion de traumatisme non accidentel (TNA) chez le nourrisson ou le petit enfant [1–3]. Indication médicolégale [3].

Attention :

- Les sutures accessoires sont fréquentes.
- Interpréter une suture accessoire comme une fracture peut suggérer un diagnostic erroné de TNA.
- Interpréter une fracture comme une suture accessoire entraîne un risque grave pour l'enfant.
- Pour éviter les erreurs :
  - connaître la topographie des sutures accessoires fréquentes ;
  - analyser et interpréter les radiographies des nourrissons et petits enfants de manière systématique.

Radiographies standard.

- Profil.
- Face.
- Worms.

Le bilan radiographique précis en cas de suspicion de TNA sera défini localement [3].

Abréviations : les sutures.

C, coronale ;
In, innominée ;
L, lambdoïde ;
M, mendosale ;
Met, métopique ;
O, occipitomastoïdienne ;
P1 et P2, pariétale accessoire ;
Sa, sagittale ;
Sq, squameuse ;

TNA, traumatisme non accidentel.

© 2017 Elsevier Masson SAS. Tous droits réservés.

3 Crâne de l'enfant

Anatomie normale

Nourrissons et petit enfant – sutures accessoires normales

L'analyse de la radiographie du crâne du nouveau-né, du nourrisson ou du jeune enfant nécessite un examen méticuleux pas à pas. Une erreur diagnostique entre fracture ou suture peut avoir de graves conséquences. L'enjeu clinique consiste à ne pas méconnaître ou diagnostiquer par excès un syndrome des enfants battus. Une bonne connaissance de ces sutures permet de réduire le risque d'erreurs [4–8].

Classification simple des sutures du crâne chez les jeunes enfants		
Groupe	Notes	Sutures
Sutures normales	Visibles sur les radiographies du crâne de tous les petits enfants – persistant chez tous les adultes	Sagittale, coronale, lambdoïde, squameuse, petites sutures autour de la mastoïde
Suture normale de la croissance	Visible sur les radiographies du crâne de certains petits enfants – mais pas chez l'adulte	Innominée
Sutures accessoires fréquentes	Visible sur les radiographies du crâne de certains petits enfants – très rarement chez quelques adultes	Métopique, pariétale accessoire, mendosale

Sutures accessoires normales et visibilité sur les incidences radiographiques		
Suture	Le plus souvent visibles sur ces incidences	Notes
Suture métopique	Face ++ Worms +	Suture accessoire la plus fréquente qui persiste chez les adolescents et adultes
Suture pariétale accessoire	Worms ++ Face + Profil +	Complète ou incomplète. Orientation verticale, horizontale ou oblique. Le plus souvent verticale
Suture mendosale	Profil ++ Worms +	Trajet postérieur à partir de la suture lambdoïde sur l'incidence de profil. Trajet vers la ligne médiane sur l'incidence de Worms
Suture innominée	Profil ++	Parfois considérée comme une suture accessoire. Correspond plutôt à une suture normale visible au cours de la croissance car elle est toujours visible chez les petits enfants. Elle disparaît quand l'enfant grandit

3 Crâne de l'enfant

Crâne de profil

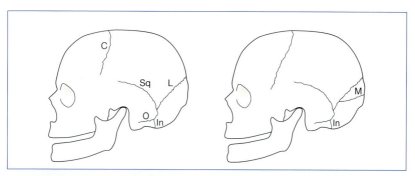

Les sutures normales. L : suture lambdoïde ; C : suture coronale ; M : mendosale ; O : suture occipitomastoïdienne ; Sq : suture squameuse ; In : suture innominée.

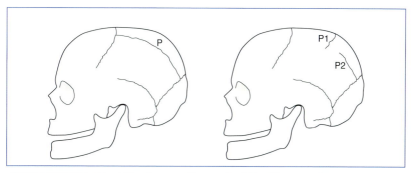

Sutures pariétales accessoires. Leurs positions sont variables (P).

Les sutures pariétales accessoires sont de situation variable. Ce schéma ne correspond à aucune incidence radiographique. Il montre les positions et directions des sutures pariétales accessoires fréquentes (P1 et P2) vues d'en haut.

L : suture lambdoïde
C : suture coronale
Sa : suture sagittale
P : sutures pariétales accessoires

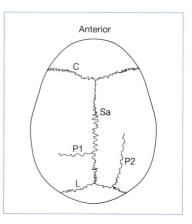

37

3 Crâne de l'enfant

Incidence de face

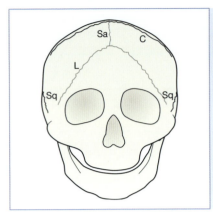

Sutures normales sur l'incidence de face.
L : suture lambdoïde
C : suture coronale
Sa : suture sagittale
Sq : suture squameuse

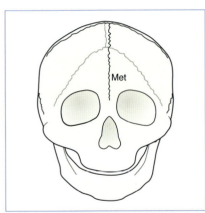

Suture accessoire – métopique.
Cette suture divise l'os frontal en deux moitiés.
Met : suture métopique.

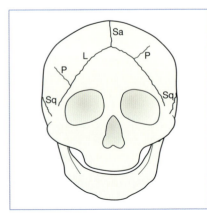

Sutures pariétales accessoires.
Ce schéma montre les positions possibles des sutures pariétales accessoires.
L : suture lambdoïde
Sa : suture sagittale
Sq : suture squameuse
P : suture pariétale accessoire

3 Crâne de l'enfant

Incidence de Worms

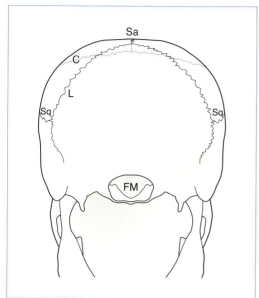

Sutures normales sur l'incidence de Worms.

L : suture lambdoïde
C : suture coronale
Sa : suture sagittale
Sq : suture squameuse
FM : foramen magnum

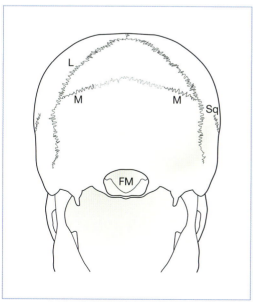

Suture accessoire — mendosale.

Suture accessoire de l'os occipital. Rarement complète. Le plus souvent incomplète. Très souvent incomplète d'un seul côté.

M : suture mendosale
L : suture lambdoïde
Sq : suture squameuse
FM : foramen magnum

3 Crâne de l'enfant

Analyse : reconnaître les sutures

La question principale : suture ou fracture ? [4–8]

Il faut éviter de se faire une opinion trop vite. La détection d'une anomalie est importante. Une approche prudente et tenant compte du contexte est nécessaire avant d'attribuer une signification particulière à cette anomalie [9–12].

Attention…

- Des sutures larges sont normales chez les nouveau-nés.
- Les sutures accessoires sont fréquentes au cours de la croissance. La connaissance de la situation et de l'aspect des sutures accessoires courantes permet de limiter les erreurs d'interprétation
- L'âge de la fermeture d'une suture accessoire est variable. Les sutures accessoires sont visibles chez certains grands enfants – elles persistent très rarement chez l'adulte.
- Les radiographies sont difficiles à réaliser chez les petits enfants. L'incidence de Worms (traumatisme occipital) ou l'incidence de face (tous les autres traumatismes) sont souvent des compromis, avec une petite rotation de la tête.

Analyser les radiographies

1. Suivre chaque ligne visible sur les deux incidences radiographiques. Pour chaque ligne se poser la question : est-ce une suture ?
2. Quand une ligne transparente est visible sur la radiographie du crâne d'un enfant, il est essentiel d'analyser les deux incidences ensemble car elles se complètent.
3. Les images radiographiques doivent toujours être interprétées en fonction de l'histoire et de l'examen clinique.

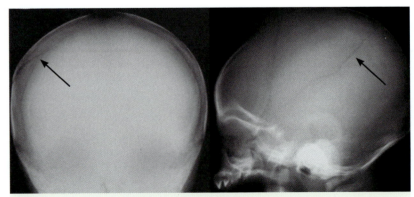

Importance de l'analyse des deux incidences du crâne comme une paire. Sur l'incidence de face (à gauche), la ligne transparente (flèche) pourrait être interprétée comme une suture accessoire. L'incidence de profil (à droite) montre que la ligne (flèche) est beaucoup plus étendue et continue vers l'os temporal. C'est une fracture.

3 Crâne de l'enfant

Sutures visibles sur l'incidence de Worms

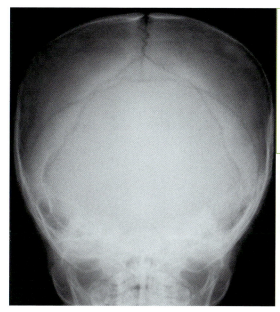

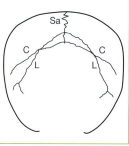

Sutures normales présentes chez tous les enfants.
Incidence de Worms
L : suture lambdoïde
C : suture coronale
Sa : suture sagittale

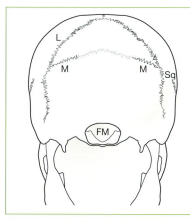
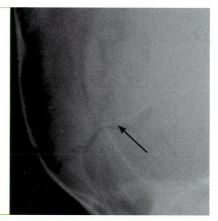

Suture mendosale. Une suture mendosale (flèche) peut être présente des deux côtés. Elle est complète ou incomplète. Le plus souvent incomplète. M : suture mendosale ; L : suture lambdoïde ; Sq : suture squameuse ; FM : foramen magnum.

3 Crâne de l'enfant

Sutures visibles sur l'incidence de profil

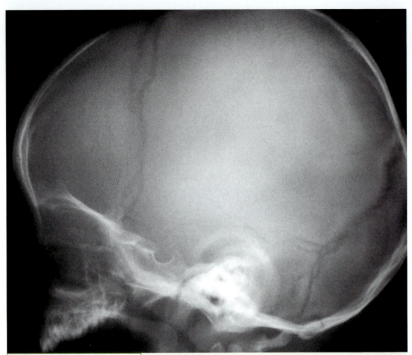

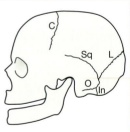

Incidence de profil.
L : suture lambdoïde
C : suture coronale
O : suture occipitomastoïdienne
Sq : suture squameuse
In : suture innominée

Les sutures sagittale et métopique ne sont pas visibles sur l'incidence de profil car elles siègent sur la ligne médiane (elles sont parallèles au plan de la radiographie).

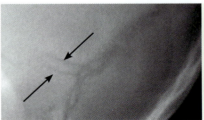

Suture squameuse. Elle s'étend vers l'avant, séparant l'os pariétal de l'os temporal. Elle apparaît habituellement comme une double ligne sur l'incidence de profil (c'est-à-dire suture squameuse gauche et suture squameuse droite). La suture squameuse normale s'efface progressivement dans sa portion la plus antérieure.

3 Crâne de l'enfant

Suture lambdoïde. A proximité de la base du crâne (dans la région de la mastoïde), le trajet de la suture apparaît complexe. Cet aspect ne doit pas inquiéter ; il est lié à la superposition des sutures occipitomastoïdiennes droite et gauche normales. Cependant, en arrière de cette superposition complexe et partant de la suture lambdoïde, on trouve :

- une suture normale, la **suture squameuse** ;
- une suture normale au cours de la croissance, la **suture innominée** ;
- parfois, une suture accessoire, la **suture mendosale**.

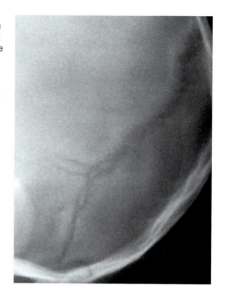

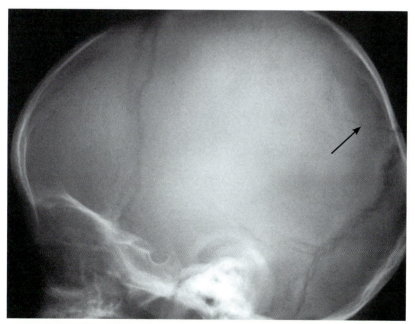

Sutures pariétales accessoires (ou sutures intrapariétales). Elles sont souvent bien visibles (flèche) sur cette incidence.

3 Crâne de l'enfant

Sutures visibles sur l'incidence de face

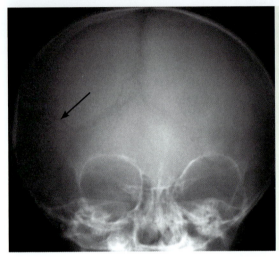

Les sutures sagittale et lambdoïde sont bien visibles. En plus, il existe une suture pariétale accessoire (flèche).

La suture lambdoïde rejoint la suture sagittale sur la ligne médiane.

Sur l'incidence de face, la suture sagittale apparaît raccourcie.

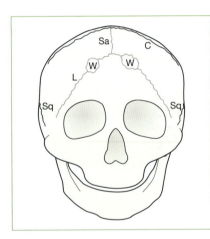

Sutures normales sur l'incidence de face.
Ce schéma montre aussi les os wormiens qui siègent dans les sutures lambdoïdes.

L : suture lambdoïde
C : suture coronale
Sa : suture sagittale
Sq : suture squameuse
W : os wormien

Os wormiens.
Un ou plusieurs os wormiens sont souvent visibles (variante de la normale). Un os wormien est une petite zone de crâne osseux (pouvant mesurer jusqu'à 1 à 2 cm) située au sein d'une suture. L'os est complètement entouré par la suture.

3 Crâne de l'enfant

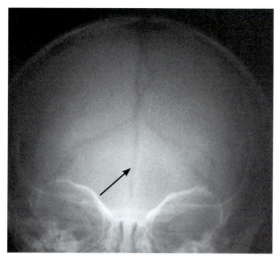

Suture métopique.

La suture sagittale se termine quand elle rejoint la suture coronale. Si elle se poursuit au-delà de ce point, il s'agit d'une suture métopique. Cette suture accessoire divise l'os frontal en deux moitiés. La suture métopique (flèche) est la suture accessoire la plus fréquente chez l'enfant. Elle persiste parfois chez l'adulte. Noter l'os wormien dans la suture sagittale et l'autre dans la suture lambdoïde gauche.

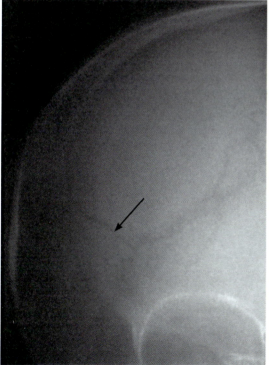

Suture pariétale accessoire.

Les sutures pariétales accessoires ne sont pas exceptionnelles. Ce sont elles qui posent le plus de problèmes d'interprétation.

Les sutures pariétales accessoires sont complètes ou incomplètes. Elles sont visibles sur l'incidence de face (flèche) et/ou l'incidence de profil.

3 Crâne de l'enfant

Références

1. Head injury. Triage, assessment, investigation and early management of head injury in infants, children and adults. NICE Clinical guideline 2007;56. http://www.nice.org.uk/nicemedia/pdf/CG56NICEGuideline.pdf.
2. Reed MJ, Browning JG, Wilkinson AG, Beattie T. Can we abolish skull Xrays for head injury? Arch Dis Child 2005;90:859-864.
3. Jaspan T, Griffiths PD, McConachie NS, Punt JA. Neuroimaging for Non-Accidental Head Injury in Childhood: A Proposed Protocol. Clin Rad 2003;58:44-53.
4. Allen WE, Kier EL, Rothman SL. Pitfalls in the evaluation of skull trauma. A review. Radiol Clin North Am 1973;11:479-503.
5. Shapiro R. Anomalous parietal sutures and the bipartite parietal bone. AJR 1972;115:569-577.
6. Matsumura G, Uchiumi T, Kida K, et al. Developmental studies on the interparietal part of the human occipital squama. J Anat 1993;182:197-204.
7. Billmire ME, Myers PA. Serious head injury in infants: accident or abuse? Pediatrics 1985;75:340-342.
8. Merten DF, Osborne DRS, Radkowski MA, Leonidas JC. Craniocerebral trauma in the child abuse syndrome: radiological observations. Pediatr Radiol 1984;14:272-277.
9. Lonergan GJ, Baker AM, Morey MK, Boos SC. Child abuse: Radiologic – pathologic correlation. Radiographics 2003;23:811-845.
10. Loder RT, Bookout C. Fracture patterns in battered children. J Orthop Trauma 1991;5:428-433.
11. King J, Diefendorf D, Apthorp J, et al. Analysis of 429 fractures in 189 battered children. J Pediatr Orthop 1988;8:585-589.
12. Rao P, Carty H. Non-accidental injury: review of the radiology. Clin Radiol 1999;54:11-24.

4 Crâne adulte

Anatomie
Aspect normal de l'incidence de profil ... **48**
Towne's view ... **48**

Analyse : faux positifs
Difficultés d'interprétation ... **49**

Analyse : comment reconnaître une fracture
Fracture linéaire ... **50**
Embarrure ... **50**
Niveau liquide du sinus sphénoïdal ... **51**

Un piège fréquent
Empreinte vasculaire versus fracture ... **52**

Après un traumatisme crânien, l'imagerie à réaliser en première intention est le scanner [1–9].

Les radiographies standard ont été abandonnées [6] dans cette indication en première intention, chez l'enfant comme chez l'adulte [1–4].

Les indications des radiographies sont limitées à :

- certains pays où les recommandations locales conservent les radiographies dans l'algorithme de prise en charge du patient ;
- certains pays avec des ressources limitées en imagerie, et un accès insuffisant au scanner.

Si des radiographies du crâne sont réalisées, trois éléments sont à rechercher en priorité : traits de fractures linéaires, embarrures et niveau liquide du sinus sphénoïdal.

Radiographies standard
Incidences d'un bilan radiographique habituel du crâne :

- Un **profil** réalisé avec un rayon horizontal, et une incidence complémentaire dépendant du site traumatisé.
    - Traumatisme occipital = **incidence de Worms.**
    - Autres traumatismes = **incidence frontale**.

© 2017 Elsevier Masson SAS. Tous droits réservés.

4 Crâne adulte

Après un traumatisme crânien mineur, les radiographies du crâne sont très rarement indiquées [1–9]. Cette recommandation est fondée sur une méta-analyse de 20 études sur les traumatismes crâniens [7].

L'indication des radiographies du crâne persiste seulement si le plateau technique d'imagerie des urgences ne dispose pas d'un scanner.

Anatomie

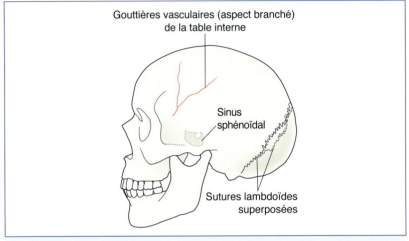

Aspect normal de l'incidence de profil.

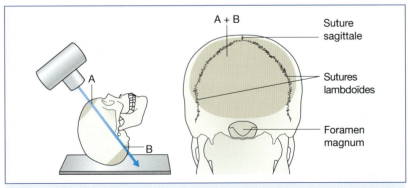

Incidence fronto-sous-occipitale de Worms. Ce cliché permet de dégager l'os occipital. Noter la superposition de l'os frontal et de l'os occipital. Une fracture de l'os frontal sera ainsi visible sur cette radiographie.

4 Crâne adulte

Analyse : faux positifs

Les difficultés d'interprétation proviennent de la confusion entre aspect normal et anomalie. Le risque de faux positifs diminue si les points suivants sont assimilés.

- Les sutures normales et les sutures accessoires (p. 36–39). En particulier la position et l'aspect :
    - des trois grandes sutures : lambdoïde, coronale et sagittale ;
    - des autres petites sutures autour des mastoïdes.
- La suture métopique (p. 38). La plus fréquente des sutures accessoires persistant chez certains adultes.
- Empreintes vasculaires, avec :
    - le trajet des empreintes vasculaires fréquentes ;
    - les signes radiographiques (p. 52) qui aident à distinguer une fracture d'une empreinte vasculaire.
- Le sinus sphénoïdal normal.
    - Chez le petit enfant, il n'est pas pneumatisé.
    - Chez les adultes, il contient de l'air. La pneumatisation variable donne des aspects radiographiques différents selon les individus.

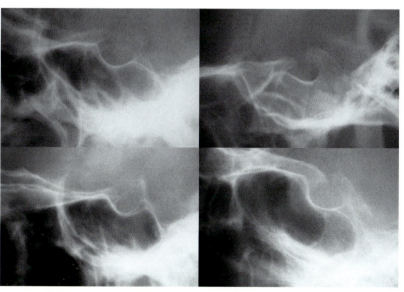

Aspect variable du sinus sphénoïdal normal. Les variations individuelles sont liées à des différences de pneumatisation.

4 Crâne adulte

Analyse : comment reconnaître une fracture

En pratique, les anomalies sont faciles à voir. Trois signes indiquent la présence d'une fracture, et l'un d'entre eux est très rare. Les radiographies doivent être interprétées selon un plan systématique.

Étape 1

Bien analyser la zone de la radiographie qui correspond à l'impact du traumatisme, à l'aide d'un spot ou en changeant le fenêtrage sur l'écran si nécessaire.

Étape 2

Chercher trois anomalies :

- fracture linéaire. Trait radiotransparent (noir) ;
- embarrure. Zone de densification (plus blanche) ou lignes denses parallèles correspondant au chevauchement des fragments osseux ;
- niveau liquide du sinus sphénoïdal. Il est visible sur le cliché de profil réalisé avec un rayon horizontal. Le niveau liquide indique la présence de sang ou de liquide céphalorachidien dans le sinus et suggère la présence d'une fracture de la base du crâne. En pratique, ce signe rare est parfois la seule anomalie visible.

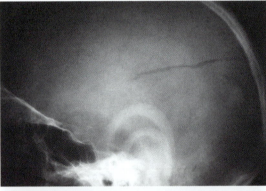

Fracture linéaire.
Fracture de l'os pariétal.

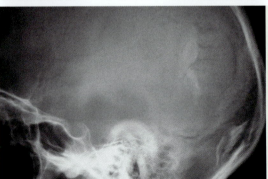

Embarrure.
Fracture pariéto-occipitale avec embarrure (fracture avec enfoncement) visible avec des clartés linéaires et une zone de densité augmentée (c'est-à-dire sclérose/blanche).

4 Crâne adulte

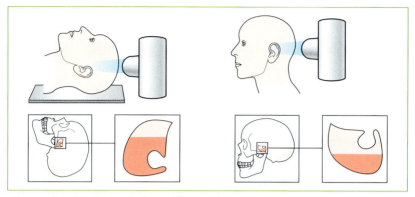

L'aspect d'un niveau liquide du sinus sphénoïdal dépend de la position du patient.
Les conditions de réalisation du cliché de profil sont importantes à connaître.

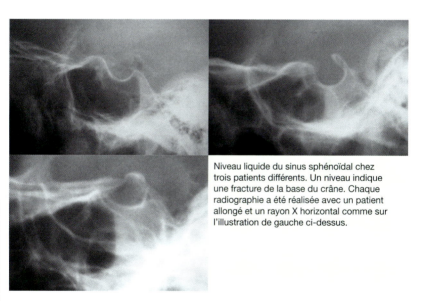

Niveau liquide du sinus sphénoïdal chez trois patients différents. Un niveau indique une fracture de la base du crâne. Chaque radiographie a été réalisée avec un patient allongé et un rayon X horizontal comme sur l'illustration de gauche ci-dessus.

4 Crâne adulte

Un piège fréquent

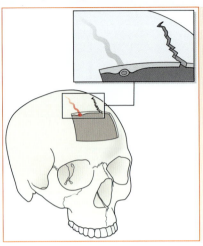

Empreinte vasculaire versus fracture.

Il y a un aspect grisé car le vaisseau chemine dans une gouttière avec un amincissement intéressant seulement la table interne de la voûte ; avec des ramifications dont la taille diminue progressivement selon le trajet vasculaire vers la périphérie. Les vaisseaux ont des limites nettes blanches (ostéosclérose).

En contraste, une fracture apparaît comme une ligne très noire, car elle intéresse toute l'épaisseur de la voûte. Une fracture peut avoir des aspects radiaires mais les ramifications ne diminuent pas de taille et les bords ne sont pas scléreux.

Références

1. Head injury. Triage, assessment, investigation and early management of head injury in infants, children and adults. NICE Clinical guideline 2007;56.
2. The Royal College of Radiologists. iRefer: Making the best use of clinical radiology. London: The Royal College of Radiologists; 2012.
3. Management of minor head injury in children. Letter from the Chief Medical Officer, Northern Ireland 2005. Ref : HSS(MD) 11/2005.
4. Reed MJ, Browning JG, Wilkinson AG, Beattie T. Can we abolish skull Xrays for head injury? Arch Dis Child 2005;90:859-864.
5. Stiell IG, Clement CM, Rowe BH, et al. Comparison of the Canadian CT Head Rule and the New Orleans Criteria in Patients with Minor Head Injury. JAMA 2005;294:1511-1518.
6. Glauser J, Head Injury. Which patients need imaging? Which test is best? Cleveland Clin J Med 2004;71:353-357.
7. Moseley I. Skull fractures and mild head injury. J Neurol Neurosurg Psychiatry 2000;68:403-404.
8. Hofman PA, Nelemans P, Kemerink GJ, Wilmink JT. Value of radiological diagnosis of skull fracture in the management of mild head injury: meta-analysis. J Neurol Neurosurg Psychiatry 2000;68:416-422.
9. SIGN Guideline No. 110. Early management of adult patients with a head injury. Scottish Intercollegiate Guidelines Network. ISBN 978 1 905813 46 9 May 2009.

5 Massif facial

Anatomie normale : massif facial et orbite
Anatomie osseuse du massif facial   54
Incidences de face haute et face basse   55

Anatomie normale : mandibule
Orthopantomogramme (OPG)   56
Articulation temporomandibulaire   56
Incidence de face   57

Analyse : les points à contrôler
Traumatisme du massif facial   58
Suspicion de fracture blow-out   61
Traumatisme mandibulaire   61

Traumatismes fréquents
Traumatismes du massif facial   62
Fracture orbitaire *blow-out*, par enforcement   64
Fractures mandibulaires   68
Fractures des os propres du nez   70

Pièges
Insertion musculaire, signe du sourcil noir, asymétrie   72

Radiographies standard [1–9]
Massif facial et orbite : une ou deux **incidences de face** ; parfois aussi **profil**.

Mandibule : **OPG**, de préférence en incidence **de face.**

Traumatismes souvent non diagnostiqués
- Fracture tripode.
- Fracture *blow-out*.
- Luxation de l'ATM.
- Fracture condylienne mandibulaire.

Abréviations
ATM, articulation temporomandibulaire ;

OPG, orthopantomogramme.

© 2017 Elsevier Masson SAS. Tous droits réservés.

5 Massif facial

Anatomie normale : massif facial et orbite

Anatomie osseuse du massif facial

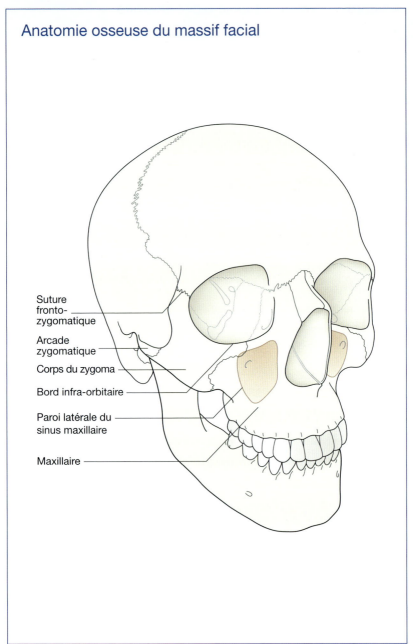

5 Massif facial

Incidences de face haute et face basse

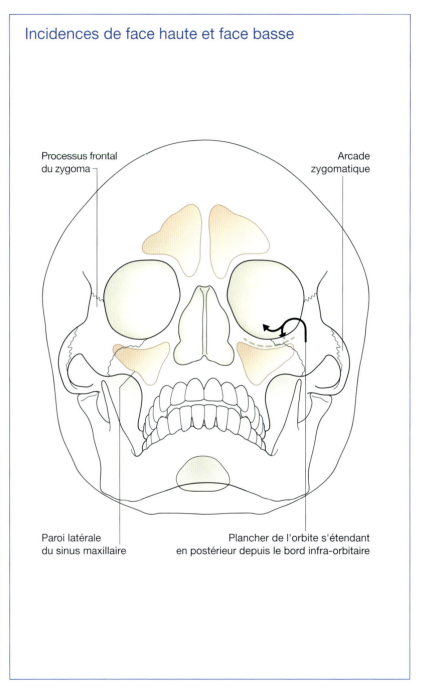

5 Massif facial

Anatomie normale : mandibule

Orthopantomogramme (OPG)

L'OPG est une technique radiographique particulière qui permet de visualiser la mandibule, les articulations temporomandibulaires et les dents dans un seul plan. Le tube émetteur de rayons X et le film ou le détecteur tournent autour du patient avec une exposition de quelques secondes. L'image obtenue est panoramique.

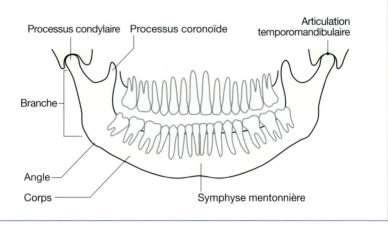

Articulation temporomandibulaire (ATM)

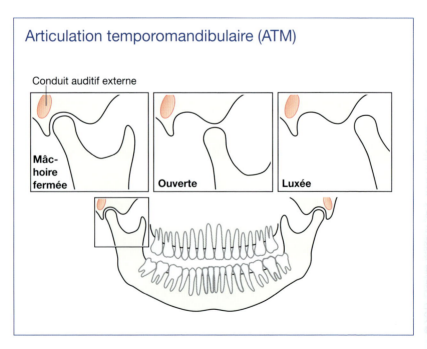

5 Massif facial

Incidence de face

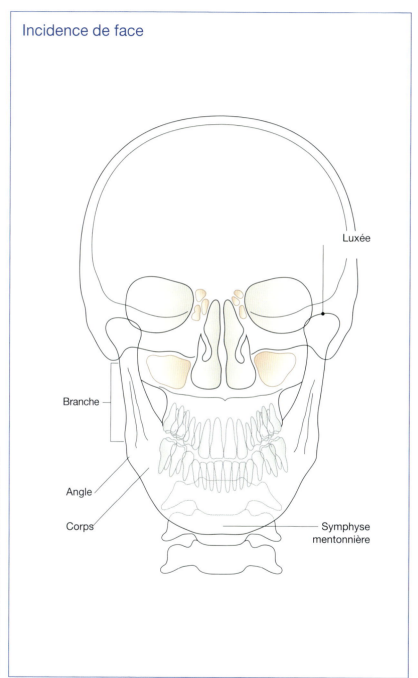

5 Massif facial

Analyse : les points à contrôler

Traumatisme du massif facial

L'anatomie du massif facial est très complexe. Essayez cette approche imagée. Pensez le zygoma (os malaire) comme une chaise à quatre pieds ancrée dans le massif facial. L'assise de la chaise est très solide. Les quatre pieds sont plus fragiles ; il faut donc les vérifier attentivement.

Cinq points à vérifier

Étudier comme suit les incidences de face.

Se concentrer sur les pieds de la chaise. Pour chaque pied, comparer le côté traumatisé avec le côté opposé normal. Chercher une asymétrie ou un aspect différent :

1. Pied 1 : arcade zygomatique.
2. Pied 2 : processus frontal du zygoma.
3. Pied 3 : plancher orbitaire.
4. Pied 4 : paroi latérale du sinus maxillaire.
5. Chercher des fractures et chercher :
   - ❑ un niveau liquide (hémosinus postfracturaire) du sinus maxillaire ;
   - ❑ de l'air dans les tissus mous ou dans l'orbite (pneumorbite).

Toujours appliquer cette règle : Si un pied est fracturé, toujours bien vérifier l'intégrité des trois autres pieds de la chaise (voir fracture tripode, p. 63).

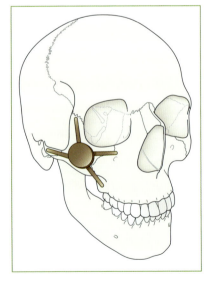
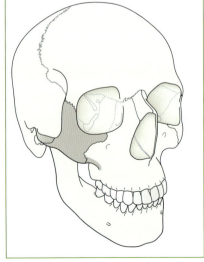

5 Massif facial

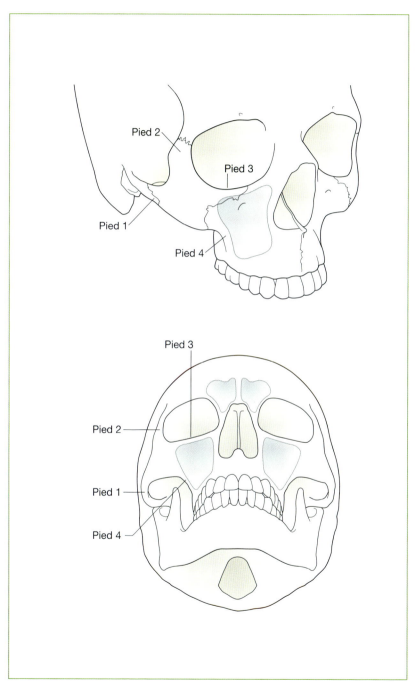

5 Massif facial

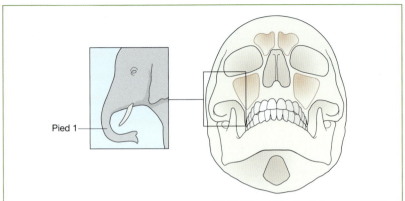

Chaise du massif facial – Pied 1.

Arcade zygomatique. L'arcade est facile à identifier sur l'incidence de face, car elle ressemble à une trompe d'éléphant. Fracture fréquente, isolée ou incluse dans une fracture tripode. Cette radiographie est normale.

Piège potentiel : La trompe d'éléphant normale a souvent une bosse sur la surface inférieure, environ à la moitié de sa longueur.

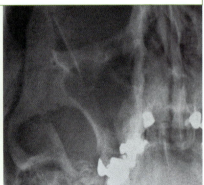

Chaise du massif facial – Pieds 2 et 3.

- Pied 2 : processus frontal du zygoma (flèche). La suture frontozygomatique normale est souvent radiotransparente. Comparer avec le côté normal opposé.
- Pied 3 : plancher orbitaire (têtes de flèche). Ce pied est un peu bizarre – orientation vers l'arrière depuis le cadre orbitaire.

Radiographie normale.

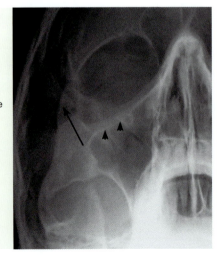

5 Massif facial

Chaise du massif facial – Pied 4.

Paroi latérale du sinus maxillaire (flèche).
Radiographie normale.

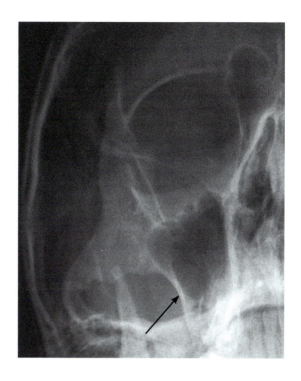

Pourquoi nous n'utilisons pas la classification de Le Fort.

Les fractures du massif facial sont souvent décrites selon la classification de Le Fort, utile pour planifier le traitement ORL [3, 4, 10–13]. En pratique, la classification de Le Fort n'est pas très utile pour l'analyse systématique des radiographies du massif facial aux urgences. En effet, pour bien classer une fracture selon Le Fort, un scanner avec reconstructions dans les plans anatomiques est nécessaire [13].

Suspicion de fracture *blow-out*

Évaluer l'incidence face basse ou Blondeau (voir p. 66).

Traumatisme mandibulaire

Évaluer l'OPG (voir p. 68–70).

5 Massif facial

Traumatismes fréquents

Différents cas selon les types d'urgences hospitalières

Urgences d'un hôpital général	Centre recevant des polytraumatisés [4]
■ Principalement les bagarres du samedi soir	■ Principalement des AVP à haute énergie
■ Surtout des fractures des os propres du nez et de la mandibule. Peu de fractures du massif facial	■ Surtout des fractures tripodes du massif facial. Peu de fractures des os propres du nez

Traumatismes du massif facial

Fracture isolée de l'arcade zygomatique.

Traumatisme fréquent (flèche).

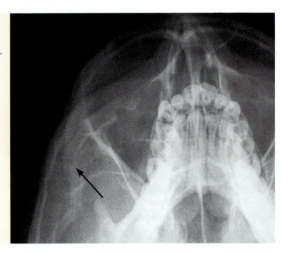

Fracture du plancher orbitaire.

Fracture isolée ou dans le cadre d'une fracture tripode. La fracture isolée (flèche) intéresse le plus souvent le bord latéral et inférieur de cet os épais et solide.

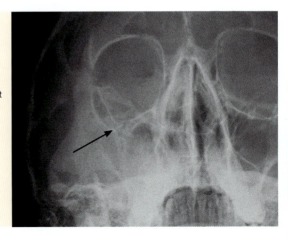

5 Massif facial

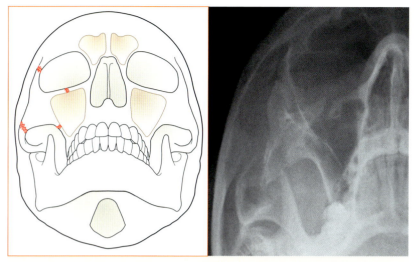

Fracture tripode. Dans ce traumatisme complexe, l'os de la mâchoire (le zygoma) est détaché de ses quatre points d'attache du reste du squelette facial [3].

Une fracture tripode comporte :

- une fracture de l'arcade zygomatique (pied 1 de la chaise) ;
- un élargissement (diastasis) de la suture zygomaticofrontale (pied 2) ;
- une fracture du plancher orbitaire inférieur (pied 3) ;
- une fracture de la paroi latérale du sinus maxillaire (pied 4).

Il serait plus exact de la nommer fracture quadripode [4, 13].

La fracture tripode est aussi appelée fracture complexe zygomaticomaxillaire ; fracture zygomaticofaciale ; et fracture trimalaire [3].

Tripode ou quadripode ? Controverse terminologique

Le terme « fracture tripode » est utilisé couramment par analogie de l'anatomie du massif facial avec une chaise à trois pieds [3, 4, 14]. Notre description est en accord avec celle de Daffner [4] considérant qu'il s'agit d'une chaise à quatre pieds (p. 58–59).

D'autres auteurs envisagent plutôt une chaise à trois pieds comme suit :

- la face latérale de l'os zygomatique (os de la pommette) correspond à l'assise de la chaise [3, 4, 14] ;
- les trois pieds sont : (1) l'arcade zygomatique vers l'arrière ; (2) le processus frontozygomatique vers le haut ; (3) le processus maxillaire vers l'avant et le milieu. Ce troisième pied forme le plancher orbitaire ainsi que la paroi latérale du sinus maxillaire.

5 Massif facial

Fracture orbitaire *blow-out*, par enfoncement

Après un traumatisme facial, cette fracture peut être isolée ou associée à d'autres lésions mineures ou majeures [13]. Elle est due à un mécanisme de compression directe sur le globe oculaire, souvent un coup de poing, ou une balle de squash ou un siège de voiture.

Le diamètre de l'objet qui comprime le globe oculaire est toujours supérieur au diamètre du globe oculaire. L'élévation de la pression intra-orbitaire provoque une fracture de la fine paroi osseuse du plancher de l'orbite.

Environ 20 à 40 % des patients ayant une fracture du plancher orbitaire ont aussi une fracture de la paroi médiale de l'orbite [15].

En pratique clinique

- Imagerie pour une suspicion de fracture *blow-out* : imagerie utile en cas d'indication chirurgicale [16]. Échographie et scanner plutôt que radiographie.

- Si une partie du contenu orbitaire est herniée vers le bas à travers le plancher orbitaire, le muscle droit inférieur risque d'être incarcéré avec diplopie/opthalmoplégie.

- La décision opératoire dépend principalement des deux critères suivants :
  - incarcération musculaire avec opthalmoplégie ;
  - énophtalmie.

5 Massif facial

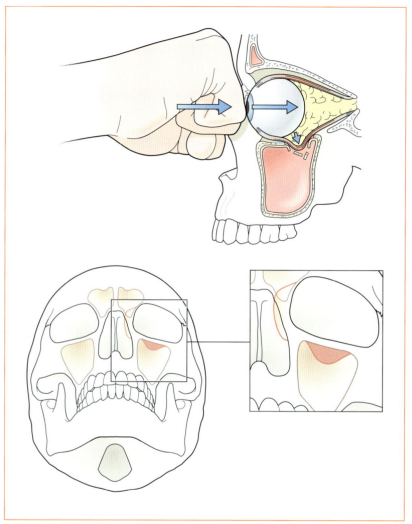

Fracture *blow-out* isolée.

L'élévation de la pression intra-orbitaire provoque une fracture de la fine paroi osseuse du plancher de l'orbite. La graisse et le muscle passent à travers le plancher, donnant un aspect de larme au contact du toit du sinus maxillaire. L'opacité de densité tissulaire du toit du sinus maxillaire correspond à un engagement des tissus musculaires et graisseux (ombré sombre). Il existe aussi souvent un engagement des tissus à travers le bord médial de l'orbite vers les cellules ethmoïdales (ombré clair), difficile à voir sur les radiographies.

5 Massif facial

Fracture orbitaire *blow-out** – signes radiographiques

- La paroi inférieure du cadre orbitaire reste intacte en cas de fracture *blow-out* isolée.
- Certains éléments du contenu orbitaire (graisse et/ou muscle droit inférieur) peuvent passer à travers la fine paroi du plancher orbitaire. L'aspect est analogue à une goutte opaque suspendue au toit du sinus maxillaire [1].
- Le fragment osseux (issu du plancher orbitaire) est très fin et rarement visible.
- Parfois, la fracture *blow-out* est suspectée car l'air passe depuis le sinus fracturé vers l'orbite. Cet emphysème orbitaire est visible au-dessus du globe. Cet aspect est décrit comme le signe du sourcil noir.

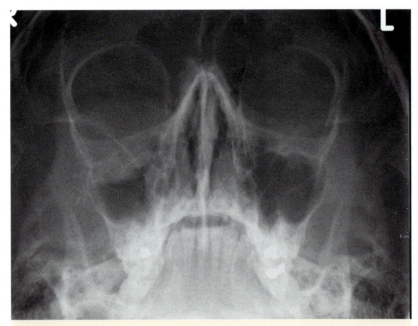

Fracture *blow-out* avec signe de la larme. Image tissulaire au contact du toit du sinus maxillaire droit.

5 Massif facial

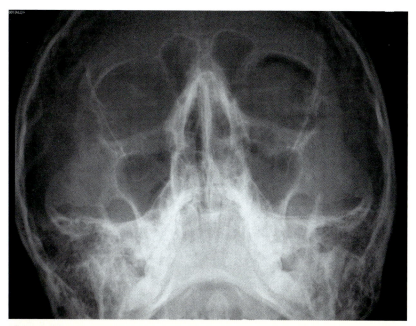

Fracture *blow-out* avec signe du sourcil noir. Noter le signe du sourcil noir au-dessus du globe oculaire gauche. Noter aussi l'image de goutte du toit du sinus maxillaire.

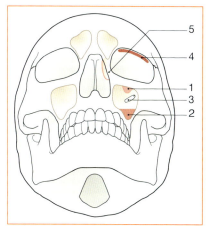

Fractures *blow-out* isolées. Tous, certains ou aucun de ces signes peuvent être visibles :
1. Goutte de larme du sinus.
2. Niveau liquide du sinus.
3. Petite esquille osseuse du plancher orbitaire déplacée dans le sinus.
4. Signe du sourcil noir.
5. Sinus ethmoïdal opaque (hémosinus).

5 Massif facial

Fractures mandibulaires

Analyse de l'OPG

Cette incidence panoramique ne montre pas toutes les fractures mandibulaires [17]. La corrélation avec l'examen clinique est utile. La symphyse est difficile à évaluer sur l'OPG ; un aspect quasi normal est possible en cas de chevauchement des fragments. En cas de doute, une incidence complémentaire comme un cliché de face des branches mandibulaires peut être utile pour préciser les lésions. Le cliché de face montre le corps de la mandibule ainsi que les branches mandibulaires en tangence. (Intérêt d'un scanner s'il est disponible.)

Points importants à vérifier

- Penser la mandibule comme un anneau osseux rigide. Quand un anneau est brisé, il existe souvent deux fractures ; 50 % des fractures mandibulaires sont bilatérales [18].
- Vérifier la symétrie – comparer les deux côtés de la mandibule.
- Chercher des fractures du corps et de l'angle de la mandibule.
- Vérifier les condyles mandibulaires. Certaines fractures sont difficiles à voir.
- Vérifier l'occlusion dentaire. Les dents supérieures et inférieures sont normalement espacées de manière égale et régulière sur la radiographie. Les fractures déplacées, ou les fractures du col des condyles mandibulaires entraînent souvent un écart dentaire irrégulier [4, 11].
- Vérifier la présence d'une déformation en marche d'escalier de la ligne dentaire de la mandibule. Cela indique toujours une fracture.
- Vérifier les articulations temporomandibulaires (ATM, voir p. 56).

Attention. Sur l'OPG, certaines images sont trompeuses et ne sont pas des fractures. Ces artéfacts proviennent des superpositions avec le pharynx et la langue. Ces artéfacts sont à connaître (p. 69 et 72).

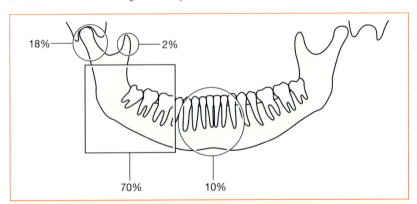

Fréquence topographique des fractures de la mandibule. Noter la luxation de l'ATM gauche.

5 Massif facial

OPG.
Double fracture mandibulaire (flèches).
N.B. : sur les OPG de cette page, les ATM ne sont pas illustrées.

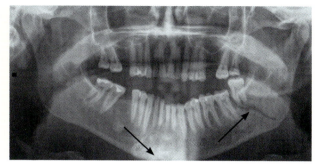

OPG.
Écart inégal entre les dents du haut et du bas suggérant une fracture mandibulaire.
OPG.

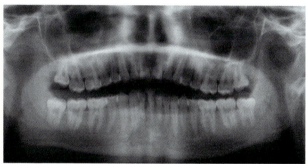

Déformation en marche d'escalier de l'alignement des dents inférieures en regard de la fracture mandibulaire.

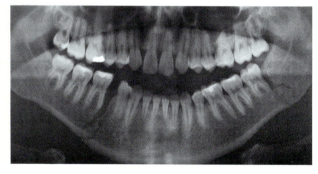

OPG.
Aspect normal, avec un artéfact de la langue (flèches).
Risque de confusion avec une fracture.

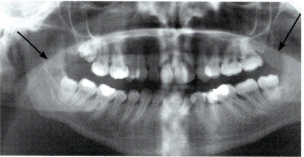

69

5 Massif facial

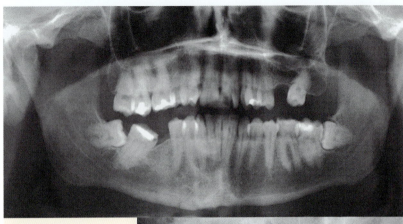

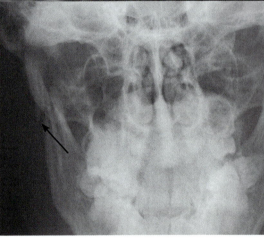

OPG et incidences de face.
L'OPG ne montre pas la fracture de la branche montante, qui est bien visible sur la vue de face (flèche).

Note :

En cas de doute radiographique persistant sur l'intégrité de la symphyse mandibulaire, un complément d'exploration est possible par une incidence occlusale (chez le dentiste) ou un scanner.

Fractures des os propres du nez

Pas d'indication de radiographie en urgence [5, 6], sauf en cas d'indication de chirurgie spécialisée.

5 Massif facial

Pièges

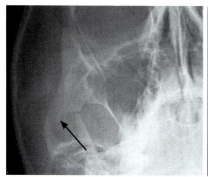

Bosse normale (flèche) du bord inférieur de l'arcade zygomatique. Variante de la normale fréquente – insertion musculaire.

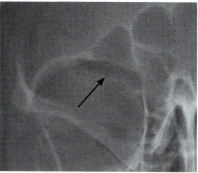

Extension du sinus frontal vers le bord orbitaire de l'os frontal pouvant donner un aspect de signe du sourcil noir.

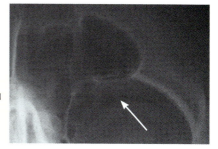

Air dans la paupière (normal) avec aspect de signe du sourcil noir (flèche).

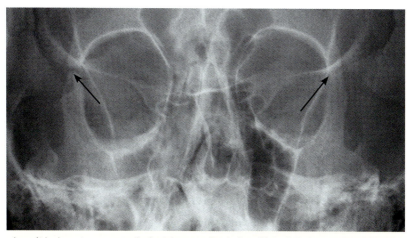

Asymétrie des sutures zygomaticofrontales normales de face (flèches). Variante de la normale.

71

5 Massif facial

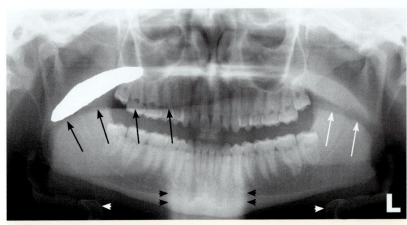

Artéfacts fréquents/opacités normales sur l'OPG.

Palais mou (en blanc). Bord supérieur de la langue (flèches noires). Les voies aériennes oropharyngées entre le palais mou et le bord supérieur de la langue apparaissent comme une ligne noire au-dessus de la branche mandibulaire (flèches blanches). La bande dense presque blanche en projection de la ligne médiane correspond au rachis cervical qui n'est pas net car pas dans le plan de focalisation de l'OPG (têtes de flèches noires). Os hyoïde (têtes de flèches blanches).

Références

1. Perry M, Dancey A, Mireskandari K, et al. Emergency care in facial trauma — a maxillofacial and ophthalmic perspective. Injury 2005;36:875-896.
2. Perry M. Maxillofacial trauma – developments, innovations and controversies. Injury 2009;40:1252-1259.
3. Dolan KD, Jacoby CG, Smoker WRK. The radiology of facial fractures. Radiographics 1984;4:577-663.
4. Daffner RH. Imaging of facial trauma. Curr Probl Diagn Radiol 1997;26:155-184.
5. de Lacey GJ, Wignall BK, Hussain S, Reidy JR. The radiology of nasal injuries: problems of interpretation and clinical relevance. Br J Radiol 1977;50:412-414.
6. Li S, Papsin B, Brown DH. Value of nasal radiographs in nasal trauma management. J Otolaryngol 1996;25:162-164.
7. Raby N, Moore D. Radiography of facial trauma, the lateral view is not required. Clin Radiol 1998;53:218-220.
8. McGhee A, Guse J. Radiography for midfacial trauma : is a single OM15 degrees radiograph as sensitive as OM15 degrees and OM30 degrees combined? Br J Radiol 2000;73:883-885.
9. Pogrel MA, Podlesh SW, Goldman KE. Efficacy of a single occipitomental radiograph to screen for midfacial fractures. J Oral Maxillofacial Surg 2000;58:24-26.
10. Walton RL, Hagan KF, Parry SH, et al. Maxillofacial trauma. Surg Clin North Am 1982;62:73-96.
11. The Face. In Chan, O., (ed). ABC of Emergency Radiology. 3rd ed. Willey Blackwell, 2013.
12. Salvolini U. Traumatic injuries: imaging of facial injuries. Eur Radiol 2002;12:1253-1261.
13. Hopper RA, Salemy S, Sze RW. Diagnosis of Midface Fractures with CT: What the Surgeon needs to know. RadioGraphics 2006;26:783-793.
14. Rutherford WH, Illingworth R, Marsden AK, (eds.). Accident and Emergency Medicine. 2nd Ed Edinburgh: Churchill Livingstone; 1989.
15. Dolan KD, Jacoby CG. Facial fractures. Semin Roentgenol 1978;13:37-51.
16. Bhattacharya J, Moseley IF, Fells P. The role of plain radiography in the management of suspected orbital blow-out fractures. Brit J Radiol 1997;70:29-33.
17. Druelinger L, Guenther M, Marchand EG. Radiographic evaluation of the facial complex. Emerg Med Clin North Am 2000;18:393-410.
18. Pathria MN, Blaser SI. Diagnostic imaging of craniofacial fractures. Rad Clin North Am 1989;27:839-853.

6 Épaule

Anatomie normale

Incidence de face ; Incidence apicale oblique ; Profil de coiffe – Profil vrai de la scapula ou incidence en Y … 75–77

Analyse : les points à contrôler

Incidence de face ; Incidence apicale oblique … 78–79

Fractures fréquentes

Grosse tubérosité de l'humérus … 80
Tête humérale et/ou anneau glénoïdien … 80
Clavicule … 81

Luxations fréquentes

Luxation gléno-humérale (GH) antérieure … 82
Luxation gléno-humérale (GH) antérieure avec fractures associées … 84
Subluxations et luxations acromioclaviculaires (AC) … 86

Traumatismes moins fréquents mais importants

Luxation gléno-humérale (GH) postérieure … 88
Fractures de l'humérus proximal … 90
Fractures du corps ou du col de la scapula … 91
Disjonction sternoclaviculaire … 91
Luxation inférieure de la tête humérale … 91

Pièges

Position, Analyse de l'articulation acromioclaviculaire, Variantes trompeuses du squelette en croissance … 92

Traumatismes souvent méconnus

- **Luxations/subluxations :** subluxation AC ; rupture complète des ligaments CC ; luxation postérieure de la tête humérale.
- **Fractures :** épine de la scapula ; berge de la glène ou tête humérale compliquant une luxation GH antérieure.

Radiographies standard

Incidence de face et seconde incidence (voir p. 74).

Abréviations

AC, acromioclaviculaire ; CC, coracoclaviculaire ; GH, gléno-humérale ; SC, sternoclaviculaire ; Y (incidence), incidence de profil de la scapula ou profil de Lamy

© 2017 Elsevier Masson SAS. Tous droits réservés.

6 Épaule

Radiographies standard

Traumatisme de l'épaule

- L'incidence de face est réalisée dans tous les services d'imagerie des urgences.
- La seconde incidence n'est pas standardisée ; il existe des variations selon les services.
  - Nous préférons l'incidence apicale oblique (ou incidence de Garth ; voir p. 76), car elle est réalisée dans une position non douloureuse pour le patient, et permet une excellente visualisation des luxations et fractures [1, 2].
  - Second choix : incidence de profil vrai de la scapula ou profil en Y (voir p. 77). Le patient est installé confortablement sans mouvement du bras, et un vrai profil scapulaire en Y montre bien les luxations postérieures [3]. Mais cette incidence nécessite une réalisation technique parfaite et précise, et le diagnostic des fractures est parfois difficile.
  - L'incidence axiale n'est pas recommandée. Elle montre la luxation postérieure et la plupart des fractures, mais nécessite une abduction du bras traumatisé, mouvement parfois très douloureux, et pouvant aussi provoquer d'autres lésions. Le résultat est souvent décevant avec une radiographie de mauvaise qualité.

Suspicion de fracture de la clavicule

- Pratique courante : une seule incidence de face.
- Dans certains services, ajout d'une incidence de face avec une angulation ascendante de 15° du rayon directeur.

Note sur les descriptions des incidences dans ce chapitre

En complément de l'incidence de face, nous recommandons fortement la réalisation systématique d'une incidence apicale oblique pour le bilan d'une épaule traumatique, plutôt que tout autre incidence. Les figures et descriptions de ce chapitre concernent donc essentiellement les résultats des incidences de face et apicale oblique.

6 Épaule

Anatomie normale

Incidence de face

La tête humérale n'est pas ronde et symétrique. Son aspect ressemble à une ancienne crosse de canne. Cet aspect en crosse de canne est lié à la rotation externe de l'humérus lors de la réalisation du cliché.

Les surfaces articulaires de la glène et de l'humérus sont parallèles.

Les corticales inférieures de l'acromion et de la portion distale de clavicule doivent être alignées. Il ne doit pas y avoir de décalage entre ces corticales.

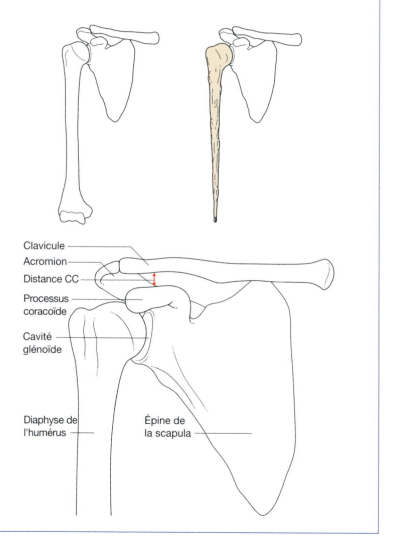

75

6 Épaule

Incidence apicale oblique [1, 2]

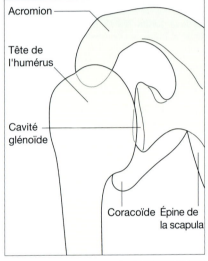

- Acromion
- Tête de l'humérus
- Cavité glénoïde
- Coracoïde
- Épine de la scapula

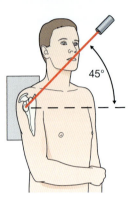

45°

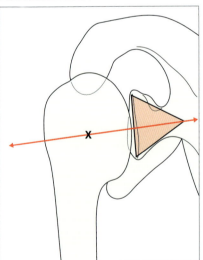

x

Articulation GH normale.
- La ligne passant par l'apex et le centre de la base du cône (imaginaire) doit passer par le centre de la tête humérale.
- Sur cette image, l'avant est en bas et l'arrière est en haut, comme indiqué sur le schéma en haut à droite.

6 Épaule

Profil de coiffe – Profil vrai de la scapula ou incidence en Y [3]

La tête humérale se superpose avec le centre de la glène. Le Y est constitué par la jonction de l'écaille de la scapula, de la coracoïde et de l'épine de la scapula. Sur cette incidence, l'avant est vers les côtes et l'arrière est à distance des côtes.

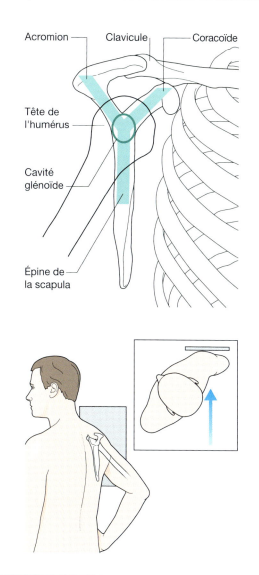

6 Épaule

Analyse : les points à contrôler

Incidence de face

Se poser cinq questions.

1. La tête humérale est-elle visible juste sous le processus coracoïde ?
   - ❏ Oui = luxation antérieure.
2. La tête humérale a-t-elle un aspect de crosse de canne, et sa surface articulaire est-elle parallèle à la berge glénoïdienne ?
   - ❏ Non = analyser l'autre incidence pour éliminer une luxation postérieure.
3. L'articulation acromioclaviculaire est-elle normale – c'est-à-dire les corticales inférieures de la clavicule et de l'acromion sont-elles alignées ?
   - ❏ Non = subluxation ou luxation de l'articulation acromioclaviculaire.
4. La distance coracoclaviculaire est-elle supérieure à 1,3 cm ?
   - ❏ Oui = entorse ou rupture des ligaments coracoclaviculaires (voir p. 86).
5. Existe-t-il une fracture de la tête ou du col de l'humérus, de la berge glénoïdienne, de la clavicule, du corps ou du col de la scapula, ou une fracture costale ?

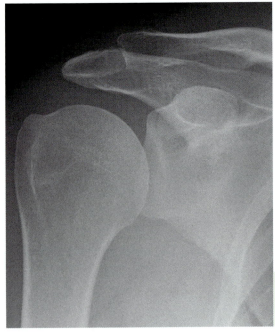

Épaule normale.
Appliquer les cinq questions à cette radiographie.

6 Épaule

Incidence apicale oblique [1, 2]

Se poser trois questions.

1. Les surfaces articulaires de l'humérus et de la glène sont-elles adjacentes – c'est-à-dire le centre de la base du triangle est-il aligné avec le centre de la surface articulaire glénoïdienne ?

    ❏ Non = luxation ou subluxation gléno-humérale.

2. Existe-t-il une fracture de la tête ou du col de l'humérus ?
3. Existe-t-il une fracture de la berge glénoïdienne ?

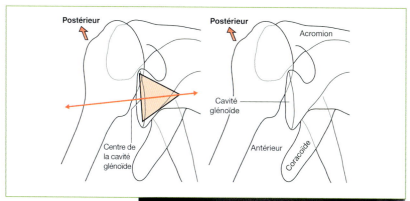

L'incidence apicale oblique est excellente pour le diagnostic de luxation postérieure de l'articulation gléno-humérale.

Cette radiographie montre une luxation postérieure. Les deux schémas illustrent comment un lecteur inexpérimenté peut facilement détecter un aspect anormal sur la radiographie. Voir p. 76 pour les repères normaux sur l'incidence apicale oblique.

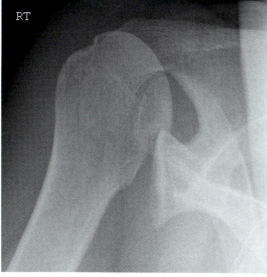

6 Épaule

Fractures fréquentes [4–9]

Grosse tubérosité de l'humérus

Souvent non déplacée et donc de détection difficile car peu visible (flèche). Examiner très attentivement l'incidence de face.

Ces fractures sont parfois invisibles sur les radiographies.

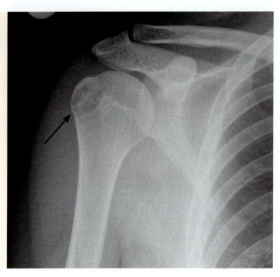

Tête humérale et/ou anneau glénoïdien

Complication classique d'une luxation antérieure.

Cette incidence apicale oblique montre une anomalie de la surface articulaire de la tête humérale avec un fragment (tête de flèche) adjacent ; un défect de la berge glénoïdienne est aussi visible (flèche). L'articulation gléno-humérale est normale.

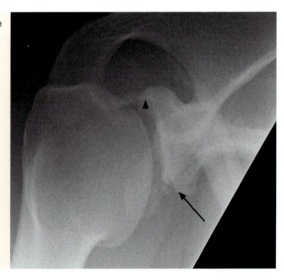

6 Épaule

Clavicule

Représente environ 35 % des fractures de la ceinture scapulaire [6].

- Les fractures du tiers moyen représentent 85 % des fractures claviculaires. La majorité d'entre elles surviennent chez des patients de moins de 20 ans. Les fractures du tiers distal sont moins fréquentes, et concernent surtout les adultes.
- Chez les jeunes enfants, aspect possible de fracture en bois vert (p. 18–19), avec un aspect de déformation et de rupture d'une corticale osseuse.
- **En pratique clinique :** la fracture claviculaire du nouveau-né est une complication classique d'un accouchement difficile ; attention à ne pas porter par excès un diagnostic de maltraitance ou de traumatisme non accidentel.

Fracture du tiers moyen de la clavicule.

La majorité des fractures du tiers moyen surviennent après une chute avec traumatisme direct de l'épaule. Certaines sont la conséquence d'un impact transmis (c'est-à-dire chute sur une main ouverte).

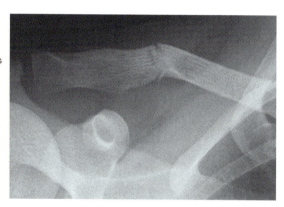

Fracture du tiers distal de la clavicule.

Souvent après un choc direct sur la clavicule (par exemple sport de contact, chute, ou accident de la voie publique).

En pratique clinique : fréquence plus élevée de retard de consolidation et de pseudarthrose que les fractures du tiers moyen [10].

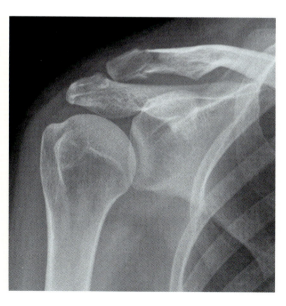

6 Épaule

Luxations fréquentes [4, 8, 9]

Luxation gléno-humérale (GH) antérieure

Les luxations GH sont les luxations traumatiques les plus fréquentes. Les luxations antérieures représentent 95 % des luxations GH. Les aspects illustrés ici sont caractéristiques et, dans l'ensemble, le diagnostic ne pose pas de problème.

Les luxations GH antérieures sont souvent associées à des fractures de la grosse tubérosité de l'humérus : voir p. 80.

Luxation GH antérieure : incidence de face.

Déplacement médial de la tête humérale (vers les côtes). Dans la majorité des cas, elle est située sous le processus coracoïde.

Essentiel : la seconde incidence doit être analysée pour :
- confirmation diagnostique ;
- fractures associées ;
- fragments détachés.

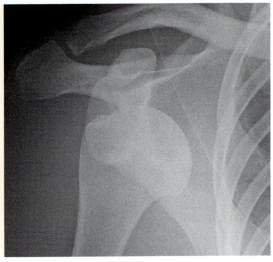

Luxation GH antérieure : incidence apicale oblique.

La tête humérale est visible bien à distance de la surface articulaire glénoïdienne et en position antérieure.

Si vous tracez le cône ou triangle glénoïdien (voir p. 76), la ligne passant par l'apex du triangle ne passe pas par le centre de la tête humérale.

Bonus de l'incidence apicale oblique : excellente visualisation des os et des surfaces articulaires.

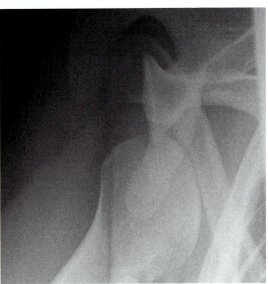

6 Épaule

Luxation GH antérieure : incidence de profil vrai de la scapula (Y).

La tête humérale (flèches) ne recouvre pas la glène (têtes de flèches). La glène correspond à la jonction des trois bras du « Y » (voir p. 77).

Inconvénient du profil scapulaire en Y : les fractures ne sont souvent pas bien visibles.

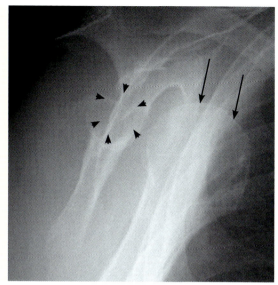

Piège : hémorragie provoquant une subluxation.

Après un traumatisme, habituellement avec fracture intra-articulaire, une hémarthrose importante peut survenir. L'augmentation du volume de la cavité articulaire peut provoquer un déplacement inférieur de la tête humérale (comme sur la figure), mais pas de déplacement médial. Ce déplacement inférieur peut être interprété à tort comme une subluxation.

Cette hémarthrose se résorbe en 1 à 2 semaines, avec résolution de la subluxation.

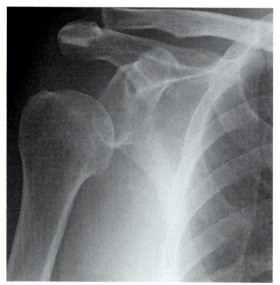

Piège : hémiplégie et subluxation de la tête humérale

Chez un patient hémiplégique, la tête humérale du côté affecté peut se trouver en position anormale en raison du déficit musculaire. Elle tombe vers le bas en raison de la paralysie du muscle deltoïde. Cette subluxation inférieure est permanente.

6 Épaule

Luxation gléno-humérale (GH) antérieure avec fractures associées

Une fracture de la grosse tubérosité de l'humérus est souvent associée à une luxation.

- Toujours analyser les deux incidences centrées sur l'épaule pour un fragment détaché de la glène ou de la portion postérosupérieure de la tête de l'humérus. La présence d'un fragment articulaire peut empêcher la réduction.

- Un traumatisme en compression peut aussi survenir : encoche de Malgaigne ou Hill-Sachs et lésion de Bankart (voir page suivante).

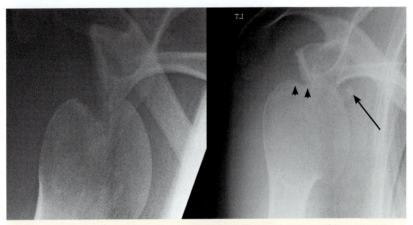

Patient (à gauche) avec une fracture de la grosse tubérosité et une luxation antérieure sur cette incidence apicale oblique. Patient (à droite) avec une luxation antérieure et un fragment (flèche) détaché de la tête de l'humérus (têtes de flèches).

Une luxation antérieure ancienne a provoqué une fracture de la berge inférieure de la glène (flèche).

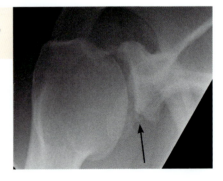

En pratique clinique. La radiographie postréduction doit être contrôlée pour s'assurer de la réduction d'une éventuelle fracture associée. Si un fragment reste déplacé, une intervention chirurgicale est à envisager.

6 Épaule

Encoche de Malgaigne/Hill-Sachs.

Fracture avec enfoncement (flèche) de la portion postérolatérale de la tête humérale.

Ce traumatisme fait suite à l'impaction de la tête humérale contre la berge glénoïdienne. Il survient dans les luxations antérieures (jusqu'à 50 %) [7].

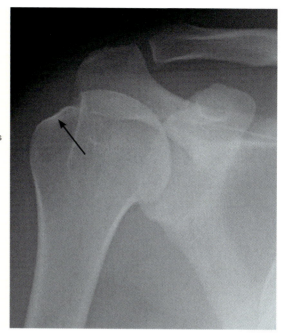

Lésion de Bankart.

Fracture du rebord antérieur de la glène.

Conséquence de l'impaction de la tête humérale sur la glène pendant la luxation.

Cette incidence apicale oblique a été réalisée après une réduction réussie. Le fragment glénoïdien est bien visible sous la berge inférieure (flèche).

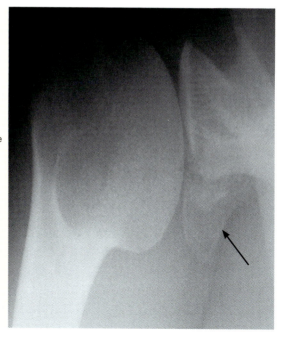

6 Épaule

Subluxations et luxations acromioclaviculaires (AC)

Cette articulation est la seule liaison os–os du membre supérieur au reste du squelette.

Analyser l'articulation AC sur l'incidence de face seulement. Les autres incidences peuvent se révéler trompeuses.

Ligaments

Les ligaments coracoclaviculaires (CC) relient le bras du patient à son corps, et empêchent le déplacement vertical de la clavicule et de l'articulation AC. La distance normale entre la coracoïde et la clavicule sur l'incidence de face est habituellement inférieure à 1,3 cm [4, 5]. Une luxation AC complète indique une rupture des ligaments CC (voir page suivante).

Anomalies :

- Les corticales inférieures de la clavicule et de l'acromion sont décalées.
- Si la distance CC est supérieure à 1,3 cm, une rupture des ligaments CC est probable.

Des radiographies en charge sont utiles en cas de doute sur une rupture des ligaments CC. Ces radiographies sont réalisées de manière idéale avec des poids suspendus aux poignets, afin d'obtenir un relâchement complet et des muscles du membre supérieur.

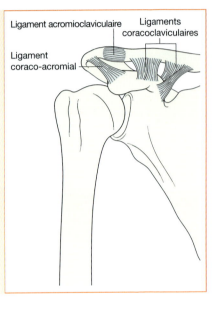

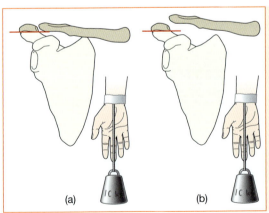

Incidences en charge.

Alignement normal et anormal des corticales inférieures du processus acromial et de la clavicule.

(a) est normal ;
(b) luxation AC.

6 Épaule

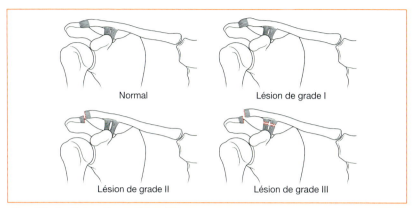

Quantifier les lésions ligamentaires [11].

Grade I : entorse ou rupture partielle du ligament AC, mais ligaments CC intacts.

Aspect radiologique : normal, ou petit décalage de l'articulation AC.

Grade II : rupture du ligament AC avec entorse des ligaments CC.

Aspect radiologique : décalage de l'articulation AC. Incidences en charge utiles en cas de doute.

Grade III : rupture du ligament AC et rupture des ligaments CC.

Aspect radiologique : décalage de l'articulation AC et écart CC anormal (c'est-à-dire plus de 1,3 cm). Incidences en charge utiles en complément pour montrer l'amplitude des lésions.

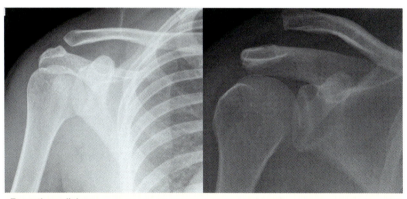

En pratique clinique.

La subluxation AC (à gauche) est toujours traitée de manière conservatrice, avec régulièrement un pronostic excellent. Inversement, la luxation AC complète (à droite) est une lésion traumatique importante. La stratégie de prise en charge n'est pas univoque. Elle sera traitée de manière conservatrice par certains chirurgiens qui réservent la chirurgie aux patients ayant des symptômes persistants. D'autres chirurgiens recommandent une chirurgie précoce pour presque toutes les luxations AC, en particulier pour les travailleurs manuels et les sportifs.

6 Épaule

Traumatismes moins fréquents mais importants

Luxation gléno-humérale (GH) postérieure

La dénomination de ce traumatisme n'est pas tout à fait juste. Il s'agit très rarement d'une luxation complète. Malgré le déplacement postérieur majeur, c'est une subluxation majeure.

Une fracture de la portion antérieure de la tête humérale est souvent associée.

Rare. Moins de 5 % des luxations de l'épaule. Jusqu'à 50 % d'entre elles sont méconnues, même quand les radiographies initiales montrent l'anomalie [7].

Souvent provoquée par une contraction musculaire brutale ; soit pendant une crise comitiale, soit durant une électrocution. Parfois, luxation simultanée des deux épaules [8].

Luxation postérieure : aspects typiques sur l'incidence de face.

La tête humérale déplacée en arrière et en rotation perd le parallélisme normal des surfaces articulaires, comme dans les deux exemples ci-dessous.

La tête humérale apparaît souvent ronde – avec la perte de l'aspect en crosse de canne. Le contour globuleux ressemble à celui d'une ampoule électrique (à droite).

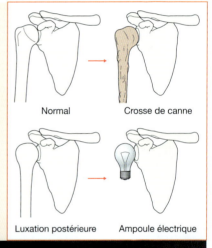

Normal — Crosse de canne

Luxation postérieure — Ampoule électrique

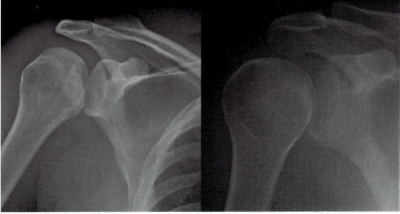

6 Épaule

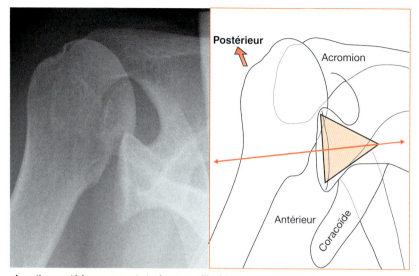

Luxation postérieure : aspects typiques sur l'incidence apicale oblique.
La tête humérale se projette en arrière de la glène.

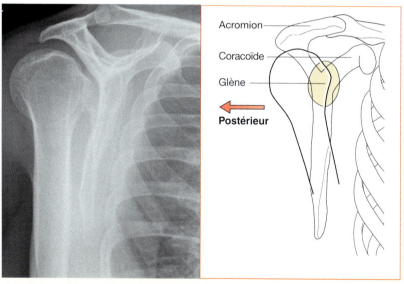

Luxation postérieure : aspects typiques sur l'incidence de profil de la scapula Y [7].
Le centre de la tête humérale se projette en arrière de la convergence des trois branches du Y (c'est-à-dire à distance des côtes).

6 Épaule

Fractures de l'humérus proximal

Col de l'humérus.

Le plus souvent après une chute chez un patient âgé ostéoporotique. Une fracture de la grosse tubérosité est parfois associée.

Chez des patients jeunes, cette fracture survient toujours après un traumatisme violent.

Chez les enfants et l'adolescent, il y a une atteinte de la plaque de croissance (fracture de Salter–Harris, voir p. 15).

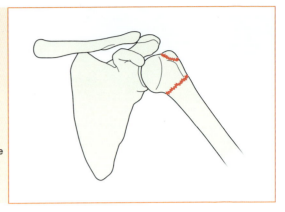

Patient âgé. Fracture impactée du col de l'humérus.

Hémarthrose abondante avec subluxation inférieure de la tête de l'humérus.

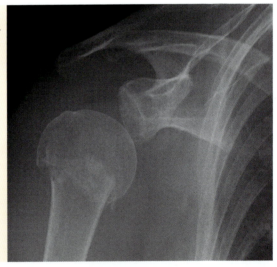

En pratique clinique, pour les fractures de l'humérus proximal.

Chez les patients âgés, une fracture impactée doit être immobilisée avec un bandage type Dujarrier, et le traitement comporte aussi de la rééducation et des mouvements actifs de l'épaule. Les fractures sans impaction sont le plus souvent traitées par une immobilisation avec un bandage type Dujarrier.

Chez les patients plus jeunes, une réduction de la fracture est nécessaire si les fragments sont déplacés. Soit une réduction à foyer fermé, soit une réduction à foyer ouvert avec fixation interne [8, 9].

6 Épaule

Fractures du corps ou du col de la scapula

Survient le plus souvent après un traumatisme à haute énergie. Fractures potentiellement associées à des lésions myotendineuses et/ou neurovasculaires [8].

On ne voit que ce que l'on cherche… Ces fractures sont couramment méconnues. Toujours contrôler attentivement les incidences de face et de profil.

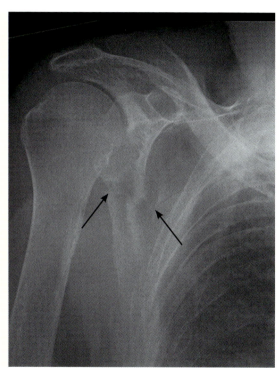

Accident de la voie publique. Fracture transversale du corps de la scapula (flèches).

Disjonction sternoclaviculaire

Survient après un traumatisme à haute énergie. Très très rare. Des lésions vasculaires sont associées dans 25 % des cas [4, 5].

Luxation inférieure de la tête humérale (luxation erecta)

Très rare et représente moins de 0,5 % des luxations d'épaule. La clinique est classique – aspect de Statue de la Liberté avec le bras en l'air et l'avant-bras fixé reposant sur la tête [5, 12]. La radiographie de face montre la tête de l'humérus nichée juste sous la glène avec l'humérus pointé vers le haut. Cause habituelle : hyperabduction forcée du membre supérieur en abduction.

6 Épaule

Pièges

Position

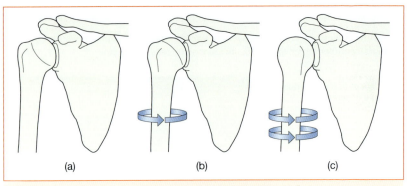

(a) (b) (c)

Effet de la rotation interne sur le contour de la tête humérale. Les radiographies de face standard sont toujours réalisées avec l'humérus positionné en légère rotation externe, ce qui explique l'aspect de la tête humérale en crosse de canne comme en (a). Cependant, l'épaule traumatisée est parfois si douloureuse que le patient garde le bras en rotation interne. Dans ce cas, l'aspect est celui d'une ampoule électrique (b, c) et peut simuler une luxation postérieure. Le contrôle de la position de l'humérus sur la seconde incidence (profil vrai de la scapula, incidence apicale oblique) permet d'éviter une erreur d'interprétation.

Analyse de l'articulation acromioclaviculaire

Prudence : Il ne faut pas analyser l'intégrité de l'articulation acromioclaviculaire (AC) sur les incidences obliques. L'aspect de l'AC est souvent très déroutant sur ces incidences. Toujours analyser l'AC sur l'incidence de face seulement.

Variantes trompeuses du squelette en croissance

Sur l'incidence de face de l'épaule en cas de squelette immature, le cartilage de croissance de la tête humérale est orienté de manière oblique, apparaissant comme deux lignes séparées. Ces lignes ne doivent pas être interprétées à tort comme des fractures non déplacées.

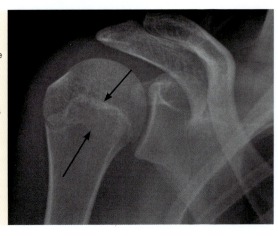

6 Épaule

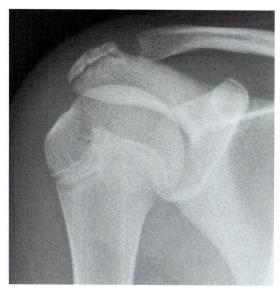

Les extrémités de l'acromion et du processus coracoïde s'ossifient à partir de noyaux séparés. Chez l'enfant, ils apparaissent comme des petits os séparés qui peuvent être confondus avec des fragments fracturaires.

Parfois chez l'adulte, le noyau secondaire d'ossification de la pointe de l'acromion ne fusionne pas et persiste séparément – l'os acromial. Il peut être interprété à tort comme une fracture. Quand il est présent, cet os acromial accessoire est habituellement bilatéral.

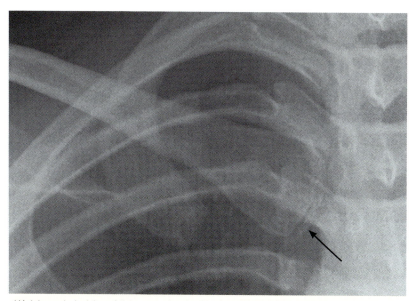

L'épiphyse claviculaire médiale est un des derniers noyaux d'ossification secondaires qui fusionne avec l'os parent (environ à l'âge de 25 ans). Il ne faut pas confondre cette épiphyse (flèche) avec une fracture.

6 Épaule

Fossette rhomboïde.

Variante de la normale fréquente. Cette encoche ou dépression profonde du bord inférieur de la portion médiale de la clavicule correspond à l'insertion du ligament costoclaviculaire qui relie la clavicule au cartilage costal de la première côte.

Cette image ne doit pas être confondue avec une érosion ou une ostéolyse pathologique de la clavicule.

Aspect « kystique » de la tête humérale : la portion supérolatérale de la tête humérale normale apparaît parfois radiotransparente, il s'agit d'un aspect normal. Cette image ne correspond ni à un kyste osseux, ni à une ostéolyse pathologique.

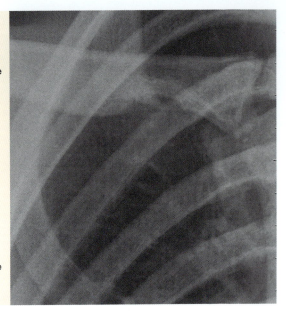

Références

1. Kornguth PJ, Salazar AM. The apical oblique view of the shoulder: its usefulness in acute trauma. Am J Roentgenol 1987;149:113-116.
2. Garth WP, Slappey CE, Ochs CW. Roentgenographic demonstration of instability of the shoulder: the apical oblique projection. J Bone Joint Surg 1984;66:1450-1453.
3. Horsfield D, Jones SN. A useful projection in radiography of the shoulder. J Bone Joint Surg 1987;69B:338.
4. Rogers LF. Radiology of skeletal trauma. 3rd ed Churchill Livingstone; 2001.
5. Neustadter LM, Weiss MJ. Trauma to the shoulder girdle. Semin Roentgenol 1991;26:331-343.
6. Nordqvist A, Petersson CJ. Incidence and causes of shoulder girdle injuries in an urban population. J Shoulder Elbow Surg 1995;4:107-112.
7. The Shoulder. In Chan, O., (ed). ABC of Emergency Radiolgy. 3rd ed. Wiley Blackwell, 2013.
8. Hamblen DL, Simpson AH. Adams's Outline of Fractures including Joint Injuries. 12th ed Churchill Livingstone; 2007.
9. Solomon L, Warwick DJ, Nayagam S. Apley's Concise System of Orthopaedics and Fractures. 3rd ed Hodder Arnold; 2005.
10. Edwards DJ, Kavanagh TG, Flannery MC. Fractures of the distal clavicle; a case for fixation. Injury 1992;23:44-46.
11. Mlasowsky B, Brenner P, Duben W, et al. Repair of complete acromioclavicular dislocation (Tossy Stage III) using Balser's hook plate combined with ligament sutures. Injury 1988;19:227-232.
12. Patel DN, Zuckerman JD, Egol KA. Luxatio erecta: case series with review of diagnostic and management principles. Am J Orthop 2011;40:566-570.

7 Coude pédiatrique

Anatomie
Incidence de face ; Incidence de profil	**96**
Lisérés graisseux du coude	**97**
La séquence CRITOL	**98**
Épicondyle médial – anatomie normale	**100**
Face et profil – deux axes anatomiques	**101**

Analyse : quatre questions
Question 1 – Les liserés graisseux sont-ils normaux ?	**102**
Question 2 – La ligne humérale antérieure est-elle normale ?	**103**
Question 3 – La ligne passant par l'axe du radius et le capitellum (RC) est-elle normale ?	**104**
Question 4 – Les noyaux d'ossification sont-ils normaux ?	**105**

Traumatismes fréquents
Fracture supracondylienne	**106**
Fracture du condyle huméral latéral	**109**
Avulsion de l'épicondyle médial	**110**

Traumatismes rares mais importants
Avulsion de l'épicondyle latéral, Luxation isolée de la tête radiale, Fracture de Monteggia	**112**

Pièges
Variantes de la normale avec aspects trompeurs	**113**
Intrigué par l'aspect des épicondyles ?	**114**
Lignes trompeuses	**114**

Traumatismes souvent méconnus
- Fracture supracondylienne non déplacée.
- Fracture, condyle latéral de l'humérus.
- Fracture de Monteggia [1, 2].

Radiographies standard
- **Face** en extension complète.
- **Profil** à 90 degrés de flexion.

Abréviations
CRITOL : Capitellum, tête **R**adiale, épicondyle **I**nterne, **T**rochlée, **O**lécrâne, épicondyle **L**atéral.

© 2017 Elsevier Masson SAS. Tous droits réservés.

7 Coude pédiatrique

Anatomie

Incidence de face – enfant âgé de 9 ou 10 ans

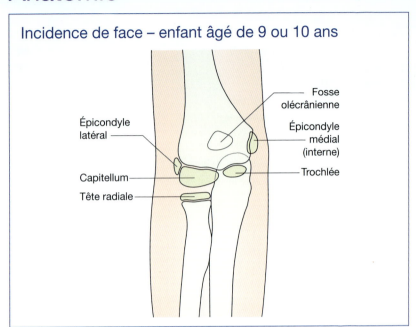

Incidence de profil – enfant âgé de 9 ou 10 ans

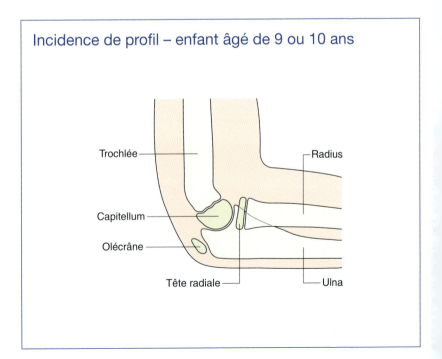

7 Coude pédiatrique

Lisérés graisseux du coude

Deux coussinets graisseux antérieur et postérieur sont au contact de l'humérus distal. Ils sont extrasynoviaux mais intracapsulaires.

- Analyser les lisérés graisseux de profil. Ils ne sont pas visibles sur l'incidence de face.
- La graisse apparaît comme une bande plus sombre que les tissus musculaires environnants.
- Le coussinet antérieur est visible dans la plupart des coudes normaux (mais pas tous), appliqué contre l'humérus, comme sur le schéma ci-dessous.
- Le coussinet postérieur n'est pas visible sur une radiographie normale car il est situé profondément dans la fossette olécrânienne et masqué par l'os environnant.

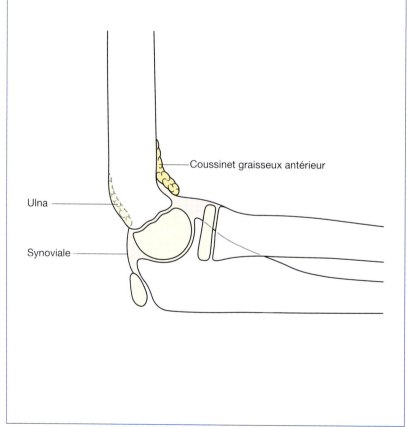

7 Coude pédiatrique

Face et profil : la séquence CRITOL

CRITOL : la séquence d'apparition des noyaux d'ossification

À la naissance, les extrémités du radius, de l'ulna et de l'humérus sont des blocs de cartilage invisibles en radiographie. Le grand espace apparemment vide entre l'humérus distal et le radius et l'ulna est donc un aspect normal.

Les noyaux épiphysaires s'ossifient progressivement de 6 mois à 12 ans. Il existe six noyaux d'ossification. Quatre de ces noyaux dépendent de l'humérus, un du radius, et le dernier de l'ulna. Les quatre noyaux huméraux vont progressivement s'ossifier, grossir, confluer et finalement fusionner avec la diaphyse. Il en est de même pour les autres noyaux épiphysaires.

L'âge d'apparition de chaque noyau d'ossification n'est pas important. L'ordre est important.

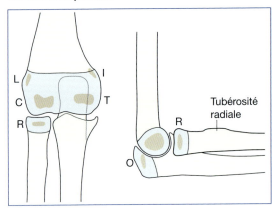

Noyaux d'ossification épiphysaires normaux des extrémités distales des os longs du coude.

Ordre d'apparition de la naissance à 12 ans :
C = Capitellum
R = tête Radiale
I = épicondyle Interne
T = Trochlée
O = Olécrâne
L = épicondyle Latéral

Les aspects radiographiques normaux sont montrés ci-contre.

Exceptions à la séquence CRITOL ?

Ces exceptions sont des variantes (peu fréquentes) de la normale [3, 4].

Une étude publiée en 2011 [4] avec analyse de 500 radiographies de coudes pédiatriques a montré que :

- 97 % suivaient la séquence CRITOL ;
- 3 % suivaient une séquence un peu différente.
- **Mais :** il n'y avait aucun cas d'apparition du noyau d'ossification trochléen avant le noyau épicondylien médial (interne).

Conclusions

- CRITOL est réellement utile pour l'analyse du coude traumatisé de l'enfant.
- Il existe parfois une variation mineure de cette séquence.
- Appliquer la règle : « I apparaît toujours avant T ». Ainsi, si le noyau trochléen (T) est visible avant le I, un épicondyle interne (médial) ossifié avulsé doit être visible quelque part sur la radiographie. S'il n'est pas en situation normale, il peut être bloqué dans l'articulation, c'est-à-dire apparaître comme le noyau d'ossification de la trochlée (voir p. 105).

7 Coude pédiatrique

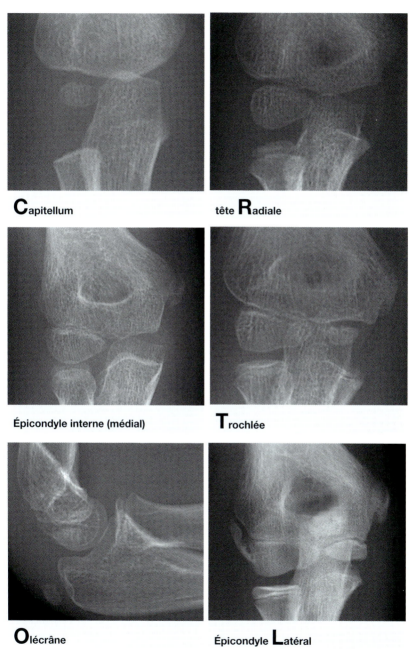

Capitellum

tête **R**adiale

Épicondyle interne (médial)

Trochlée

Olécrâne

Épicondyle **L**atéral

7 Coude pédiatrique

Épicondyle médial – anatomie normale

L'épicondyle médial est-il un peu déplacé/avulsé ? Un dilemme fréquent.

■ **La règle à appliquer :**

Sur la radiographie de face, un épicondyle en position normale sera partiellement superposé avec une partie de la métaphyse humérale.

■ **Mais attention :**

Parfois, un enfant avec douleur du coude garde l'avant-bras en légère rotation interne. Cette rotation projette la métaphyse de l'humérus à distance de l'épicondyle normal.

■ **Conclusions :**

Lors du contrôle de la position de l'épicondyle interne sur la radiographie de face :

1. Si une partie de l'épicondyle est superposée avec une partie de la métaphyse humérale, il n'y a pas d'avulsion.

2. Un épicondyle complètement découvert indique une avulsion… sauf si l'avant-bras est en rotation modérée.

En pratique clinique : le I de CRITOL

Le noyau d'ossification de l'épicondyle interne (médial) constitue l'insertion des muscles fléchisseurs de l'avant-bras. Une contraction musculaire vigoureuse peut provoquer une avulsion de ce noyau (voir p. 105). Le mécanisme le plus fréquent est une chute sur la main à plat. Ces avulsions sont aussi fréquentes chez les enfants qui pratiquent les sports de lancer. En cas de déplacement majeur de l'épicondyle interne, le fragment osseux peut migrer en intra-articulaire. Il s'agit d'une complication bien connue de la luxation du coude, pouvant survenir dans 50 % des cas. Une avulsion majeure est facilement négligée en cas de luxation transitoire du coude avec réduction spontanée [5, 6] car l'épicondyle détaché peut être confondu, sur la radiographie de face, avec le noyau d'ossification trochléen normal (voir p. 105).
I avant T. Bien que la séquence CRITOL puisse varier légèrement, il y a une constante : le noyau trochléen (T) s'ossifie toujours après l'épicondyle interne. Il faut donc appliquer la règle suivante : si le noyau trochléen (T) est visible, alors il doit y avoir aussi un noyau épicondylien interne ossifié (I) visible sur la radiographie. Si l'épicondyle interne n'est pas visible en position normale, il faut suspecter une avulsion avec déplacement dans l'articulation.

7 Coude pédiatrique

Face et profil – deux axes anatomiques

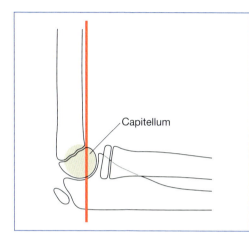

Ligne humérale antérieure (incidence de profil).

Alignement normal : chez la plupart des patients, au moins un tiers du capitellum est situé en avant d'une ligne tracée le long de la corticale antérieure de l'humérus.

Prudence : chez les très jeunes enfants, l'ossification du noyau cartilagineux du capitellum est parfois minimale (c'est-à-dire normale pour l'âge), et la règle ci-dessus ne peut être appliquée.

Cette ligne aide pour le diagnostic de fracture supracondylienne avec déplacement postérieur (p. 106–108).

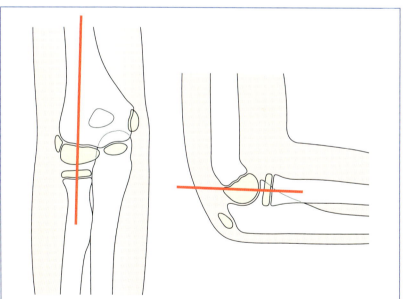

Ligne radiocapitellaire (de face et profil).

Alignement normal : sur l'incidence de profil, la ligne passant par l'axe longitudinal de la tête et du col du radius doit passer par le centre du capitellum. Si ce n'est pas le cas, le radius est luxé au niveau du coude. La même analyse peut être réalisée sur l'incidence de face mais avec moins de certitude [7].

7 Coude pédiatrique

Analyse : quatre questions

Question 1 – Les liserés graisseux sont-ils normaux ?

Contrôler les liserés graisseux sur l'incidence de profil.

La présence d'une hémarthrose distend la capsule articulaire et refoule le coussinet graisseux à distance de l'os. Cela indique un traumatisme significatif.

- Le déplacement vers l'avant du liseré antérieur est anormal (signe de la voile) [8].
- La visibilité du liseré postérieur est toujours anormale [1] et signe la présence d'un épanchement articulaire abondant – le plus souvent une hémarthrose.
- Les épanchements articulaires ne sont pas toujours associés à une fracture [8].
- Cependant, dans un contexte traumatique un épanchement témoigne d'une lésion significative même en l'absence de fracture visible. Si l'un des liserés graisseux est refoulé, le coude doit être immobilisé par une attelle et un avis orthopédique spécialisé doit être demandé. Cette attitude prudente tient compte du fait que certains de ces patients souffrent d'une fracture non déplacée [8, 9].
- N.B. : L'absence de visibilité des liserés graisseux ne permet pas d'exclure une fracture. Deux raisons permettent de l'expliquer. Le col radial est habituellement extracapsulaire ; ainsi, une fracture du col peut survenir sans hémarthrose ni déplacement des liserés graisseux. Ou bien, la capsule articulaire peut se rompre, autorisant un drainage spontané de l'hémarthrose.

En pratique clinique : Déplacement du liseré graisseux, mais pas de fracture ni luxation visible – que faire ?

Il est important de ne pas méconnaître une fracture supracondylienne non déplacée ou un déplacement de l'épicondyle interne. Les radiographies doivent être vérifiées par un lecteur expérimenté avant de laisser sortir le patient.

En cas de confirmation d'absence de fracture visible, la prise en charge correspond à une fracture sans déplacement. Lors de la consultation de suivi 10 jours plus tard : si l'examen clinique est normal, pas d'autres radiographies ; si l'examen clinique est anormal, indication de nouvelles radiographies.

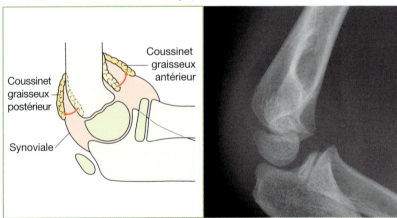

Un épanchement abondant déplace les triangles graisseux antérieur et postérieur (c'est-à-dire les bandes noires sur la radiographie).

7 Coude pédiatrique

Question 2 – La ligne humérale antérieure est-elle normale ?

La région supracondylienne est une zone de faiblesse de l'humérus en croissance. Il existe une fossette postérieure profonde dans laquelle se loge l'olécrâne quand l'avant-bras est en extension complète. L'humérus est très mince à ce niveau, il s'agit d'une zone de faiblesse.

La règle : chez la plupart des patients, au moins un tiers du capitellum est situé en avant d'une ligne tracée le long de la corticale antérieure de l'humérus (voir p. 101).

- Si moins d'un tiers du capitellum est visible en avant de cette ligne, une fracture supracondylienne avec déplacement et bascule postérieure du fragment distal (dont le capitellum) est très probable (voir p. 107).

Le schéma :

Le capitellum est bien visible. Environ un tiers de celui-ci se projette en avant de la ligne humérale antérieure. Aspect normal.

Les radiographies :

Les repères de la ligne humérale antérieure sont anormaux, suggérant une fracture supracondylienne.

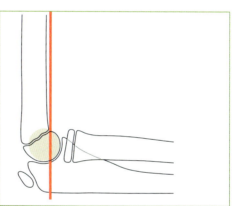

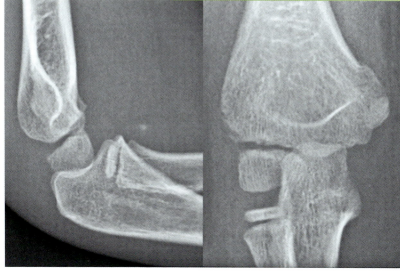

103

7 Coude pédiatrique

Question 3 – La ligne passant par l'axe du radius et le capitellum (RC) est-elle normale ?

La règle : la ligne passant par l'axe longitudinal de la tête et du col du radius doit passer par le capitellum. Si cette ligne ne passe pas par le capitellum, la tête radiale est probablement luxée.

- **Attention :** le radius normal est souvent un peu incurvé dans la portion correspondant à la tubérosité bicipitale. Tracer la ligne RC selon l'axe du radius proximal (2 à 3 cm) et non pas selon le grand axe de la diaphyse du radius.

- **Prudence :** cette règle est toujours valide sur un vrai profil [7], mais sur l'incidence de face, la ligne RC peut être modifiée par le positionnement. Une ossification excentrée de la tête radiale ou du capitellum peut causer un aspect trompeur de la ligne RC sur l'incidence de face, avec une direction oblique éloignée du capitellum.

- **Prudence extrême :** fracture de Monteggia [1, 2]. En cas de fracture de l'ulna, analyser avec attention la ligne RC, car une luxation associée de la tête radiale est possible. Particulièrement si la fracture est angulée ou déplacée avec une diaphyse radiale intacte (voir p. 112–113).

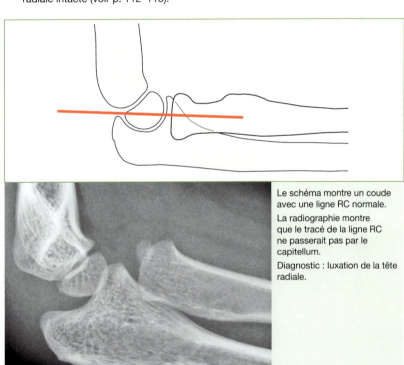

Le schéma montre un coude avec une ligne RC normale.

La radiographie montre que le tracé de la ligne RC ne passerait pas par le capitellum.

Diagnostic : luxation de la tête radiale.

7 Coude pédiatrique

Question 4 – Les noyaux d'ossification sont-ils normaux ?

Question de la plus grande importance. Les aspects normaux sont décrits p. 96–99.

Contrôler :

- La position de l'épicondyle médial.
- L'aspect de l'épicondyle latéral.
- La séquence CRITOL d'ossification.

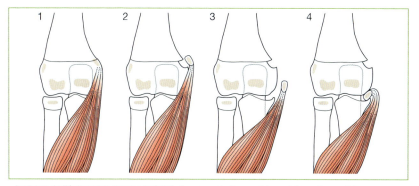

Avulsion de l'épicondyle interne (médial). 1 = normal ; 2 = avulsion minime ; 3 = avulsion majeure ; 4 = avulsion majeure avec fragment épicondylien intra-articulaire.

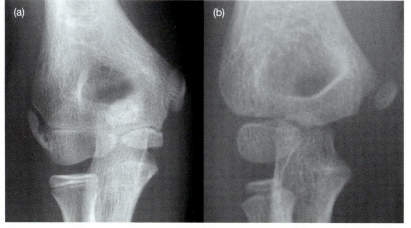

Deux patients différents. Les deux sont tombés sur leur main ouverte. Patient (a) : épicondyle interne en position normale. Noter que la métaphyse de l'humérus se superpose partiellement avec l'épicondyle. Patient (b) : avulsion de l'épicondyle interne. Noter l'absence de superposition avec la métaphyse.

7 Coude pédiatrique

Traumatismes fréquents

Fracture supracondylienne

60 % des fractures du coude [9–12]. La fracture la plus fréquente de l'enfant de moins de 7 ans, et la seconde en fréquence jusqu'à l'âge de 16 ans [9].

Mécanisme : chute avec réception sur la main à plat et coude en hyperextension. L'os de la région supracondylienne est relativement fin et fragile chez l'enfant.

25 % de ces fractures sont peu déplacées ou non déplacées [11, 12]. Le déplacement est habituellement postérieur en raison du mécanisme. Beaucoup plus rarement, le déplacement est antérieur, à cause de lésions postérieures du coude.

La vérification de la ligne humérale antérieure (p. 101) est la clé pour identifier un déplacement postérieur de cette fracture.

Attention :

- La règle de la ligne humérale antérieure n'est pas toujours fiable chez le très jeune enfant, car le noyau épiphysaire du capitellum n'est que partiellement ossifié.

- Si la ligne humérale antérieure apparaît anormale sans fracture supracondylienne identifiable, demander l'avis d'un référent spécialiste.

En pratique clinique :

Cette fracture peut provoquer des lésions vasculaires en cas de déplacement majeur. L'artère brachiale est située en avant de la corticale de l'humérus dans la région supracondylienne, avec un risque de plaie par un fragment osseux.

- En cas de déplacement, cette fracture doit être réduite et stabilisée afin de protéger l'arbre artériel du bras [12].

- Une lésion vasculaire hémorragique risque de provoquer un syndrome compartimental ; c'est-à-dire saignement ou œdème des muscles adjacents contenus par un fascia. Cela entraîne une élévation de la pression dans le compartiment avec risque d'ischémie musculaire.

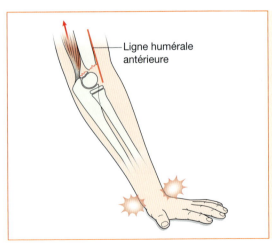

Ligne humérale antérieure

Cet enfant est tombé sur sa main à plat et souffre d'une fracture supracondylienne – l'os très fin de cette partie de l'humérus n'a pas résisté. Le déplacement postérieur est lié entre autres à la traction du muscle triceps sur l'olécrâne.

7 Coude pédiatrique

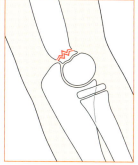

Fracture supracondylienne avec déplacement postérieur.
Très fréquent.

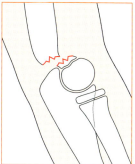

Fracture supracondylienne non déplacée.
Fréquent.

Fracture supracondylienne avec déplacement antérieur.
Rare.

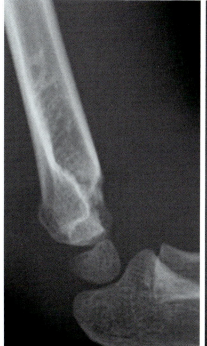

Ligne humérale antérieure anormale. Fracture supracondylienne avec déplacement postérieur.

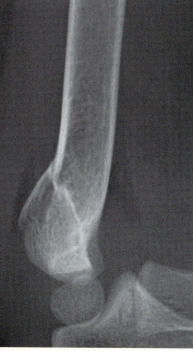

Ligne humérale antérieure anormale. Fracture supracondylienne avec déplacement postérieur.

7 Coude pédiatrique

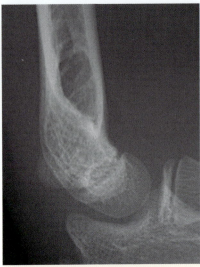

Coude normal. La ligne humérale antérieure est normale. À noter la position très postérieure de l'épicondyle médial. Aspect normal.

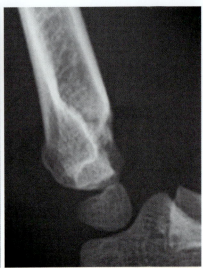

Ligne humérale antérieure anormale. Fracture supracondylienne avec déplacement postérieur.

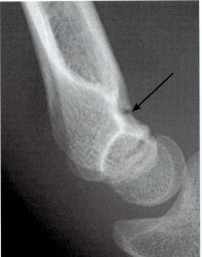

Ligne humérale antérieure normale. Noter la fracture supracondylienne non déplacée (flèche).

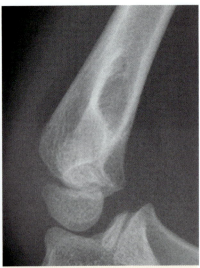

Ligne humérale antérieure anormale. Fracture supracondylienne avec déplacement postérieur.

7 Coude pédiatrique

Fracture du condyle huméral latéral

La fracture la plus fréquente de l'enfant de moins de 7 ans. Dans la plupart des cas, cette fracture intéresse seulement la portion cartilagineuse de l'épiphyse humérale distale. Le cartilage non calcifié n'est pas visible en radiographie. Ainsi, la composante (extension) de cette fracture est souvent sous-estimée. En pratique, il s'agit d'une fracture épiphysaire Salter–Harris type 4 (voir p. 15).

- Une réduction optimale doit être obtenue si la fracture est déplacée. Sinon, risque de plusieurs complications telles qu'une raideur, un cubitus valgus et/ou une atteinte du nerf ulnaire [13].

- **Conseil utile :** il existe une association classique entre les fractures de l'olécrâne et les fractures du condyle latéral. Avez-vous vérifié l'olécrâne ?

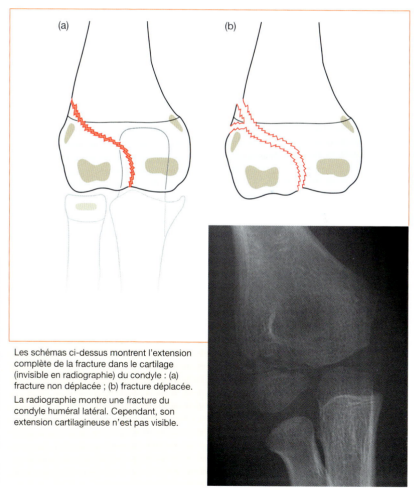

Les schémas ci-dessus montrent l'extension complète de la fracture dans le cartilage (invisible en radiographie) du condyle : (a) fracture non déplacée ; (b) fracture déplacée.

La radiographie montre une fracture du condyle huméral latéral. Cependant, son extension cartilagineuse n'est pas visible.

7 Coude pédiatrique

Avulsion de l'épicondyle médial

Conséquence d'un mécanisme de traction à l'insertion des tendons des muscles fléchisseurs, le plus souvent lors d'un valgus forcé pendant une chute sur la main à plat. Peut aussi survenir dans les sports de lancer comme le baseball.

Petite avulsion le plus souvent. Le noyau d'ossification avulsé consolide habituellement avec un pont fibreux et l'insertion des muscles fléchisseurs reste en place [5, 6, 13]. Une réduction chirurgicale est souvent indiquée si l'avulsion est étendue, afin d'obtenir un résultat fonctionnel optimal.

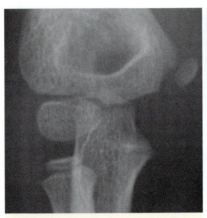

Déplacement minime/mineur.

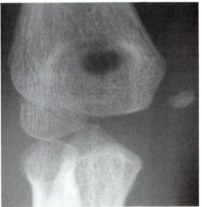

Déplacement important.

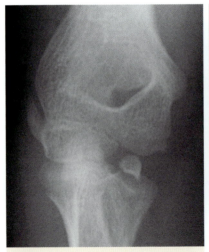

L'épicondyle avulsé a migré dans l'articulation du coude.

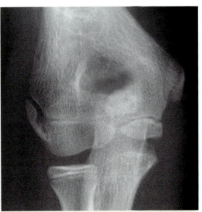

Épicondyle médial en position normale. Noter la superposition partielle de l'épicondyle avec la métaphyse de l'humérus (voir p. 100). Les autres noyaux épiphysaires sont aussi normaux.

7 Coude pédiatrique

Pronation douloureuse

Survient le plus souvent chez l'enfant âgé de 1 à 4 ans.

Une traction brutale de la main avec un coude en extension peut provoquer une subluxation de la tête radiale. Cela peut arriver lorsqu'on retient un enfant pour l'empêcher de traverser une rue dangereuse. La traction brutale entraîne un allongement transitoire du ligament annulaire autour de la tête radiale, avec un glissement ou une subluxation de celle-ci.

Le diagnostic clinique est souvent évident : le bras est fixé en flexion et pronation. La réduction est obtenue simplement par une manœuvre de supination de l'avant-bras.

Quand les signes cliniques sont typiques, les radiographies sont inutiles.

Dans la pronation douloureuse, les radiographies sont toujours normales.

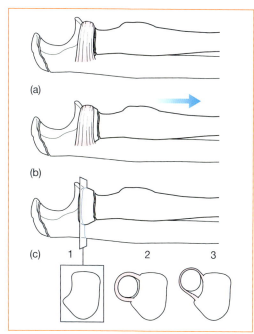

Pronation douloureuse.

Selon la théorie classique, il s'agit d'une subluxation distale de la tête radiale sous le ligament annulaire (a, b).

Une étude échographique [14] permet de proposer une autre explication (c). Une coupe transverse au niveau du ligament annulaire montre une dépression superficielle du bord latéral de l'ulna (1). Anatomie normale (2). Dans la pronation douloureuse, la tête radiale se place sur le bord antérieur de la fossette ulnaire (3). Cette subluxation ventrale explique pourquoi la réduction réussie est souvent précédée par un clic qui peut être senti en palpant la tête radiale : ce clic correspond au retour de la tête radiale en position normale dans la fossette ulnaire.

Fracture déformation plastique

Chez l'enfant, les os longs sont relativement déformables, plus souples que chez l'adulte, et les fractures diaphysaires de l'ulna ou du radius n'ont pas l'aspect habituel de décroché ou d'interruption de la corticale [2, 11]. L'os fracturé apparaît déformé, incurvé. Il s'agit d'une fracture (déformation) plastique (voir p. 21).

7 Coude pédiatrique

Traumatismes rares mais importants

Avulsion de l'épicondyle latéral

Traumatisme très rare. Sur le coude normal, l'épicondyle latéral apparaît souvent bien à distance de la métaphyse humérale adjacente. Cela ne doit pas inquiéter si les deux corticales adjacentes sont alignées et parallèles (voir p. 113).

Luxation isolée de la tête radiale

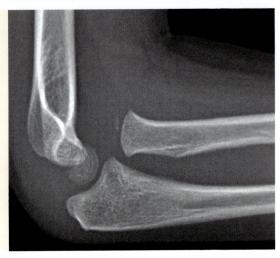

Anomalie de la ligne radiocapitellaire (RC) (voir p. 101). Luxation isolée de la tête radiale.

Fracture de Monteggia

La fracture de Monteggia répond au principe de la règle des deux os. Dans un système de deux os [15] comme le radius et l'ulna, où les os sont étroitement reliés, ils peuvent être considérés comme une seule unité fonctionnelle. Si l'un des os est fracturé et déplacé (ou déformé chez l'enfant), une autre lésion de l'unité fonctionnelle sera souvent présente, telle qu'une fracture déplacée de l'os adjacent. Si l'os adjacent est intact, la lésion intéressera une articulation. La fracture de Monteggia correspond à une fracture déplacée de l'ulna (ou une angulation de l'ulna), une diaphyse radiale intacte, et une luxation de la tête du radius.

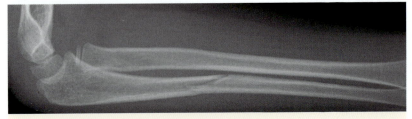

Fracture du tiers moyen de l'ulna avec une angulation modérée. Mais… la ligne RC est anormale. Il s'agit d'une fracture de Monteggia.

7 Coude pédiatrique

Haut : fracture déplacée de l'ulna. Radius intact. Anomalie de la ligne RC indiquant une luxation de la tête du radius.

Bas : déformation de la diaphyse ulnaire. La diaphyse radiale est intacte. La ligne RC est anormale.

Dans les deux cas, il s'agit de fractures de Monteggia.

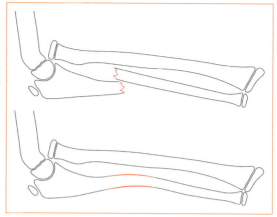

Pièges

Variantes de la normale avec aspects trompeurs

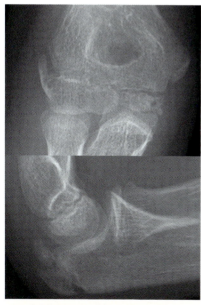

Noyaux d'ossification épiphysaires multiples de la trochlée et de l'olécrâne. Variantes de la normale fréquentes.

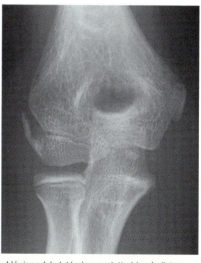

L'épicondyle latéral se projette bien à distance de l'humérus. Aspect normal fréquent. Noter que l'épicondyle est parallèle à la corticale de la métaphyse humérale adjacente – ce qui confirme l'aspect normal.

7 Coude pédiatrique

Intrigué par l'aspect des épicondyles ?

- Sur l'incidence de profil, ne soyez pas étonné de voir l'épicondyle médial en situation très postérieure (voir p. 108). Il s'agit en effet de sa position normale.
- L'épicondyle externe (latéral) normal peut sembler trop à distance de l'humérus. **Règle à appliquer :** s'il est normal, son bord latéral est toujours parallèle à la corticale de la métaphyse humérale adjacente (p. 112).

Lignes trompeuses

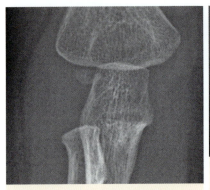

Coude normal. Cette radiographie de face montre une ligne RC trompeuse (p. 104).

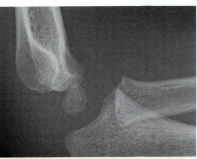

Coude normal. Ce capitellum est ossifié seulement partiellement (normal pour l'âge) et la règle de la ligne humérale antérieure (p. 101) ne peut pas s'appliquer.

Références

1. Dormans JP, Rang M. The problem of Monteggia fracture – dislocations in children. Orthop Clin North Am 1990;21:251-256.
2. David-West KS, Wilson NI, Sherlock DA, et al. Missed Monteggia injuries. Injury 2005;36:1206-1209.
3. Hartenberg MA. Ossification centers of the pediatric elbow: a rare normal variant. Pediatr Radiol 1986;16:254-256.
4. Goodwin SJ, Irwin G. Normal variation in the Appearance of Elbow Ossification Centres. Brit Soc Paed Radiol annual meeting, Southampton 2011.
5. Fowles JV, Slimane N, Kassab MT. Elbow dislocation with avulsion of the medial humeral epicondyle. J Bone Joint Surg Br 1990;72:102-104.
6. El-Khoury GY, Daniel WW, Kathol MH. Acute and chronic avulsive injuries. Radiol Clin North Am 1997;35:747-766.
7. Miles KA, Finlay DB. Disruption of the radiocapitellar line in the normal elbow. Injury 1989;20:365-367.
8. Donnelly LF, Klostermeier TT, Klosterman LA. Traumatic elbow effusions in pediatric patients: are occult fractures the rule? Am J Roentgenol 1998;171:243-245.
9. Griffith JF, Roebuck DJ, Cheng JC, et al. Acute elbow trauma in children: spectrum of injury revealed by MR imaging not apparent on radiographs. Am J Roentgenol 2001;176:53-60.
10. Cheng JC, Ng BK, Ying SY, Lam PK. A 10year study of the changes in the pattern and treatment of 6,493 fractures. J Pediatr Orthop 1999;19:344-350.
11. Rogers LF, Malave S, White H, et al. Plastic bowing, torus and greenstick supracondylar fractures of the humerus; radiographic clues to obscure fractures of the elbow in children. Radiology 1978;128:145-150.
12. Reynolds RA, Jackson H. Concept of treatment in supracondylar humeral fractures. Injury 2005;36(Suppl 1):S51-S56.
13. Handelsman JR. Management of fractures in children. Surg Clin North Am 1983;63:629-670.
14. Berman L. Personal communication, 2013.
15. Borne VD, Maaike PJ, Benjamin WL, et al. The distal radioulnar joint: persisting deformity in well reduced distal radius fractures in an active population. Injury Extra 2007;38:377-383.

8 Coude adulte

Anatomie normale

Incidence de face	**116**
Incidence de profil	**116**
Ligne radiocapitellaire	**117**
Liserés graisseux du coude	**117**

Analyse : trois questions

Question 1 – Les liserés graisseux sont-ils normaux de profil ?	**118**
Question 2 – La corticale de la tête radiale et du col est-elle continue et régulière de face et profil ?	**119**
Question 3 – La ligne passant radiocapitellaire est-elle normale ?	**120**

Traumatismes fréquents

Fracture de la tête ou du col du radius	**121**
Fracture de l'olécrâne	**122**

Traumatisme rare mais important

Fracture de Monteggia	**123**

Pièges

Variante de la normale	**124**

Le squelette de l'enfant est soumis à des traumatismes spécifiques différents de l'adulte, en particulier pour le coude. Ces lésions sont abordées dans le chapitre 7.

Traumatismes souvent méconnus

- Fracture de la tête ou du col du radius.
- Fracture de Monteggia [1, 2].

Radiographies standard

- **Face** en extension complète.
- **Profil** à 90 degrés de flexion.
- En routine dans certains services [3] : incidence de la tête radiale (p. 121).

Abréviation

- RC, radiocapitellaire.

© 2017 Elsevier Masson SAS. Tous droits réservés.

8 Coude adulte

Anatomie normale

Incidence de face

L'olécrâne est masqué par l'humérus. Le capitellum de l'humérus est latéral et s'articule avec la tête radiale. La trochlée est médiale et s'articule avec l'ulna.

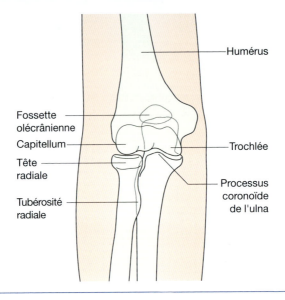

Incidence de profil

8 Coude adulte

Ligne radiocapitellaire

De profil : la ligne suivant l'axe du radius proximal passe par le centre du capitellum de l'humérus. Cette ligne doit passer par le capitellum.

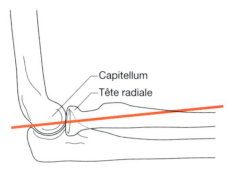

Liserés graisseux du coude

Deux coussinets graisseux antérieur et postérieur sont au contact de l'humérus distal. Ils sont extrasynoviaux mais intracapsulaires. La graisse est accolée à la capsule articulaire. Les coussinets graisseux ne sont jamais visibles de face. Il faut les chercher de profil. La graisse apparaît comme une petite bande plus sombre que les tissus musculaires environnants.

- Le coussinet antérieur est visible dans la plupart des coudes normaux (mais pas tous), appliqué contre l'humérus.
- Le coussinet postérieur n'est pas visible si le coude est normal car il est enchâssé dans la fossette olécrânienne. Comme l'incidence de profil est réalisée en flexion, l'image de sa projection est masquée par la densité de l'os.

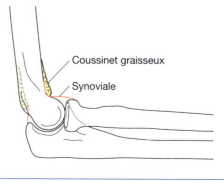

8 Coude adulte

Analyse : trois questions

Si l'interprétation initiale ne montre pas d'anomalie évidente, les clichés doivent être relus avec une approche systématique et précise.

Question 1 – Les liserés graisseux sont-ils normaux de profil ?

Appliquer les mêmes principes que pour le coude pédiatrique (p. 102). Rappel :

- Déplacement du coussinet graisseux antérieur = fracture possible.
- Déplacement du coussinet graisseux postérieur = fracture probable.
- Pas de déplacement des coussinets = fracture possible mais peu probable.

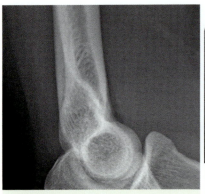

La bande noire visible au contact de la corticale antérieure de l'humérus est un coussinet graisseux antérieur en position normale. Coude normal.

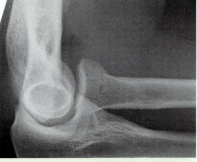

Le coussinet graisseux antérieur est refoulé à distance de l'os (le « signe de la voile ») indiquant un épanchement. Cette incidence est une variante de l'incidence de profil standard (angulation à 45° du rayon directeur, voir p. 121). Très bonne visibilité de la fracture de la tête et du col du radius.

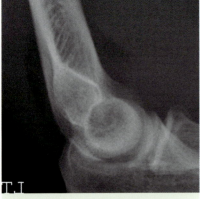

Un épanchement abondant déplace les triangles graisseux antérieur et postérieur. Fracture de la tête radiale (irrégularité de la corticale antérieure).

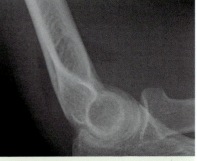

Un épanchement abondant refoule les triangles graisseux antérieur et postérieur à distance de l'humérus. Pas de fracture évidente visible sur cette radiographie. Il faut analyser attentivement l'incidence de face – en particulier, l'aspect de la tête du radius.

8 Coude adulte

Question 2 – La corticale de la tête radiale et du col est-elle continue et régulière de face et profil ?

- Pas d'aspérité, pas de décroché, pas d'irrégularité.
- Agrandir l'image et contrôler l'aspect de la corticale qui doit être parfaitement lisse et régulière.

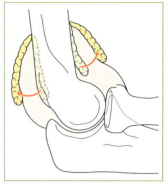

Déplacement des coussinets graisseux. Petit décroché de la tête radiale : fracture non déplacée.

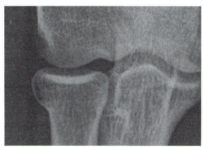

Tête et col du radius. Corticales normales. Ni décroché, ni aspérité, ni angulation.

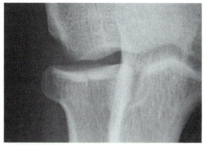

Fracture de la tête et du col du radius. Trait de fracture intra-articulaire et décroché cortical latéral.

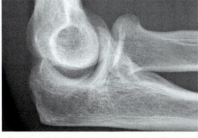

Fracture de la tête et du col du radius. Fin trait de fracture de la corticale articulaire.

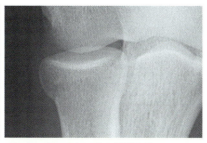

Fracture du col du radius. Petit trait de fracture de latérale.

8 Coude adulte

Question 3 – La ligne passant radiocapitellaire est-elle normale ? [4]

Luxation antérieure de la tête du radius.

Règle d'or : de profil, normalement, la ligne passant par l'axe longitudinal de la tête et du col du radius doit passer par le capitellum.

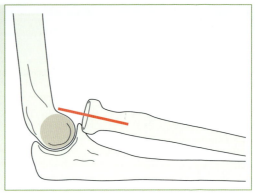

En pratique clinique.

Problème : déplacement des lisérés graisseux mais pas de fracture ni de luxation visible malgré l'examen attentif des incidences de face et de profil…

Étapes suivantes :
- Pas de radiographies complémentaires dans l'immédiat. Considérer qu'il s'agit d'une fracture de la tête radiale.
- Consultation de suivi dans 10 jours…

Si l'examen clinique est normal, pas de radiographies. Si l'examen clinique est anormal, radiographies complémentaires.

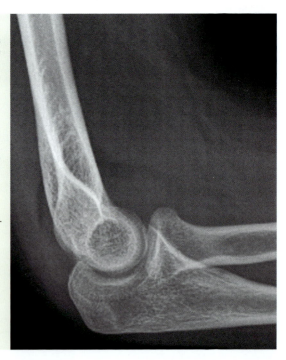

8 Coude adulte

Traumatismes fréquents

Fracture de la tête ou du col du radius

Chez l'adulte, ces fractures représentent 50 % des fractures du coude.

Incidence complémentaire. Elle est réalisée en plus des incidences de face et de profil dans certains services. C'est l'incidence de la tête radiale [3]. Le patient est installé comme pour l'incidence de profil, mais le rayon directeur est angulé à 45° vers l'articulation. C'est une excellente incidence pour l'évaluation de la tête radiale.

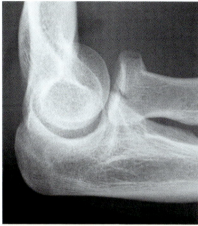

Incidence de la tête radiale. Fracture de la tête et du col du radius.

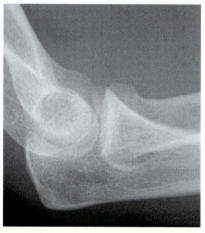

Fracture du col du radius.

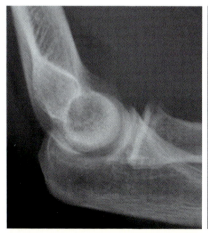

Le petit décroché cortical indique une fracture du col du radius.

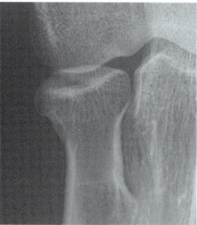

Fracture de la tête et du col du radius.

8 Coude adulte

Fracture de l'olécrâne [5]

Environ 10 à 20 % des fractures du coude de l'adulte.

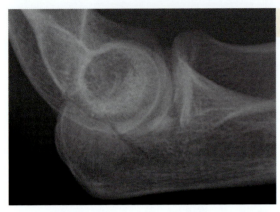

Fracture non déplacée de l'olécrâne.

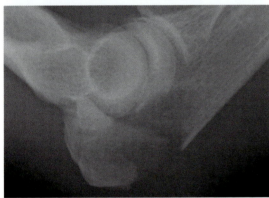

Fracture déplacée de l'olécrâne.

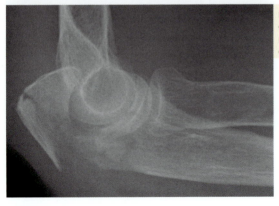

Fracture comminutive de l'olécrâne.

Le gros fragment est très déplacé vers l'arrière.

8 Coude adulte

Traumatisme rare mais important
Fracture de Monteggia [1, 2, 5]

Ce traumatisme combiné représente moins de 5 % des fractures ou luxations du coude [4–6]. Souvent décrite comme la fracture-luxation de Monteggia ou la lésion de Monteggia. Elle associe une fracture de l'ulna et une luxation de la tête du radius.

Dans un système de deux os comme le radius et l'ulna, où les os sont étroitement reliés par une solide membrane interosseuse et des ligaments, ils peuvent être considérés comme une seule unité fonctionnelle. Si l'un des os est fracturé et déplacé, une autre lésion de l'unité fonctionnelle sera souvent présente, telle qu'une fracture déplacée de l'os adjacent. Si l'os adjacent est intact, la lésion intéressera une articulation. La fracture de Monteggia correspond à une fracture déplacée de l'ulna (ou une angulation de l'ulna), une diaphyse radiale intacte, et une luxation de la tête du radius. La vérification de l'axe de la ligne radiocapitellaire permet le diagnostic.

En pratique clinique : le diagnostic précoce est très important pour la prise en charge et le pronostic fonctionnel… : *« la clé d'un bon résultat fonctionnel après une fracture-luxation de Monteggia, c'est le diagnostic lésionnel rapide »* [2].

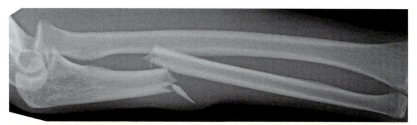

Fracture de Monteggia. Fracture comminutive, déplacée et angulée de l'ulna. Radius intact. L'anomalie de la ligne radiocapitellaire révèle une luxation de la tête du radius. Ce traumatisme obéit au principe de la règle des deux os (p. 146).

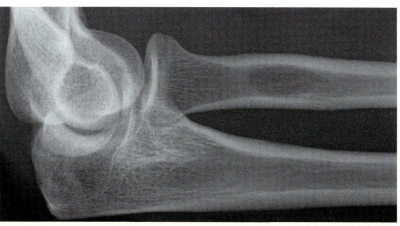

Incidence de la tête radiale (voir p. 121) montrant un alignement normal de la tête du radius et du capitellum. La ligne radiocapitellaire (p. 117) est parfaitement normale.

8 Coude adulte

Pièges

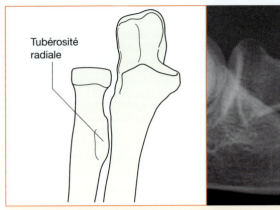

Variante de la normale fréquente.

La tubérosité radiale peut créer un aspect trompeur. Le tendon du muscle biceps est inséré sur cette tubérosité. Sur l'incidence de profil, la tubérosité radiale normale est projetée sur la diaphyse et peut apparaître comme une image radiotransparente ovalaire, à cause de la différence de densité entre les limites de la tubérosité et la diaphyse radiale. Cette clarté peut évoquer à tort une zone d'ostéolyse ou un kyste osseux [6]. Cet aspect apparent de « kyste » de la diaphyse du radius est complètement normal. Voir un autre exemple évident p. 123.

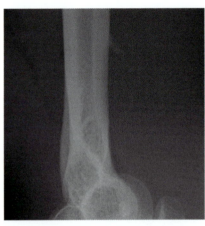

Variante de la normale peu fréquente.

L'avant-bras de ce patient a été blessé par une bouteille de verre. La radiographie de profil montrait une image dense juste en avant de la diaphyse de l'humérus au-dessus du coude. Ce n'est pas un morceau de verre mais une épine supracondylienne.

L'épine supracondylienne est présente chez 1 à 2 % des adultes normaux. Il s'agit d'une structure normale chez certains mammifères, en particulier certains animaux grimpants [7]. En pratique traumatologique, c'est une découverte fortuite sans importance. Rarement, cette épine peut entraîner des symptômes par compression du nerf médian ou du nerf ulnaire.

Références

1. David-West KS, Wilson NI, Sherlock DA, et al. Missed Monteggia injuries. Injury 2005;36:1206-1209.
2. Ring D, Jupiter JB, Simpson NS. Monteggia fractures in adults. J Bone Joint Surg 1998;80:1733-1744.
3. Greenspan A, Norman A. The radial head, capitellum view: useful technique in elbow trauma. Am J Roentgenol 1982;138:1186-1188.
4. Miles KA, Finlay DB. Disruption of the radiocapitellar line in the normal elbow. Injury 1989;20:365-367.
5. Rogers LF. Radiology of skeletal trauma. 3rd ed Churchill Livingstone; 2002.
6. Keats TE, Anderson MW. Atlas of normal Roentgen variants that may simulate disease. 9th ed Elsevier; 2012.
7. Kessel L, Rang M. Supracondylar spur of the humerus. J Bone Joint Surg 1966;48B:765-769.

9 Poignet et avant-bras distal

Anatomie normale

Incidence de face : os et interlignes articulaires	126
Incidence de profil : os et interlignes articulaires	127

Analyse : les points à contrôler

Incidence de face	128
Incidence de profil	130
Incidences du scaphoïde	132
Mythes du poignet	135

Fractures fréquentes

Fractures du radius distal	136
Fractures du radius distal de l'enfant	140
Fractures de l'ulna distal	142
Fracture du scaphoïde	144
Fracture du triquetrum	145

Subluxations et luxations

Subluxation radio-ulnaire distale	146
Diastasis scapholunaire	147

Traumatismes rares mais importants

Fractures des autres os du carpe	148
Subluxations/luxations du carpe	148

Variantes de la normale, aspects trompeurs

Tubercule radial normal ; Crêtes longitudinales normales ; Ossicules accessoires	151

Traumatismes souvent méconnus

- Fracture non déplacée du radius distal.
- Luxation du lunatum.
- Fracture en bois vert.
- Fracture du triquetrum.

Radiographies standard

Face, profil, incidences du scaphoïde.

Abréviations

C, capitatum ; L, lunatum ; ONA, ostéonécrose aseptique ; R, radius.

© 2017 Elsevier Masson SAS. Tous droits réservés.

9 Poignet et avant-bras distal

Anatomie normale

Incidence de face : os et interlignes articulaires

La surface articulaire du radius dépasse celle de l'ulna chez 90 % des sujets normaux.

Les os du carpe sont disposés en deux rangées, et reliés entre eux par de solides ligaments.

- Les interlignes articulaires sont de largeur uniforme : 1 à 2 mm chez l'adulte.
- Les os adjacents ont des surfaces parallèles/congruentes.
- Un pincement de l'interligne est lié le plus souvent à la projection radiographique ou à des lésions dégénératives, rarement à une lésion traumatique.
- Un élargissement de l'interligne indique le plus souvent une lésion ligamentaire traumatique.

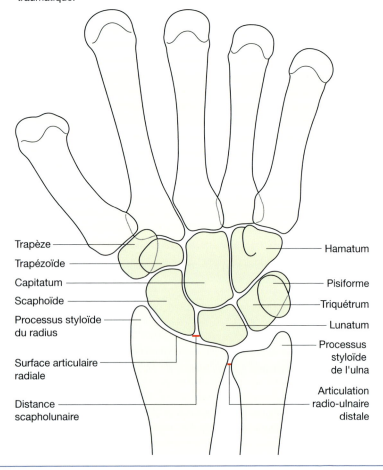

9 Poignet et avant-bras distal

Incidence de profil : os et interlignes articulaires

La face dorsale du radius distal est complètement lisse, sans aspérité ni irrégularité. Cette corticale est normalement aussi lisse qu'une peau de bébé.

La superposition des divers os du carpe entraîne des difficultés d'interprétation, mais les repères anatomiques importants sont finalement faciles à identifier. Il ne faut pas s'inquiéter des superpositions osseuses mais penser : pomme, tasse, soucoupe.

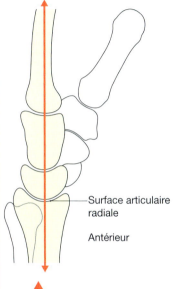

Surface articulaire radiale

Antérieur

Le radius distal, le lunatum et le capitatum sont articulés et alignés comme une pomme dans une tasse posée sur une soucoupe. Le radius (R, la soucoupe) maintient le lunatum (L, la tasse) et cette tasse contient le capitatum (C, la pomme).

La surface articulaire inférieure du radius est orientée vers le bas et l'avant (inclinaison palmaire) avec un angle d'environ 10° (valeurs normales entre 2 et 20°).

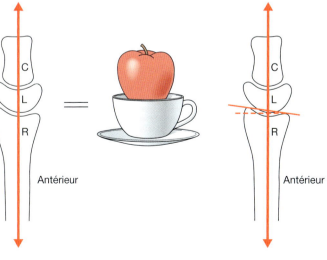

Antérieur

Antérieur

9 Poignet et avant-bras distal

Analyse : les points à contrôler

L'incidence de face apparaît plutôt rassurante pour le lecteur inexpérimenté car tous les os du carpe sont bien visibles. L'incidence de profil peut sembler très complexe et difficile à analyser en raison des nombreuses superpositions osseuses. Un message très clair : **ne soyez pas effrayés !**

L'incidence de profil est capitale pour la démarche diagnostique ; donc nous allons vous indiquer comment l'analyser rapidement en toute sécurité avec cinq questions simples.

Incidence de face

Analyse : cinq questions.

Les questions 1 à 4 pour tous les adultes. La question 5 pour tous les enfants.

1. La surface articulaire radiale et/ou la styloïde ulnaire sont-elles complètes et intactes ?

   Non = fracture non déplacée.

2. La surface articulaire du radius se projette-t-elle plus en distalité que celle de l'ulna ?

   Non = suspecter une disjonction radio-ulnaire distale.

3. Le scaphoïde est-il intact et normal ?

   Non = fracture.

4. La distance scapholunaire est-elle inférieure à 2 mm ?

   Non = suspecter une lésion des ligaments scapholunaires.

5. Chez les enfants : existe-t-il une angulation ou un bombement focal de la corticale du radius ?

   Oui = fracture en bois vert ou en motte de beurre.

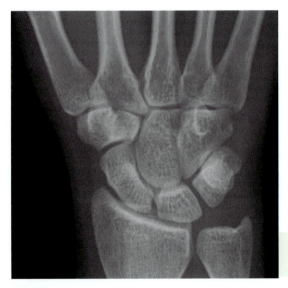

Poignet de face normal.
La réponse aux questions 1 à 4 est oui.

9 Poignet et avant-bras distal

Poignet de face anormal.

(1) Augmentation modérée de la densité de la métaphyse du radius évoquant une fracture avec impaction trabéculaire.

(2) Élargissement de l'interligne de l'articulation radio-ulnaire distale et la surface articulaire ulnaire se projette plus en distalité que la surface articulaire radiale adjacente. Disjonction de l'articulation radio-ulnaire.

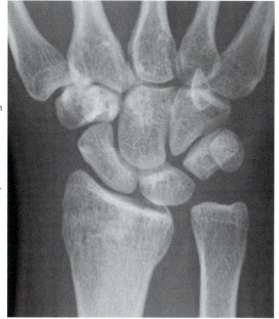

Poignet de face anormal.

Une petite ligne radiotransparente est visible à la jonction métaphyso-diaphysaire du radius. Noter la petite bosse de la corticale adjacente.

Fracture du radius. Fracture en motte de beurre (p. 18).

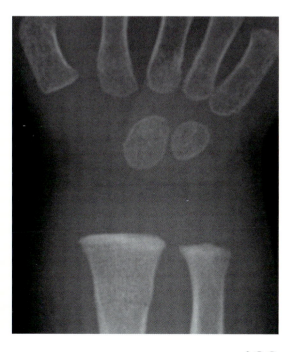

9 Poignet et avant-bras distal

Incidence de profil

Analyse : il faut vous poser cinq questions simples sur chaque incidence de profil. Sans exception.

Si vous répondez correctement à ces cinq questions, vous pourrez déceler toutes les anomalies même minimes, mais avec des conséquences cliniques importantes.

1. La surface articulaire radiale est-elle intacte ?

    Non = fracture non déplacée.

2. La corticale dorsale du radius distal est-elle parfaitement lisse et régulière ? En particulier :

    ❏ Corticale aussi lisse qu'une peau de bébé ?

    ❏ Pas d'aspérité, ni d'angulation, ni bombement, ni décroché ?

    ❏ Certain(e) ? Vérifier la corticale dorsale encore une fois.

    Non, elle n'est pas régulière = fracture non déplacée.

3. L'inclinaison palmaire (normalement de 2 à 20°) de la surface articulaire du radius est-elle normale ?

    Non = suspecter une fracture impactée.

4. Un fragment osseux est-il visible en arrière des os du carpe ?

    Oui = fracture du triquetrum.

5. Un os est-il visible dans la tasse du lunatum ?

    Non = luxation du carpe intéressant le lunatum (p. 148–150).

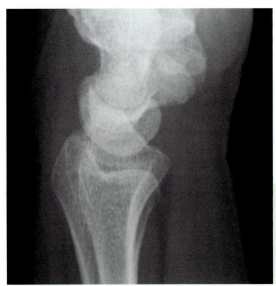

Poignet de profil normal.

Inclinaison palmaire normale. La corticale de la face dorsale du radius est aussi régulière qu'une peau de fesse de bébé. La tasse du lunatum est pleine – articulation normale avec le capitatum.

9 Poignet et avant-bras distal

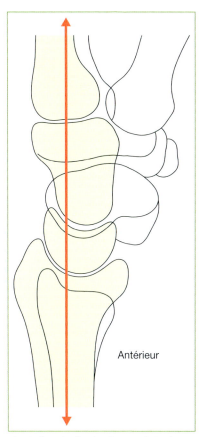

Les trois os (radius, lunatum, capitatum) sont bien alignés. Aspect normal.

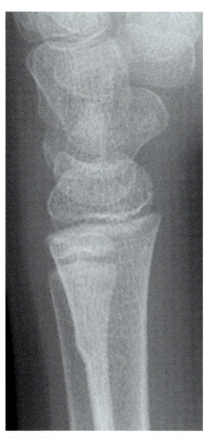

Enfant. Poignet traumatique. Petit décroché avec angulation de la corticale dorsale de la diaphyse radiale. Fracture en bois vert.

9 Poignet et avant-bras distal

Incidences du scaphoïde

De nombreuses fractures non déplacées du scaphoïde ne sont pas visibles sur les deux incidences habituelles (face et profil) du poignet. L'ajout de deux incidences complémentaires améliore la détection radiographique de cette fracture. Ainsi, en cas de suspicion clinique (douleur à la pression de la tabatière anatomique, douleur à la traction de la colonne du pouce), il est essentiel de réaliser un bilan radiographique avec 4 incidences (dont deux spécifiques pour le scaphoïde) : une incidence de face poing fermé et une incidence de face en inclinaison ulnaire.

Les fractures du scaphoïde sont principalement des fractures en cheveu, avec un trait fin et radiotransparent ; elles ne sont pas condensantes. La fracture est parfois déplacée.

Analyse : se poser trois questions.

1. Le scaphoïde apparaît-il intact sur chacune des quatre incidences ?

    Non = fracture (voir p. 144).

2. Le radius distal – en particulier le processus styloïde – est-il intact ?

    Non = fracture (voir p. 136–141).

    ET

3. Ai-je contrôlé les incidences de face et de profil pas-à-pas (voir p. 128–130) ?

    Non = commencer l'analyse.

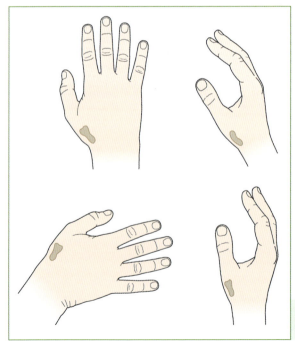

Douleur de la tabatière anatomique. Bilan avec 4 incidences.

9 Poignet et avant-bras distal

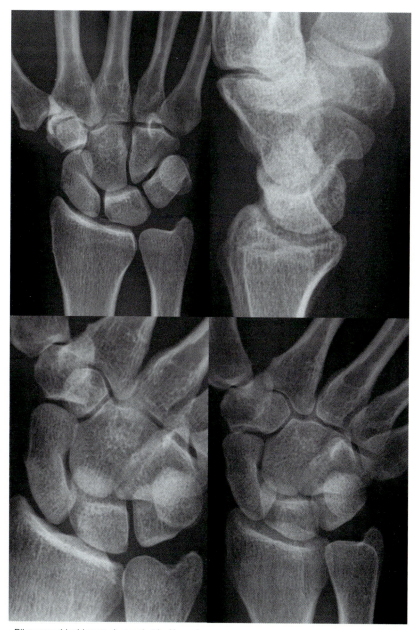

Bilan avec 4 incidences du scaphoïde. Normal.

9 Poignet et avant-bras distal

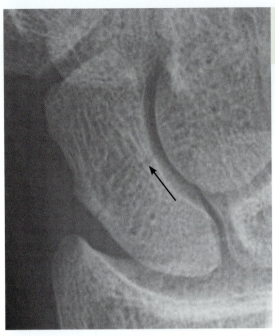

Fracture en cheveu (flèche) du corps du scaphoïde.
Aspect le plus fréquent, typique.

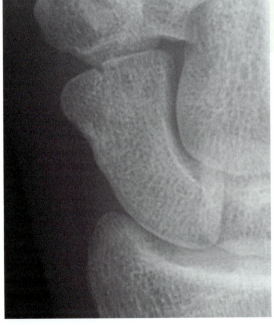

Fracture du pôle distal du scaphoïde.
Les fractures du pôle distal sont peu fréquentes.

9 Poignet et avant-bras distal

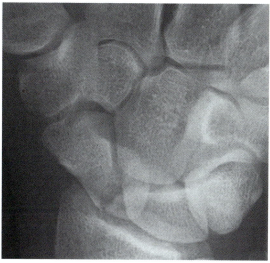

Fracture du pôle proximal du scaphoïde.

Les fractures du pôle proximal sont moins fréquentes.

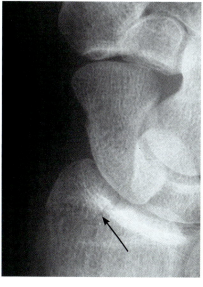

Une incidence scaphoïdienne. Le scaphoïde est intact, mais il existe une fracture non déplacée du processus styloïde radial (flèche). Le radius distal doit être analysé très attentivement sur toutes les incidences scaphoïdiennes – la douleur de la tabatière anatomique est souvent liée à une fracture du radius.

Mythes du poignet

Un œdème local des tissus mous est très fréquent à proximité du site traumatique, dû à une contusion simple, une lésion ligamentaire, une fracture, ou une association lésionnelle. La visibilité radiographique de cet œdème n'est pas une aide au diagnostic en imagerie. En pratique, la visibilité de certaines bandes graisseuses refoulées par l'œdème n'est pas une aide pour le diagnostic des fractures occultes [1].

9 Poignet et avant-bras distal

Fractures fréquentes

Âge du patient et fractures fréquentes				
Âge (ans)	Très jeune (4–10)	Grands enfants (10–16)	Jeunes adultes (17+)	Adulte d'âge moyen (50+)	Âgés
Fracture habituelle	Bois vert ou motte de beurre	Épiphysaire (Salter-Harris)	Scaphoïde ou triquetrum	Pouteau-Colles	Pouteau-Colles

Fractures du radius distal

Ces traumatismes font suite à une chute avec réception sur la main.

Fractures évidentes

- Fracture de Pouteau-Colles : fracture du radius distal avec déplacement dorsal.
- Fracture de Goyrand-Smith : fracture du radius distal avec déplacement ventral.

Fractures de diagnostic plus délicat

- Une aspérité, ou toute irrégularité de la corticale de la face dorsale du radius distal.
- Fracture impactée sans déplacement :
  - la seule anomalie visible peut être une discrète augmentation de la densité de la métaphyse radiale ;
  - et/ou une perte de l'angulation palmaire normale de la surface articulaire radiale (voir p. 127).
- Fracture longitudinale :
  - souvent sans déplacement (voir p. 139) ;
  - fractures de Barton (voir p. 138).

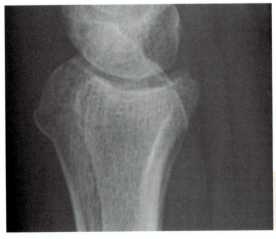

Aspect irrégulier avec angulation de la surface de la corticale dorsale du radius. Fracture sans déplacement.

9 Poignet et avant-bras distal

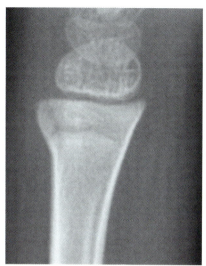

Petite angulation de la corticale dorsale du radius. Fracture en bois vert.

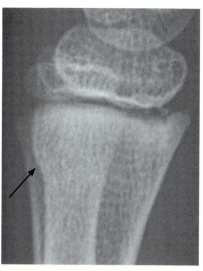

Petite angulation (flèche) de la corticale dorsale du radius. Fracture en motte de beurre.

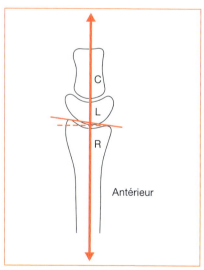

Normal. L'angulation palmaire de la surface articulaire du radius varie normalement de 2° à 20°. Si cette angulation est absente, ou inversée, une fracture impactée est probable/presque certaine.

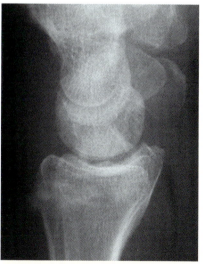

L'analyse du radius montre : (1) une irrégularité de la corticale de la face dorsale ; (2) une augmentation de la densité de la métaphyse ; (3) une inversion de l'angulation palmaire normale de la surface articulaire. Conclusion : fracture impactée du radius distal.

9 Poignet et avant-bras distal

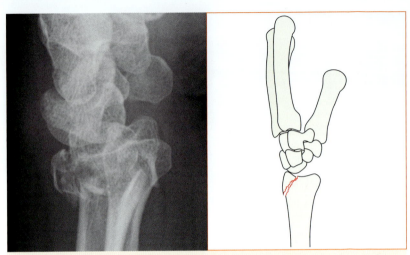

Fracture de Barton. Fracture avec détachement d'un fragment osseux de la corticale dorsale du radius distal avec atteinte de la surface articulaire ; c'est-à-dire extension à l'articulation radiocarpienne. Si le fragment radial est déplacé, il bascule en postérieur et entraîne le carpe avec lui.

Cette fracture est souvent confondue avec les autres fractures longitudinales du radius distal.

En pratique clinique : ces fractures de Barton doivent être identifiées car elles sont très instables. Une analyse attentive des radiographies est essentielle pour faire le bon diagnostic.

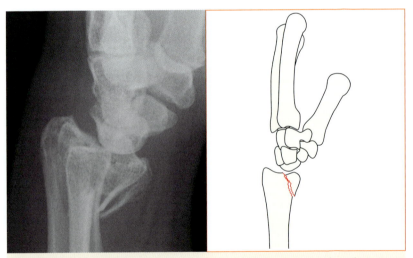

Fracture de Barton inversée. Cette variante de fracture de Barton correspond à une fracture intra-articulaire avec atteinte de la corticale antérieure du radius.

9 Poignet et avant-bras distal

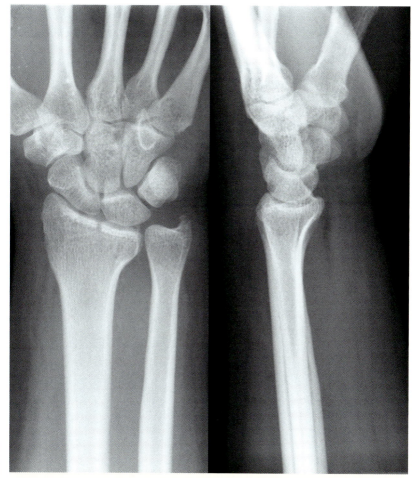

Dans tous les cas, les incidences de face et de profil doivent être lues et analysées ensemble. Une anomalie sera parfois visible de face seulement et non de profil, et vice versa. Ce patient est tombé sur la main tendue.

De face : fracture longitudinale avec atteinte de la surface articulaire du radius, fracture du processus styloïde ulnaire, et petit diastasis de l'articulation radio-ulnaire.

De profil : petite irrégularité de la corticale dorsale du radius distal. Pas d'autre anomalie.

Diagnostic principal : fracture intra-articulaire non déplacée du radius distal.

Diagnostic associé : subluxation de l'articulation radio-ulnaire distale. Cette lésion peut se compliquer à long terme d'une instabilité.

9 Poignet et avant-bras distal

Fractures du radius distal de l'enfant

Ces fractures sont parfois évidentes. Mais nombre d'entre elles sont de diagnostic plus délicat.

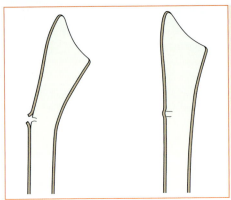

Fracture en bois vert (à gauche).
Petite angulation de la corticale du radius. Noter l'aspect de charnière (périoste intact).

Fracture en motte de beurre (à droite).
Petit bombement de la corticale du radius.

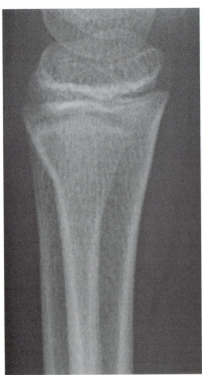

Fracture en bois vert.

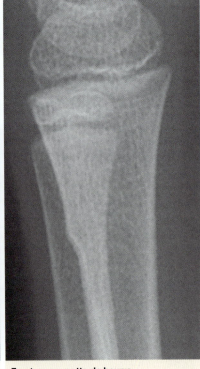

Fracture en motte de beurre.

9 Poignet et avant-bras distal

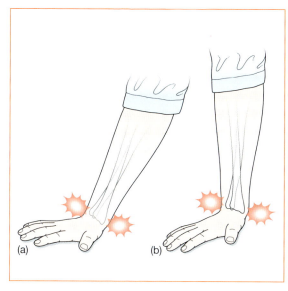

La fracture en bois vert est souvent observée après une chute avec réception sur l'avant-bras angulé par rapport au sol (a). La fracture en motte de beurre est plutôt observée après une chute avec réception sur l'avant-bras en position verticale (b).

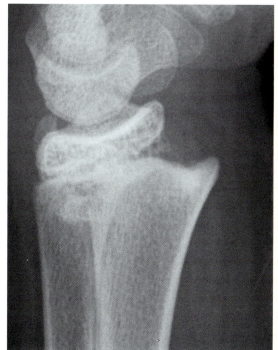

Fractures de Salter-Harris.

Ces fractures intéressent la plaque de croissance. Elles sont décrites en détail p. 15–17.

Cette radiographie de profil montre une fracture de la plaque de croissance du radius. Bascule postérieure de l'épiphyse. La fracture s'étend aussi vers la métaphyse du radius. Il s'agit d'une fracture Salter-Harris type 2.

9 Poignet et avant-bras distal

Fractures de l'ulna distal

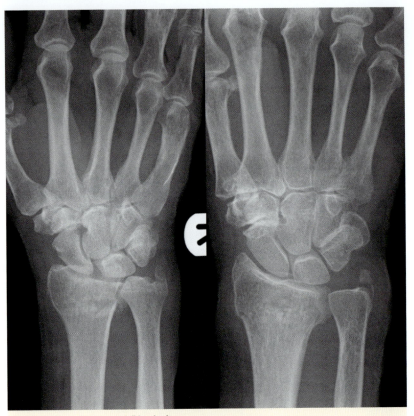

Fracture du processus styloïde ulnaire.

Les deux patients ci-dessus avaient chacun une fracture du radius distal (Pouteau-Colles). Les incidences de profil ne sont pas illustrées.

Une fracture non déplacée du processus styloïde ulnaire est souvent associée à la fracture de Pouteau-Colles, comme ci-dessus. En général, cette forme de fracture ulnaire n'a pas une grande importance clinique.

Cependant, une fracture déplacée du processus styloïde ulnaire (comme sur la radiographie de droite) peut indiquer la présence d'une lésion significative de l'articulation radio-ulnaire distale [2]. Cette luxation-disjonction peut donc se compliquer d'instabilité articulaire à long terme.

9 Poignet et avant-bras distal

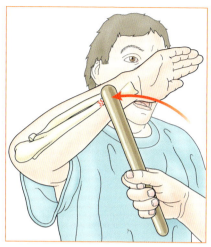

Fracture de défense.

Une fracture de défense est une fracture de l'ulna provoquée par un choc direct sur le bord ulnaire de l'avant-bras pendant un combat, une chute, une activité sportive, ou un accident de voiture. Cette fracture intéresse le plus souvent (mais pas toujours) le tiers moyen de la diaphyse de l'ulna.

La dénomination se rapporte au mouvement spontané de défense de l'avant-bras lors d'un combat contre un policier armé d'une matraque ou contre un individu armé d'une batte de baseball. Le bras est relevé vers la tête et l'ulna reçoit directement l'impact du choc.

En pratique clinique : la majorité des fractures de défense ne sont pas déplacées ou très peu. Cependant, en cas de déplacement supérieur à 50 %, le traitement de cette fracture nécessitera toujours une chirurgie pour la réduction et la fixation (ostéosynthèse).

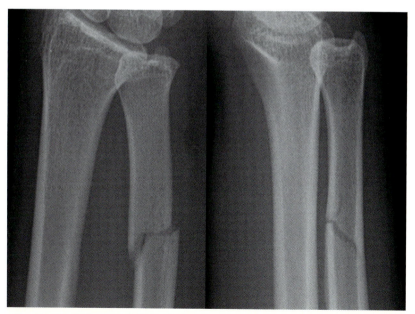

Choc direct sur la diaphyse ulnaire pendant une bagarre. Fracture avec un déplacement minime en regard du site de l'impact.

143

9 Poignet et avant-bras distal

Fracture du scaphoïde

Il s'agit essentiellement d'un traumatisme de l'adulte jeune (voir p. 136). Les traumatismes osseux du carpe – dont les fractures du scaphoïde – sont très rares chez l'enfant.

Une fracture récente du scaphoïde n'est jamais d'aspect condensant (c'est-à-dire blanche/dense).

La majorité des fractures du scaphoïde seront évidentes sur les radiographies initiales avec incidences scaphoïdiennes [3]. Le nombre de fractures occultes diagnostiquées par les radiographies répétées avec un délai de 10 jours est très faible [4, 5]. Une suspicion clinique persistante doit faire réaliser une IRM, et non pas des radiographies. (Cette stratégie diagnostique avec IRM précoce permet de réduire le nombre de patients avec immobilisation inutile du poignet en cas de radiographies initiales normales ou douteuses. Si l'IRM n'est pas facilement disponible, le scanner précoce est une alternative intéressante dans cette indication [NdT].)

En pratique clinique : en cas de méconnaissance initiale de fracture du scaphoïde avec une prise en charge inadaptée du patient, différentes complications peuvent survenir : pseudarthrose, retard de consolidation, nécrose avasculaire du fragment proximal, ou arthrose du poignet.

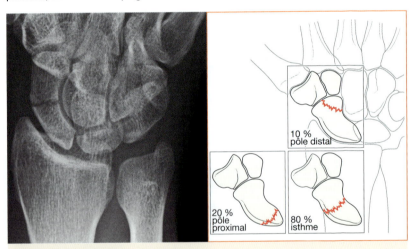

Fracture du scaphoïde
Ces fractures peuvent intéresser l'isthme, le pôle proximal ou le pôle distal. La majorité sont en cheveu et sans déplacement. Une fracture intéressant l'isthme (corps) compromet la vascularisation du fragment proximal, car la majorité de l'apport artériel passe par le pôle distal/isthme avant d'alimenter le pôle proximal [6].

Risque de nécrose avasculaire après une fracture du scaphoïde	
Site de fracture	Risque de nécrose
Isthme	Élevé
Pôle proximal	Très élevé
Pôle distal	Aucun

9 Poignet et avant-bras distal

Fracture du triquetrum

La présence d'un petit fragment ou d'une opacité osseuse située en arrière de la rangée proximale du carpe sur l'incidence de profil indique toujours une fracture avulsion du triquetrum. Cette fracture représente environ 20 % des fractures des os du carpe [5].

La fracture du triquetrum est parfois associée à une luxation périlunaire du carpe [6]. Cela souligne l'importance de deux de nos principes :

1. Éviter la satisfaction prématurée lors de la lecture des radiographies. Aller au bout de la liste.
2. Toujours contrôler l'alignement soucoupe, tasse, pomme sur chaque incidence de profil. Rappel : la tasse du lunatum ne doit jamais être vide (voir p. 148–150).

En pratique clinique : en cas de diagnostic de fracture isolée du triquetrum, le patient peut être assuré que le traitement sera conservateur, avec un excellent pronostic.

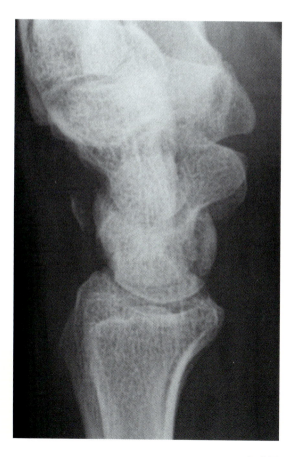

Fracture du triquetrum.

Le petit fragment osseux correspond à une avulsion du triquetrum. La position postérieure du fragment sur l'incidence de profil est typique.

9 Poignet et avant-bras distal

Subluxations et luxations

Subluxation radio-ulnaire distale

Une lésion à type de luxation ou disjonction de cette articulation est souvent associée à une fracture de Pouteau-Colles, avec une fréquence de 18 % [7]. Une atteinte traumatique isolée avec subluxation ou luxation est rare.

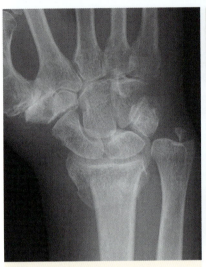

Fracture de Pouteau-Colles. Chez ce patient, il existe aussi une disjonction de l'articulation radio-ulnaire.

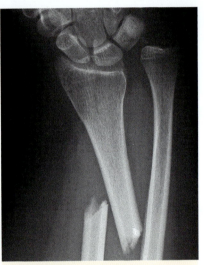

Fracture de la diaphyse radiale.

Une fracture de la diaphyse radiale avec une angulation ou un chevauchement sans atteinte de l'ulna est toujours associée à une disjonction de l'articulation radio-ulnaire distale. Il s'agit de la fracture-luxation de Galeazzi. Cette fracture-luxation obéit à la règle des deux os (voir ci-dessous).

La règle des deux os

Dans un système associant deux os [8] comme le radius et l'ulna, où les os sont étroitement unis par une membrane interosseuse et/ou des ligaments, les deux os peuvent être considérés comme une seule unité fonctionnelle. En effet, ils forment un cadre. Ainsi, en cas de fracture d'un des deux os, avec déplacement et angulation, cela provoque un raccourcissement avec une conséquence ailleurs dans le cadre. Cette lésion peut concerner une articulation (proximale ou distale) et l'analyse doit être précise. Appliquer ces règles en cas de fracture de l'avant-bras :

- ▪ Fracture déplacée de l'ulna + aspect normal de la diaphyse du radius …luxation de la tête du radius (fracture de Monteggia).
- ▪ Fracture déplacée du radius + aspect normal de la diaphyse ulnaire …disjonction radio-ulnaire distale (fracture de Galeazzi).

9 Poignet et avant-bras distal

Diastasis scapholunaire

L'articulation scapholunaire est particulièrement à risque de lésion ligamentaire. Après un traumatisme du poignet chez l'adulte, tout élargissement de l'espace normal (normalement = 2 mm au maximum) entre le lunatum et le scaphoïde sur une radiographie de face bien faite suggère une lésion ligamentaire.

Ces lésions sont particulièrement fréquentes chez les sujets âgés avec des ligaments fragilisés.

En pratique clinique : les douleurs chroniques du poignet en rapport avec une instabilité scapholunaire sont invalidantes [9]. Chez le sujet âgé, le traitement sera conservateur. Chez les patients jeunes, si le diagnostic est confirmé et après avis spécialisé, la chirurgie sera discutée pour retrouver un poignet fonctionnel et indolore.

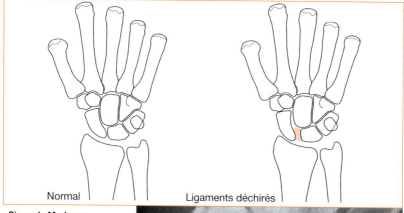

Normal — Ligaments déchirés

Signe de Madonna.

Madonna, la célèbre chanteuse et actrice avait un espace marqué (gap) entre les incisives supérieures. Un gap anormal entre le scaphoïde et le lunatum indique une lésion des ligaments scapholunaires.

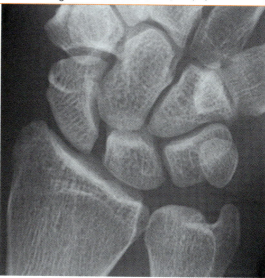

9 Poignet et avant-bras distal

Traumatismes rares mais importants

Fractures des autres os du carpe

- 95 % des fractures du carpe intéressent le scaphoïde ou le triquetrum. Les autres fractures du carpe sont relativement rares.

- Une fracture de l'hamatum peut être associée à une lésion de la base du 4e ou du 5e métacarpien après un coup de poing (p. 167–168).

- L'hamulus de l'hamatum (crochet de l'os crochu) est parfois fracturé après un choc direct sur le carpe ou à la suite d'une avulsion lors d'un sport de raquette ou un swing de golf [5, 6].

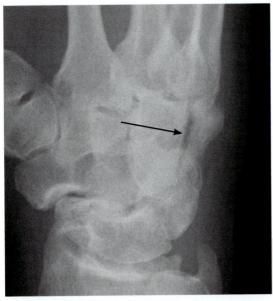

Fracture de l'hamatum (flèche).

Après un coup de poing contre un mur.

Subluxations/luxations du carpe

Ces traumatismes sont rares et habituellement centrés sur le lunatum. La règle clé suivante doit être appliquée pour le diagnostic sur toutes les incidences de profil :

La tasse du lunatum ne doit jamais être vide.

Luxations lunaires et périlunaires du carpe [6, 10, 11]

Ces luxations ne sont pas difficiles à reconnaître dès lors que la radio-anatomie de base est bien comprise sur l'incidence de profil (voir p. 127).

Le radius distal, le lunatum et le capitatum s'articulent et sont alignés. Sur tous les clichés de profil, il faut donc se poser la question suivante :

« Le capitatum est-il bien en position normale dans la tasse (concavité) du lunatum ? »

9 Poignet et avant-bras distal

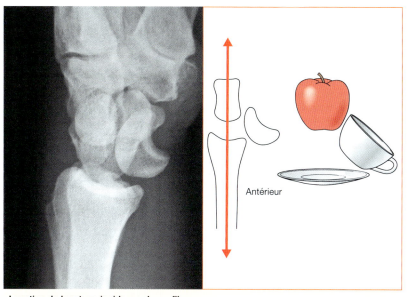

Luxation du lunatum, incidence de profil.

Le lunatum se luxe vers l'avant. Sur le cliché de profil, la concavité du lunatum est vide, le radius et le capitatum restent alignés.

Luxation du lunatum, incidence de face.

On insiste souvent beaucoup sur l'aspect sur le cliché de face car le lunatum luxé prend un aspect triangulaire différent de son aspect normal « carré ».

Ce signe est intéressant, mais en pratique le diagnostic de la luxation est beaucoup plus facile sur l'incidence de profil [12].

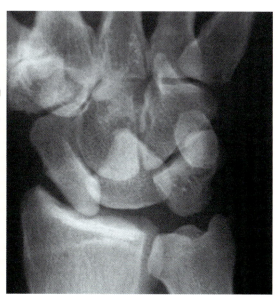

9 Poignet et avant-bras distal

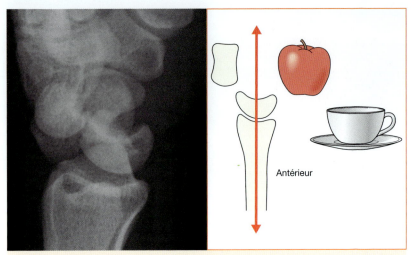

Luxation périlunaire [11]. L'ensemble du carpe (sauf le lunatum) est basculé en postérieur. L'analyse du profil montre le défaut d'alignement des os du carpe. La luxation périlunaire est souvent associée à une fracture du scaphoïde. Il existe aussi parfois une fracture du triquetrum [6].

Satisfaction d'avoir trouvé. Le diagnostic de fracture du scaphoïde (si présente) sur l'incidence de face risque d'endormir la méfiance avec une analyse insuffisante de l'incidence de profil. Le lecteur imprudent risque de passer à côté des éléments suivants :

- La tasse du lunatum est vide.
- Le radius et le lunatum sont alignés mais le capitatum se projette en arrière et en dehors de la ligne.
- En d'autres mots : la pomme, la tasse et la soucoupe ne sont pas alignées. Luxation périlunaire.

Subluxations du carpe [6, 8]

Toutes les petites articulations du carpe sont stabilisées par un système ligamentaire complexe. Celui-ci peut être lésé à la suite d'un traumatisme avec des conséquences telles qu'une instabilité du carpe, une douleur et une gêne fonctionnelle.

Chez l'adulte, les interlignes normaux du carpe mesurent moins de 2 mm. Sur une bonne incidence de face, l'élargissement de ces interlignes évoque la possibilité d'une subluxation. En cas de subluxation, la radiographie montrera aussi une perte du parallélisme et de la congruence des surfaces osseuses.

De l'aide est toujours disponible. En cas de doute diagnostique sur un élargissement anormal d'un interligne du carpe, il faut réaliser une radiographie comparative du poignet non traumatisé. Une comparaison entre les deux côtés sera ainsi possible.

En pratique clinique : un avis spécialisé (chirurgien de la main) sera nécessaire en cas de suspicion de subluxation du carpe.

9 Poignet et avant-bras distal

Variantes de la normale, aspects trompeurs

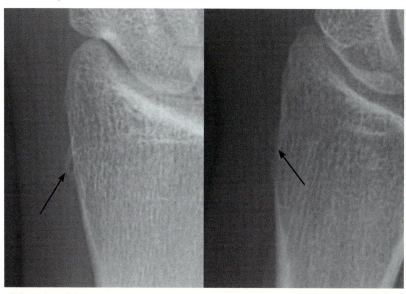

Tubercule radial normal.

Aspect fréquent et normal – un tubercule – visible sur la face latérale (flèches) en regard de la plaque de croissance fusionnée.

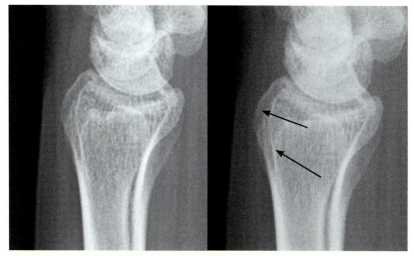

Crêtes longitudinales normales.

Dans la plupart des cas (squelette mature), la corticale de la face dorsale du radius distal apparaît comme une seule ligne régulière. Cependant, elle apparaît parfois (variante fréquente de la normale) comme deux ou trois lignes ou crêtes longitudinales et régulières (flèches).

9 Poignet et avant-bras distal

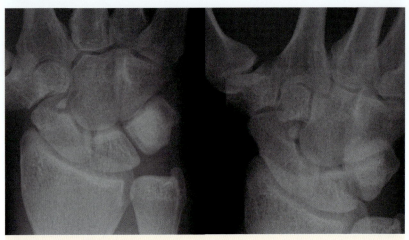

Ossicules accessoires.

Il existe quelques os accessoires du carpe ; ils sont tous rares. L'un d'entre eux, l'os central du carpe, peut être confondu avec une avulsion du scaphoïde. Mais sa position (voir ci-dessus) immédiatement adjacente au bord médial du pôle distal du scaphoïde est typique.

Références

1. Annamalai G, Raby N. Scaphoid and pronator fat stripes are unreliable soft tissue signs in the detection of radiographically occult fractures. Clin Radiol 2003;58:798-800.
2. McRae R, Esser M. Practical Fracture Treatment. 5th ed. Churchill Livingstone; 2008.
3. Brondum V, Larsen CF, Skov O. Fracture of the carpal scaphoid: frequency and distribution in a well defined population. Eur J Radiol 1992;15:118-122.
4. Low G, Raby N. Can follow-up radiography for acute scaphoid fracture still be considered a valid investigation? Clin Radiology 2005;60:1106-1110.
5. Raby N. Imaging of wrist trauma. In: Davies AM, Grainger AJ, James SJ (eds.). Imaging of the Hand and Wrist. Springer Verlag; 2013.
6. Goldfarb CA, Yin Y, Gilula LA, et al. Wrist fractures: what the clinician wants to know. Radiology 2001;219:11-28.
7. Malik AK, Pettit P, Compson J. Distal radioulnar joint dislocation in association with elbow injuries. Injury 2005;36:324-329.
8. Maaike PJ, van't Hof BW, Prins HJ, et al. The distal radioulnar joint: persisting deformity in well reduced distal radius fractures in an active population. Injury Extra 2007;38:377-383.
9. Mayfield JK. Mechanism of carpal injuries. Clin Orthop Relat Res 1980;149:45-54.
10. Panting AL, Lamb DW, Noble J, et al. Dislocations of the lunate with and without fracture of the scaphoid. J Bone Joint Surg Br 1984;66B:391-395.
11. Herzberg G, Comtet JJ, Linscheid RL, et al. Perilunate dislocations and fracture-dislocations: a multicenter study. J Hand Surg Am 1993;18A:768-779.
12. The Wrist. Chan O (ed). ABC of Emergency Radiology. 3rd ed. Wiley Blackwell, 2013.

10 Main et doigts

Anatomie normale
Pouce — 155
Articulations carpométacarpiennes (CMC) — 156
Articulations CMC normales — 157

Analyse : les points à contrôler
Adopter une approche en trois étapes : — 158

Traumatismes fréquents
Fractures des phalanges ou des métacarpiens — 160

Traumatismes rares mais importants
Fractures et luxations du pouce — 164
Luxations des articulations carpométacarpiennes (CMC) — 167
Les 4e et 5e articulations CMC sur l'incidence de face — 168

Pièges
Épiphyses accessoires — 170

Radiographies standard
- Traumatisme du métacarpe ou de plusieurs phalanges : **face de la main et oblique de la main entière et du poignet.**
- Traumatisme du pouce ou doigt isolé : **face et profil du pouce/doigt.**

Traumatismes souvent méconnus
- Luxations des 4e et 5e articulations CMC.
- Fractures de la base du 4e ou 5e MC.
- Fracture de l'hamatum.

Abréviations
CMC, carpométacarpienne ; IP, interphalangienne ; MC, métacarpien ; MCP, métacarpophalangienne.

© 2017 Elsevier Masson SAS. Tous droits réservés.

10 Main et doigts

Anatomie normale

La connaissance anatomique des principales insertions tendineuses et ligamentaires est essentielle car un fragment de fracture minime peut traduire un traumatisme important. La méconnaissance d'un signe radiographique important et pertinent risque d'entraîner une mauvaise prise en charge et de grever le pronostic fonctionnel.

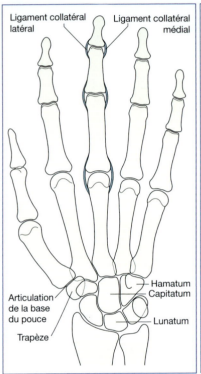

Incidence de face de la main et du poignet.

Les ligaments collatéraux s'insèrent sur les bords latéraux (externe et interne) de chaque métacarpien et de chaque phalange, passent l'interligne en pont, et s'insèrent sur la phalange adjacente.

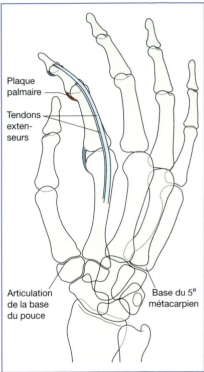

Incidence oblique de la main et du poignet.

Les tendons extenseurs s'insèrent à la face dorsale de chaque base phalangienne.

La plaque palmaire est un épaississement fibreux de la capsule articulaire du versant palmaire de chaque articulation. Elle s'attache sur la base phalangienne adjacente.

10 Main et doigts

Pouce

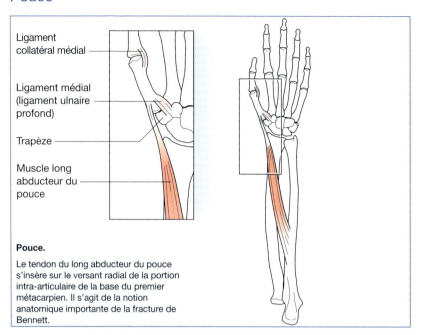

- Ligament collatéral médial
- Ligament médial (ligament ulnaire profond)
- Trapèze
- Muscle long abducteur du pouce

Pouce.

Le tendon du long abducteur du pouce s'insère sur le versant radial de la portion intra-articulaire de la base du premier métacarpien. Il s'agit de la notion anatomique importante de la fracture de Bennett.

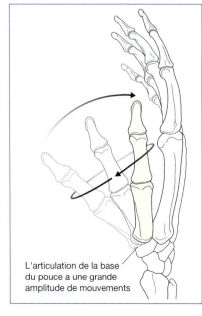

L'articulation de la base du pouce a une grande amplitude de mouvements

Pouce.

La stabilité de l'articulation carpométacarpienne (CMC) du pouce dépend de ligaments capsulaires élastiques mais résistants [1]. Le ligament ulnaire profond correspond à un renforcement capsulaire de la face palmaire de la première articulation CMC. Ce puissant ligament s'étend du premier métacarpien jusqu'au trapèze. Les ligaments capsulaires et la morphologie de la 1re articulation CMC (c'est-à-dire trapézométacarpienne) autorisent au pouce un extraordinaire degré de mobilité incluant la possibilité d'opposition aux autres doigts.

1re articulation CMC = articulation de la base du pouce.

10 Main et doigts

Articulations carpométacarpiennes (CMC)

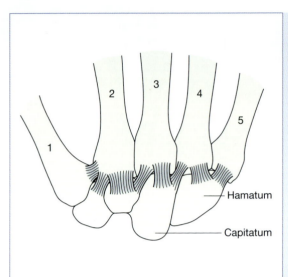

Le 2e et le 3e métacarpiens sont reliés au carpe par des ligaments épais et résistants.

Le 4e et le 5e sont plus mobiles, avec moins de ligaments d'ancrage [2]. Ces deux articulations CMC sont donc : (a) très mobiles, et (b) vulnérables aux traumatismes.

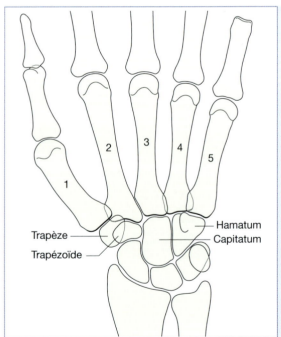

Sur l'incidence de face de la main :

- La corticale articulaire de la base de chaque métacarpien est parallèle à la surface articulaire de l'os du carpe adjacent.
- Les interlignes articulaires CMC sont bien visibles ; ils sont d'épaisseur égale (environ 1 à 2 mm).
- Les interlignes articulaires CMC du 2e au 5e apparaissent comme une ligne de tram en zigzag [3] (voir page suivante).

10 Main et doigts

Articulations CMC normales

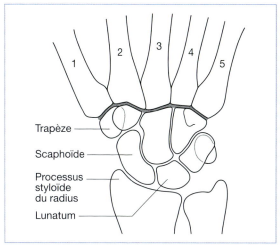

Sur l'incidence de face, les surfaces articulaires CMC du 2e au 5e sont parallèles aux surfaces des os du carpe adjacents. Ainsi, ces articulations successives apparaissent comme une ligne de tram en zigzag [3], figurée en ligne sombre épaisse sur ce schéma.

La ligne en zigzag peut être comparée à la visibilité de la lumière du jour à travers des persiennes fermées.

Règle utile :

Sur une incidence de face normale de la main, il y aura toujours – oui, toujours – la « lumière du jour » entre les bases du 4e et du 5e métacarpien et l'os hamatum.

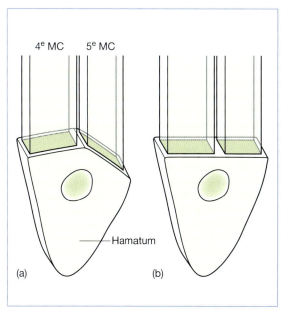

Schéma stylisé des repères importants entre les surfaces articulaires de l'hamatum et les bases des 4e et 5e MC. Il faut bien comprendre l'aspect radiographique de ces deux interlignes articulaires sur l'incidence de face. Chez certains patients, les interlignes normaux sont comme (a) ; chez d'autres, les interlignes normaux sont plutôt comme (b).

Voir aussi p. 167–168.

10 Main et doigts

Analyse : les points à contrôler

Adopter une approche en trois étapes :

1. Bien définir cliniquement le site du traumatisme.
2. Chercher des fractures et des signes de subluxation/luxation.
3. Revoir et vérifier les insertions musculaires et ligamentaires concernées car une petite fracture peut impliquer une grande perte de fonction.

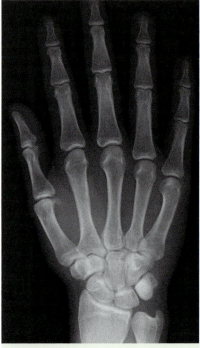

Main, face.
Chercher une fracture et une luxation/subluxation. Contrôler la visibilité des interlignes des articulations CMC des 4e et 5e rayons (p. 157) ; vérifier l'articulation de la base du pouce ; en cas de fracture du 1er métacarpien, préciser si elle est intra-articulaire (Bennett) ou extra-articulaire. Cette incidence de face est normale.

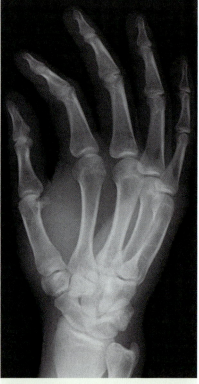

Main, oblique.
Chercher une fracture et une luxation/subluxation. Cette seconde incidence réalisée en routine permet toujours de clarifier/préciser une anomalie suspectée sur la radiographie de face. Cette incidence oblique est normale.

10 Main et doigts

Traumatisme de l'articulation de la base du pouce.

Fracture intra-articulaire de la base du 1er métacarpien.

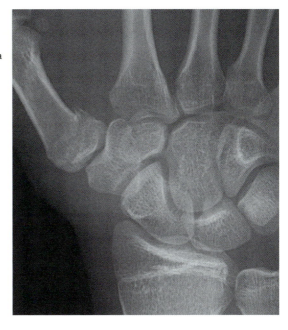

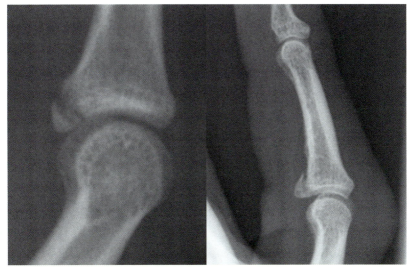

Traumatisme isolé d'un doigt.
Chercher une fracture et une luxation/subluxation. Ces deux patients ont subi un traumatisme de la plaque palmaire (c'est-à-dire qu'un fragment est détaché de la région capsulaire du versant palmaire d'une articulation interphalangienne).

10 Main et doigts

Traumatismes fréquents

Fractures des phalanges ou des métacarpiens

La plupart des fractures du tiers moyen de la diaphyse d'une phalange ou d'un métacarpien sont stables et posent peu de problèmes cliniques. Ces fractures phalangiennes sont souvent traitées par une contention élastique et une immobilisation avec le doigt adjacent (syndactylie).

Cependant, certaines fractures sont plus problématiques et nécessitent un avis orthopédique spécialisé. Les plus fréquentes sont discutées et illustrées dans les pages suivantes.

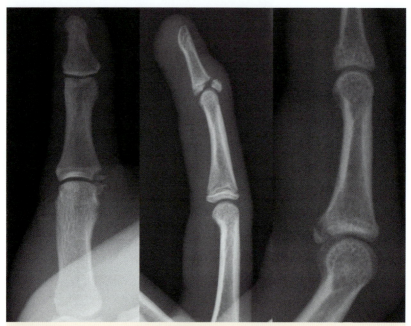

Avulsion d'un fragment de la base de la phalange.
Le ligament ou tendon probablement lésé est indiqué par la position du fragment avulsé :
- Un fragment latéral ou médial indique une avulsion du ligament collatéral (à gauche).
- Un fragment dorsal indique une avulsion du tendon extenseur (au milieu).
- Un fragment palmaire indique une avulsion de la plaque palmaire.

10 Main et doigts

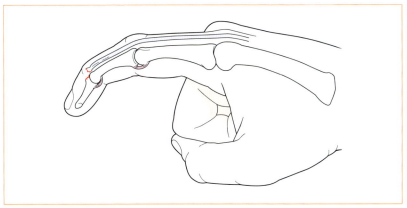

Doigt en maillet.

Une déformation en flexion de la phalange distale (doigt en maillet).

Une déformation en flexion isolée est pratiquement impossible en l'absence d'une rupture du tendon extenseur ou d'une fracture avulsion.

L'examen clinique est crucial car une fracture est retrouvée dans seulement 25 % des cas.

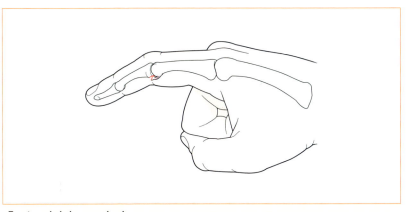

Fracture de la berge palmaire.

Une fracture de la berge palmaire provoquée par une extension forcée du doigt.

Le fragment détaché est visible seulement sur le cliché oblique ou de profil du doigt.

Ces fractures sont presque toujours déplacées et instables.

10 Main et doigts

Fracture spiroïde diaphysaire d'une phalange ou d'un métacarpien.

Ces fractures sont souvent instables et peuvent s'accompagner d'un raccourcissement significatif. Souvent traitées par une réduction chirurgicale et un brochage interne [4].

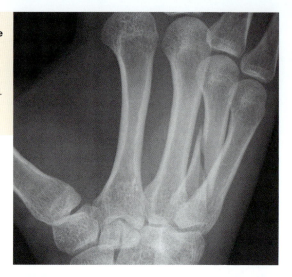

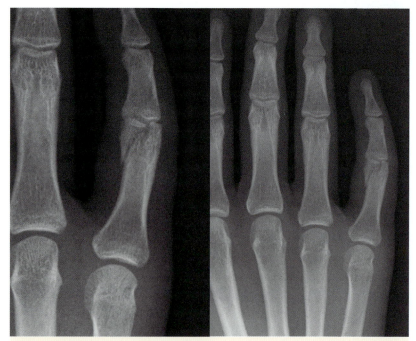

Fracture avec atteinte d'une surface articulaire.

En cas de déplacement et/ou de comminution, la chirurgie sera délicate car les fragments sont de petite taille [5].

10 Main et doigts

Fracture du col du métacarpien : fracture du boxeur.
« Fracture du boxeur » est le terme générique utilisé pour la fracture du col du métacarpien – souvent le 4e ou 5e métacarpien. Cette fracture est toujours le résultat d'un choc contre une surface dure (mur, menton, etc.) avec la main fermée.

Nomenclature. Le terme de fracture du boxeur n'est pas tout à fait approprié. En effet, les sportifs entraînés combattent avec le poignet en position neutre. En pratique, cette fracture est observée après des combats de rue et non pas chez des boxeurs entraînés. Contexte :

- Une fracture du boxeur : sur le ring, les sportifs combattent avec le poignet en position neutre. Les fractures intéressent surtout les 2e et 3e MCP, mais rarement les 4e et 5e MCP.
- Une fracture d'un combat de rue : le combat se fait à mains et poignets fermés, avec comme résultat une fracture du 4e et/ou du 5e MCP.

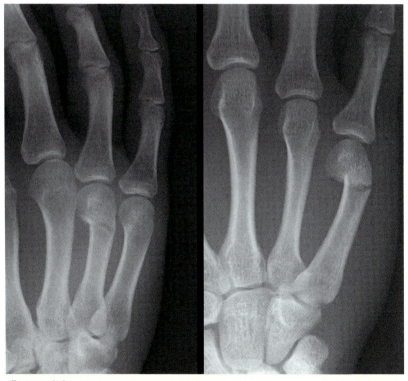

Fracture du boxeur.
Deux patients ayant une fracture du col d'un métacarpien (à gauche, 4e MCP ; à droite, 5e MCP).

10 Main et doigts

Traumatismes rares mais importants

Fractures et luxations du pouce

L'articulation de la base du pouce (articulation carpométacarpienne ou CMC) est remarquable. Elle possède plusieurs degrés de liberté avec possibilité d'adduction, d'abduction et de circumduction (voir p. 155). Le maintien de cette fonction nécessite un diagnostic adapté et une prise en charge précoce en cas de traumatisme [1, 6].

La distinction entre une fracture intra-articulaire et une fracture extra-articulaire de la base du pouce est cruciale. Elle permet d'adapter le traitement.

Base du pouce : fracture extra-articulaire

Le trait de fracture est distal par rapport à la capsule articulaire, au ligament ulnaire profond et à l'insertion du tendon du long abducteur du pouce. Il n'y a pas d'atteinte de l'articulation CMC, et pas de risque de luxation.

Presque toutes les fractures extra-articulaires sont donc traitées par une immobilisation plâtrée.

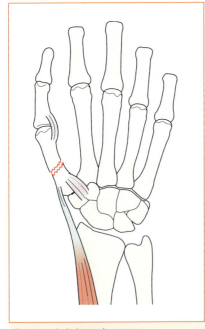

Fracture de la base du pouce.
Le trait de fracture est distal par rapport à l'insertion du tendon du long abducteur du pouce. Il n'y a pas d'atteinte de l'articulation CMC, et pas de risque de luxation.

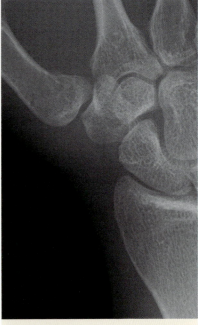

Base du pouce : fracture extra-articulaire du 1er métacarpien
Pas d'atteinte de la surface articulaire. Le fragment proximal reste stable, sans déplacement.

10 Main et doigts

Base du pouce : fracture intra-articulaire

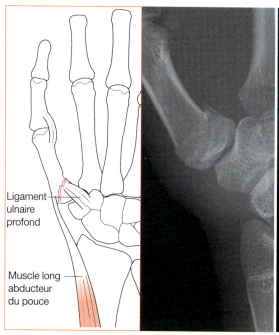

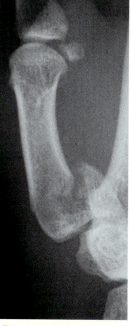

Fracture de Bennett.

Il s'agit d'une fracture articulaire de la base du 1er métacarpien.

Le plus grand fragment métacarpien subit un déplacement dorsal et radial lors de la contraction du long abducteur du pouce. C'est une lésion instable.

Le traitement chirurgical rapide (souvent par une ostéosynthèse) est essentiel pour préserver la mobilité multidirectionnelle de l'articulation CMC [4, 6].

Fracture de Rolando.

Fracture comminutive articulaire et très instable de la base du 1er métacarpien. Les fragments ont souvent un aspect en Y, V ou T. Difficile à traiter et à stabiliser, elle nécessite souvent une ostéosynthèse.

Cette fracture comminutive et déplacée est difficile à traiter.

10 Main et doigts

Pouce de garde-chasse/pouce du skieur [7]

■ Rupture ou entorse sévère du ligament collatéral ulnaire de la première articulation métacarpophalangienne (p. 155). Il existe parfois une avulsion osseuse. La rupture complète du ligament nécessite une réparation chirurgicale [7, 8].

❑ Il s'agit habituellement d'une rupture ligamentaire isolée avec un aspect radiographique normal.

❑ En cas de doute clinique sur la présence d'une entorse ligamentaire, des radiographies dynamiques peuvent aider à affirmer ou à exclure le diagnostic. L'échographie par un spécialiste expérimenté est aussi une imagerie diagnostique performante [7, 8].

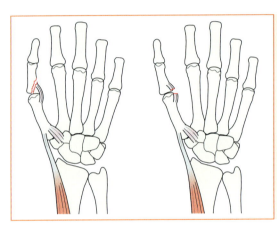

Pouce du skieur.

Le ligament collatéral médial est rompu dans la majorité des cas, et les radiographies sont normales.

Il existe parfois une fracture avulsion de la base de la phalange proximale au site de l'insertion ligamentaire.

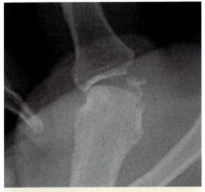

Pouce du skieur.
Fragments osseux avulsés de la base de la phalange proximale du pouce. Il s'agit d'une avulsion (plutôt que d'une entorse) du ligament collatéral médial. Résultat : instabilité articulaire.

Tuer des lapins ou tomber en skiant.

Le *pouce du garde-chasse* est une lésion provoquée par un étirement chronique du ligament collatéral ulnaire. Le traumatisme du ligament était lié à la façon dont les gardes-chasse écossais aux XVIIIe et XIXe siècles tuaient les lapins en leur brisant le cou.

Le *pouce du skieur* est une lésion provoquée par un choc du pouce contre la poignée du bâton de ski lors d'une chute. Cela entraîne une déchirure du ligament collatéral ulnaire. Représente environ 15 à 20 % des traumatismes en ski alpin [9]. Mais observé aussi en dehors des sports d'hiver, lors d'une simple chute ou d'un autre sport.

10 Main et doigts

Luxations des articulations carpométacarpiennes (CMC) [3, 10–14]

Les traumatismes à haute énergie peuvent provoquer une luxation CMC des rayons 1 à 5. Dans les traumatismes moins violents (par exemple taper contre un mur), le 4e et le 5e métacarpiens sont les plus souvent luxés.

Luxation des 4e ou 5e articulations CMC

Les services d'urgences qui traitent des lésions traumatiques de la main (combats, etc.) voient couramment ce type de luxations CMC. Le mécanisme est une transmission directe du choc contre un objet solide via la diaphyse du métacarpien. La luxation est souvent associée à une fracture de la base du même métacarpien et/ou du métacarpien adjacent et/ou de l'hamatum. La visibilité d'une fracture de la face dorsale de l'hamatum doit faire suspecter une luxation associée de la 5e articulation CMC.

Ce qu'il faut chercher sur l'incidence de face :

- Effacement de l'interligne articulaire CMC adjacent.

- Appliquer le principe suivant : puis-je voir la « lumière du jour » (p. 156–157) entre les bases des 4e et 5e métacarpiens et l'hamatum ? Autrement dit, toute perte du parallélisme entre la base d'un métacarpien et la surface articulaire de l'os du carpe adjacent (p. 168) suggère fortement une luxation.

- La tête du 5e métacarpien est-elle bien positionnée en dessous de la tête du 4e métacarpien ?

Comment confirmer/infirmer votre suspicion :

- Analyser l'incidence oblique. Puis, en cas de doute persistant, demander une incidence de profil. La base du 5e métacarpien bascule en postérieur.

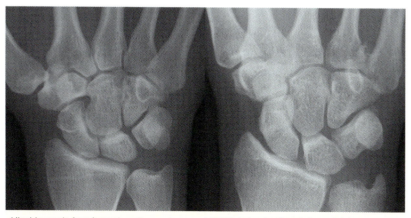

L'incidence de face à gauche est normale avec visibilité de la « lumière du jour » à la base des 4e et 5e métacarpiens. L'incidence de face à droite montre (a) une fracture de la base du 5e métacarpien et (b) une perte de visibilité de l'interligne du 5e métacarpien (c'est-à-dire une luxation). Noter la visibilité normale de l'interligne articulaire en regard de la base du 4e métacarpien.

167

10 Main et doigts

Les 4e et 5e articulations CMC sur l'incidence de face

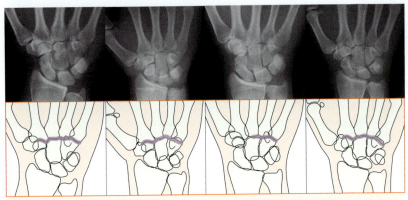

Quatre patients différents, chacun avec une radiographie de face normale. Les dessins correspondants montrent les aspects un peu différents des interlignes carpométacarpiens (CMC) selon les patients. Ces différences sont toujours liées aux variations normales des inclinaisons des surfaces articulaires, comme illustré en (a) et (b) ci-dessous. Cependant, à la lecture d'une incidence de face normale, un interligne (c'est-à-dire une ligne noire radiotransparente) sera toujours visible à la base des 4e et 5e métacarpiens. Voir cet interligne normal comme une ligne noire en zigzag peut poser problème pour un lecteur sans expérience. Les schémas ci-dessous expliquent comment l'interligne articulaire disparaît en cas de luxation des 4e et 5e articulations CMC.

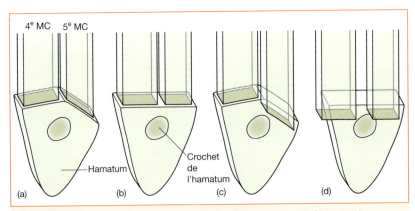

Représentation schématique des 4e et 5e articulations CMC. (a) = normal ; (b) = normal ; (c) = luxation de la 5e articulation MC ; (d) = luxation des 4e et 5e articulations MC.

10 Main et doigts

Pièges

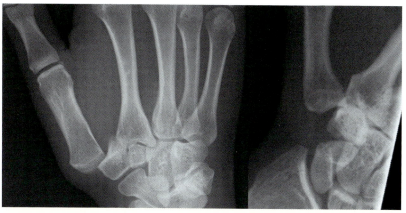

Mobilité de l'articulation de la base du pouce.
La mobilité articulaire exceptionnelle de la base du pouce (c'est-à-dire articulation trapèze–1er métacarpien) peut évoquer une subluxation, bien que l'articulation soit parfaitement normale (ci-dessus). L'examen clinique permet d'éviter un diagnostic erroné.

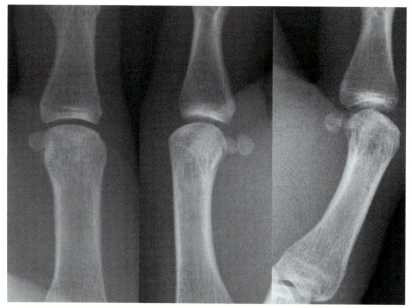

Os surnuméraires.
Les os sésamoïdes adjacents à la première articulation métacarpophalangienne (MCP) ne doivent pas être confondus avec des fragments fracturés. Cinq os sésamoïdes sont habituellement présents sur une main : deux adjacents à l'articulation MCP du pouce, un adjacent à l'articulation MCP de l'index et un adjacent à l'articulation MCP du petit doigt.

10 Main et doigts

Épiphyses accessoires

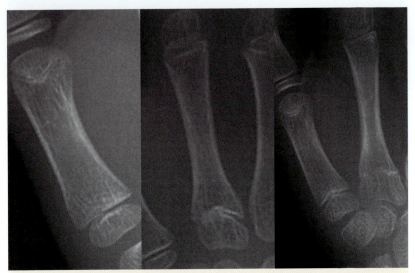

Il existe parfois chez l'enfant des épiphyses accessoires métacarpiennes – ou épiphyses partielles. La plus fréquente de ces *pseudo-épiphyses* est située dans la tête du premier (pouce) métacarpien (à gauche et à droite) et à la base du 2e métacarpien (au milieu et à droite). Faute de connaître la possibilité d'une épiphyse accessoire, en particulier à la base du 2e métacarpien, cette variante de la normale pourrait être interprétée comme une fracture métacarpienne sans déplacement.

Références

1. Kauer JM. Functional anatomy of the carpometacarpal joint of the thumb. Clin Orthop Relat Res 1987;220:7-13.
2. Mueller JJ. Carpometacarpal dislocations: report of five cases and review of the literature. J Hand Surg Am 1986;11:184-188.
3. Fisher MR, Rogers LF, Hendrix RW. Systematic approach to identifying fourth and fifth carpometacarpal joint dislocations. Am J Roentgenol 1983;140:319-324.
4. Buchholz RW, Hickman JD, Court-Brown C, (eds.). Rockwood and Green's Fractures in Adults. 6th ed. Lippincott Williams & Wilkins; 2006. p. 1211-1255.
5. Khan W, Fahmy N. The S-Quattro in the management of sports injuries of the fingers. Injury 2006;37:860-868.
6. Howard FM. Fractures of the basal joint of the thumb. Clin Orthop Relat Res 1987;220:46-51.
7. Chuter GS, Muwanga CL, Irwin LR. Ulnar collateral ligament injuries of the thumb: 10 years of surgical experience. Injury 2009;40:652-656.
8. Ebrahim FS, De Maeseneer M, Jager T, et al. US diagnosis of UCL tears of the thumb and Stener lesions: technique, pattern-based approach, and differential diagnosis. Radiographics 2006;26(4):1007-1020.
9. Engkvist O, Balkfors B, Lindsjo U. Thumb injuries in downhill skiing. Int J Sports Med 1982;3:50-55.
10. Gilula LA. Carpal injuries: analytic approach and case exercises. Am J Roentgenol 1979;133:503-517.
11. Pope TL, Harris JH, (eds.). Harris & Harris' The Radiology of Emergency Medicine. 5th ed. Lippincott Williams & Wilkins; 2012.
12. Rogers LF. Radiology of Skeletal Trauma. 3rd ed. Churchill Livingstone; 2002.
13. Raby N. Imaging of wrist trauma. In: Davies AM, Grainger AJ, James SJ (eds.). Imaging of the Hand and Wrist. Springer Verlag; 2013.
14. Henderson JJ, Arafa MA. Carpometacarpal dislocation. An easily missed diagnosis. J Bone Joint Surg Br 1987;69:212-214.

11 Rachis cervical

Anatomie normale

Incidence de profil	172
Incidence de face bouche ouverte	173
Incidence de face	173

Analyse : les points à contrôler

Priorité 1 : incidence de profil	174
Priorité 2 : incidence de face bouche ouverte – les points à contrôler	180
Priorité 3 : incidence de face globale – les points à contrôler	184

Traumatismes fréquents

Traumatismes de C1	186
Traumatismes de C2 avec atteinte de la dent de l'axis	188
Traumatismes du corps ou de l'arc postérieur de C2	190
Subluxation de C2 liée à une rupture du ligament transverse	191
Fractures C3–C7	192
Subluxations/luxations C3–C7	193
Explication de la luxation articulaire unilatérale	194

Pièges

Incidence de face bouche ouverte ; Incidence de face ; Variantes de la normale	195
Opacité antérieure ; Contracture – instabilité retardée	196
Changements liés au vieillissement	197

Traumatismes souvent méconnus

Le plus souvent à cause d'une mauvaise visibilité du segment rachidien traumatisé et d'une connaissance insuffisante de l'anatomie C1–C2. Les erreurs diagnostiques concernent essentiellement :

- les fractures et subluxations de C1–C2 ;
- les fractures du rachis cervical inférieur [1–4], en particulier de la vertèbre C7.

Radiographies standard

Les trois incidences du rachis cervical traumatique.

Abréviations

C1, atlas ; C2, axis ;
T1, 1re vertèbre thoracique.

© 2017 Elsevier Masson SAS. Tous droits réservés.

11 Rachis cervical

Anatomie normale

Incidence de profil

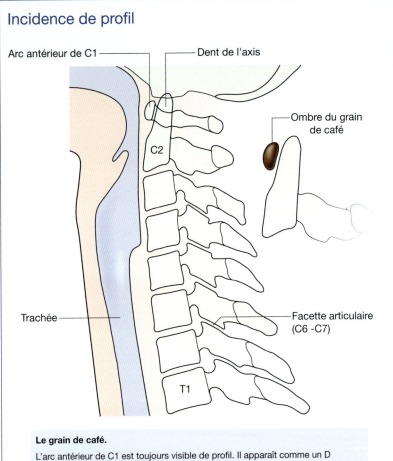

Le grain de café.

L'arc antérieur de C1 est toujours visible de profil. Il apparaît comme un D majuscule inversé. Nous décrivons cette image comme le « grain de café » car elle ressemble beaucoup à un grain de café. Repère à utiliser comme point de départ de l'analyse de la région C1–C2.

11 Rachis cervical

Incidence de face bouche ouverte

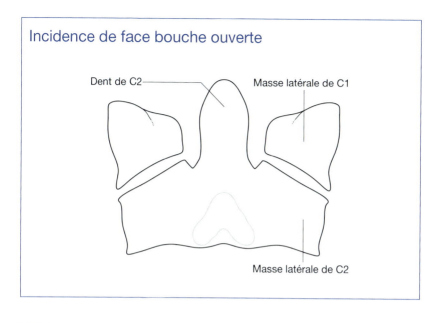

Incidence de face

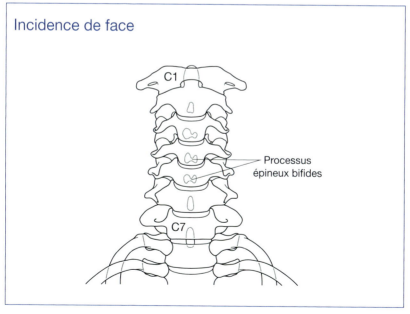

11 Rachis cervical

Analyse : les points à contrôler

Les erreurs ou insuffisances diagnostiques (lésions traumatiques non vues) sont le plus souvent liées à une mauvaise technique radiographique (critères de qualité non respectés) et/ou à une mauvaise interprétation des images [1, 2, 4–6]. De nombreuses erreurs sont évitables [5]. Les lésions traumatiques non vues du rachis cervical siègent le plus souvent au sommet ou en bas de celui-ci [1, 2].

- ☐ Quelle que soit la violence du traumatisme, les lésions siègent souvent en C1–C2 [1, 3, 4, 6].
- ☐ La fracture la plus fréquente du patient âgé après une chute siège sur le rachis cervical supérieur [1, 3].
- ☐ Entre 9 % et 26 % des patients ayant une fracture ou une luxation du rachis ont d'autres fractures à des niveaux différents, visibles en imagerie [5].
- ☐ Si vous avez fait le diagnostic d'une lésion traumatique, vous devez malgré tout vérifier les points à contrôler, afin de trouver d'autres lésions.

Priorité 1 : incidence de profil

Identifier la dent de l'axis (apophyse odontoïde) et vérifier sa position ainsi que son rapport anatomique avec C1. Certaines superpositions (par exemple mastoïde, lobes des oreilles, C1) sont gênantes. Les questions 1 à 5 permettent de résoudre certaines difficultés de cette lecture.

Dix questions importantes à vous poser :

1. La radiographie est-elle de bonne qualité ? Vérifier la bonne visibilité de l'articulation C1–C2 *et* du plateau supérieur de T1.
2. Ai-je identifié l'arc antérieur de C1 (le « grain de café ») ?
3. Existe-t-il un contact intime entre la corticale antérieure de la dent de C2 et le « grain de café » ?
4. La continuité entre la ligne corticale antérieure de la dent et la corticale antérieure du corps de C2 est-elle normale ? Tout décroché ou déplacement implique une fracture de la dent ou une fracture du corps de C2.
5. La continuité entre la ligne corticale postérieure de la dent et la corticale postérieure du corps de C2 est-elle normale ? Tout décroché ou déplacement implique une fracture de la dent.
6. L'anneau de Harris [7] est-il normal ? Une rupture antérieure ou postérieure de l'anneau indique avec une forte probabilité une fracture de la dent/corps de C2 (p. 176).
7. Les arcs postérieurs de C1 et C2 sont-ils intacts ?
8. Les autres vertèbres (C3–C7) sont-elles intactes (p. 192) ?
9. Les trois lignes principales sont-elles normales (p. 178) ?
10. Les tissus mous prévertébraux sont-ils normaux (p. 179) ?

11 Rachis cervical

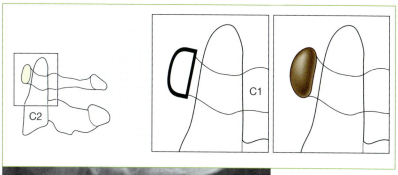

Questions 2 et 3.

La reconnaissance de l'arc antérieur de C1 est une étape clé pour le diagnostic des anomalies de C2.

L'arc antérieur de C1 ressemble à un grain de café, et il est toujours facile à reconnaître de profil.

L'espace normal entre la dent de C2 et le grain de café ne doit pas dépasser 3 mm chez l'adulte et 5 mm chez l'enfant [1].

Cette incidence de profil est normale.

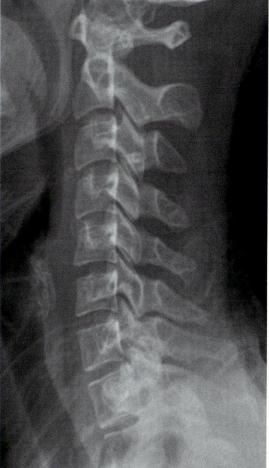

11 Rachis cervical

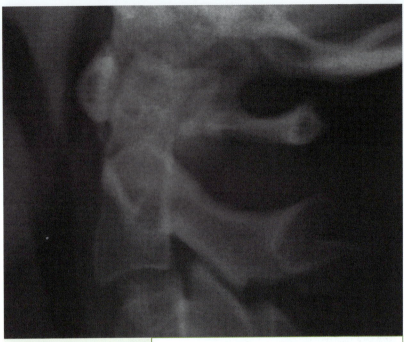

Questions 4 et 5.

Vérifier la continuité de la corticale antérieure de la dent avec la corticale antérieure du corps de C2.

Vérifier aussi la continuité de la corticale postérieure de la dent avec la corticale postérieure du corps de C2. Tout déplacement ou toute rupture de ces lignes indique une fracture de la dent.

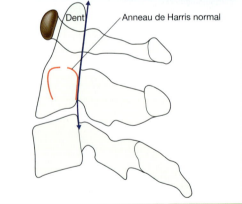

Question 6. Anneau de Harris [7]. Sur de nombreuses incidences de profil, un anneau blanc se projette sur la base de la dent et sur une partie du corps de C2 (voir ci-dessus). Cet anneau est souvent incomplet dans sa portion inférieure et sa portion supérieure – c'est son aspect normal. Cependant, si le bord antérieur ou postérieur de l'anneau est rompu, une fracture de la base ou du corps de C2 est possible et devra être recherchée (p. 188).

11 Rachis cervical

Question 7. Vérifier l'intégrité des arcs postérieurs de C1 et C2.

Question 8.

Vérifier l'intégrité des corps vertébraux (C3–C7).

En dessous de C2, ils ont un aspect carré ou rectangulaire relativement uniforme.

Leur hauteur doit être la même en avant et en arrière. Les dimensions antéropostérieures des corps vertébraux de C3 à C7 sont similaires.

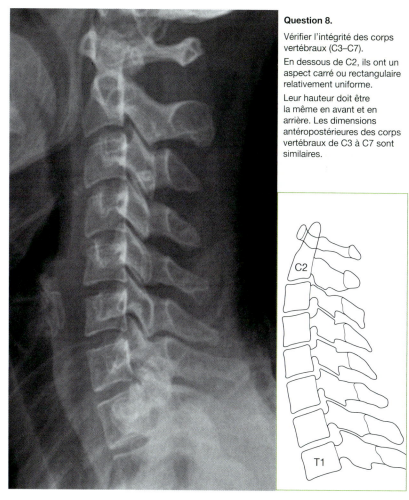

11 Rachis cervical

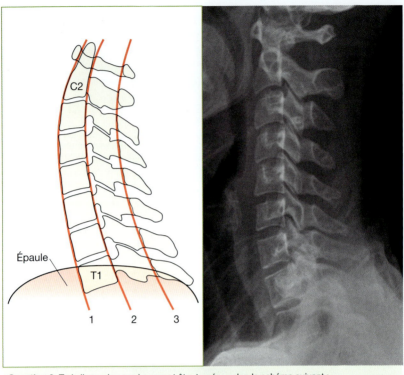

Question 9. Trois lignes (ou arcs) peuvent être tracées selon le schéma suivant :

- Ligne 1 : le long du bord antérieur des corps vertébraux (ligne antérieure).
- Ligne 2 : le long du bord postérieur des corps vertébraux (ligne postérieure).
- Ligne 3 : reliant les bases des processus épineux (ligne spinolamaire).

Ces lignes doivent dessiner des courbes régulières sans cassure. Ni décroché ni cassure. Tracer les lignes sur toute la hauteur du rachis cervical. La ligne 1 descend depuis le sommet de la corticale antérieure de la dent jusqu'au bord antérieur du corps de T1.

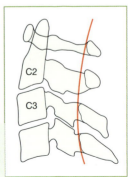

Piège éventuel : la ligne 3 dessine parfois un léger décroché à hauteur de C2, particulièrement chez l'enfant [8].

Appliquer cette règle : ce décroché ne doit pas dépasser de plus de 2 mm en arrière de la courbe régulière reliant C3 et C1.

11 Rachis cervical

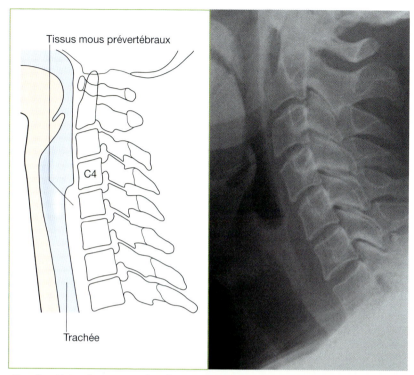

Question 10. Les tissus mous prévertébraux sont-ils normaux ? L'opacité tissulaire [7, 9–11] prévertébrale normale a une morphologie et une épaisseur caractéristiques. Dans un contexte traumatique, tout bombement ou épaississement focal indique la présence d'un hématome et donc une lésion importante.

N.B. : L'absence de bombement focal ne permet pas d'exclure une lésion osseuse ou ligamentaire traumatique. En effet, même en cas de traumatisme majeur, la présence de ce signe est rare.

Épaisseur maximale normale des tissus mous prévertébraux

Niveau	Épaisseur	% approximatif du corps vertébral
C1–C4	7 mm	30 %
C5–C7	22 mm	100 %

11 Rachis cervical

Priorité 2 : incidence de face bouche ouverte – les points à contrôler

La configuration anatomique de l'articulation C1–C2 autorise une rotation du cou étendue avec une stabilité maximale. Cette stabilité dépend de l'intégrité ligamentaire, en particulier du ligament transverse de C2. De nombreux autres ligaments stabilisent C1 en position optimale avec C2. Toute modification de cet alignement indique soit une rupture ligamentaire, soit une fracture vertébrale C1 et/ou C2.

Trois questions importantes à se poser :

1. Les masses latérales de C1 sont-elles bien alignées de face avec les masses latérales de C2 ?
2. La distance entre la dent et la masse latérale de C1 est-elle égale de chaque côté ?
3. Existe-t-il un trait de fracture à la base de la dent de l'axis ?

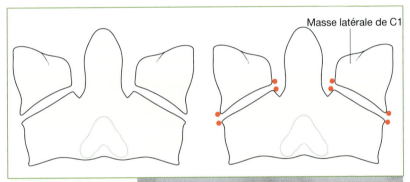

Question 1.

Nous pensons que l'incidence de face bouche ouverte correspond à :

« *L'incidence d'identification des masses latérales.* »

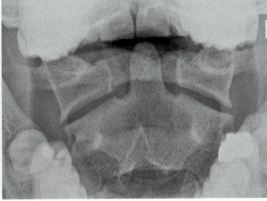

11 Rachis cervical

Anatomie normale de l'articulation C1–C2. Vue du bas vers le haut.

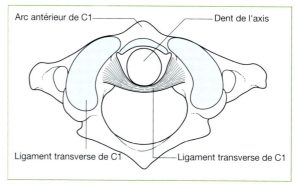

Si les masses latérales ne sont pas bien alignées dans le plan frontal, plusieurs explications sont à envisager.

En premier, penser à une subluxation en rapport avec une rupture ligamentaire.

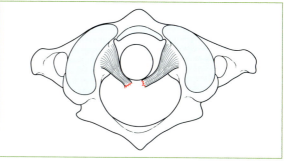

En deuxième, penser à fracture de C1 ; soit limitée à une seule masse latérale, soit une fracture en compression de C1 avec rupture complète de l'arc antérieur/postérieur (fracture de Jefferson).

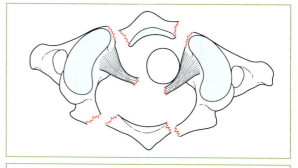

Finalement (diagnostic d'élimination), penser à une variante de la normale ou à une simple asymétrie liée à une rotation d'un rachis normal (voir p. 182), comme ici sur cette incidence de face bouche ouverte.

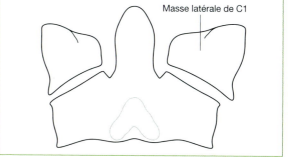

11 Rachis cervical

Question 2 : piège fréquent.

Une légère rotation du cou peut entraîner une asymétrie des espaces de chaque côté de la dent de C2. Cependant, si les bords latéraux de C1 et C2 restent normalement alignés, cette asymétrie peut être attribuée à la rotation du cou plutôt qu'à une lésion du ligament transverse (p. 191).

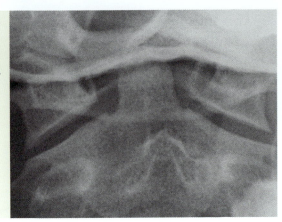

Question 2 : piège.

Il existe parfois une asymétrie de l'alignement d'une masse latérale ; c'est-à-dire que les bords des masses latérales adjacentes C1/C2 ne sont pas parfaitement alignées. Cet aspect peut évoquer une subluxation vertébrale. Il existe cependant plusieurs causes non pathologiques/ non traumatiques à un défaut d'alignement minime : soit une rotation du cou, soit une variante de la normale avec asymétrie de taille des masses latérales de C1 et C2 [1, 12–14]. Dans la plupart des cas, ce diagnostic est assez facile : vérifier s'il existe un décalage des masses latérales de l'autre côté. Si l'alignement controlatéral est normal, il s'agit très probablement d'une asymétrie constitutionnelle. Rarement, une imagerie complémentaire est nécessaire afin de trancher entre une asymétrie constitutionnelle (variante) et une lésion traumatique.

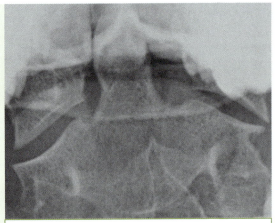

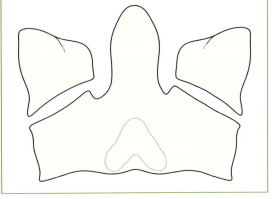

11 Rachis cervical

Question 3 : piège – effet Mach.

Une fine bande noire est souvent visible en projection de la base de la dent, et ne correspond pas à une fracture. Cette illusion d'optique [15] est liée à un chevauchement des projections de structures superposées. Elle est connue sous le nom de bande Mach ou effet Mach. Cet artéfact est à connaître.

Mais, prudence…

Il est très recommandé de demander un avis expérimenté avant d'interpréter toute ligne noire comme un artéfact lié à l'effet Mach.

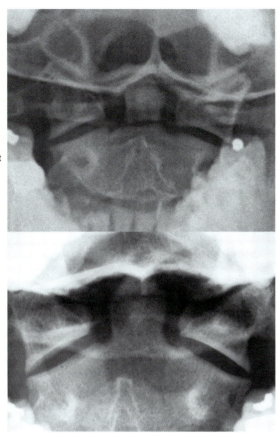

Un autre artéfact.

L'aspect de séparation verticale de la dent avec pseudofracture est un artéfact. Il est lié à l'espace entre les dents incisives supérieures.

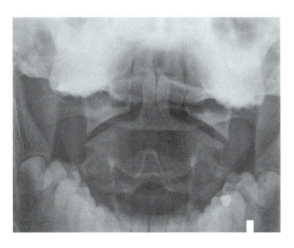

11 Rachis cervical

Priorité 3 : incidence de face globale – les points à contrôler

Les incidences de profil et de face bouche ouverte sont les plus utiles. La rentabilité diagnostique de l'incidence de face globale est bien moindre pour le diagnostic lésionnel. De plus, le lecteur débutant risque d'interpréter par excès (faux positifs) cette incidence.

Deux questions à se poser sur cette incidence :

1. L'alignement des processus épineux en ligne droite est-il normal ? Si ce n'est pas le cas, envisager le diagnostic de luxation articulaire unilatérale (voir p. 194).
2. Existe-t-il une égalité approximative des espaces interépineux adjacents ?

Attention : une augmentation anormale de la distance interépineuse (espace plus de 50 % plus grand que l'espace sus- ou sous-jacent) signe une luxation cervicale antérieure [16]. En pratique, ce signe est très utile chez des patients gravement traumatisés dont les épaules se superposent aux dernières vertèbres sur le cliché de profil [17]. Un élargissement anormal est un signe d'alerte important indiquant que le cou doit être manipulé avec une grande prudence, le temps de réaliser une incidence de profil et/ou un scanner du rachis cervical.

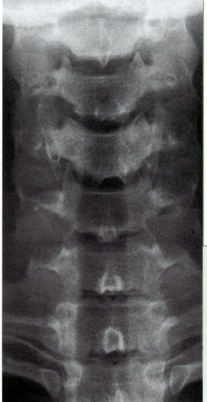

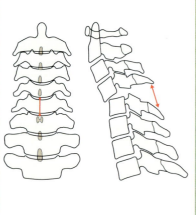

Cette radiographie normale montre un alignement normal des processus épineux.

Les processus épineux de C4 et C5 sont bifides ; il s'agit d'un aspect normal très fréquent.

Les schémas illustrent comment une luxation antérieure peut provoquer un élargissement de l'espace interépineux du niveau atteint.

11 Rachis cervical

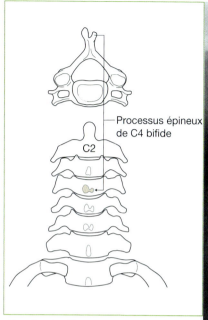

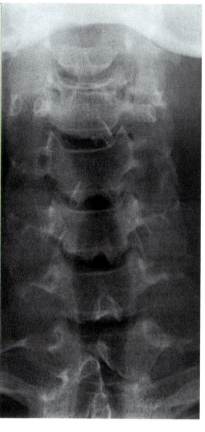

Question 1 : piège.

Parfois, un processus épineux bifide (variante de la normale) risque d'être interprété comme un défaut d'alignement.

Cette radiographie normale montre des processus épineux bifides à tous les niveaux.

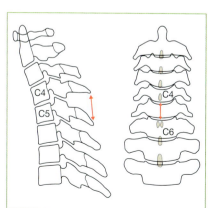

Question 2 : piège.

Si le cou est tenu en flexion à cause d'une contracture musculaire, la règle des 50 % ne peut pas être appliquée car l'élargissement anormal peut être simplement lié à la projection.

Cependant, dans un contexte traumatique, dès que cette règle des 50 % (voir p. 184) n'est pas respectée, il faut vérifier à nouveau l'incidence de profil afin de voir si l'explication de l'élargissement anormal est une luxation vertébrale ou une simple flexion du cou (contracture).

11 Rachis cervical

Traumatismes fréquents

Traumatismes de C1

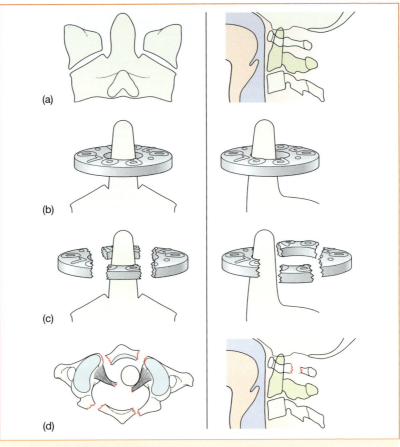

La vertèbre C1 (atlas) est vulnérable.

(a) Aspects normaux de l'articulation C1–C2 de face (bouche ouverte) et de profil.
(b) C1 est une vertèbre de morphologie très particulière, en forme d'anneau peu épais.
(c) Un mécanisme de compression verticale (c'est-à-dire axiale) peut briser cet anneau. Par exemple : le choc d'un objet lourd sur le sommet de la tête ; le choc du crâne contre le fond d'une piscine vide.
(d) Un mécanisme de compression verticale peut fracturer et briser C1 en plusieurs points (fracture de Jefferson). Le ligament transverse (situé en arrière du bord postérieur de la dent de l'axis) est aussi rompu parfois. Certains mécanismes à haute énergie (pas nécessairement selon un axe vertical) peuvent provoquer une rupture isolée du ligament transverse.

11 Rachis cervical

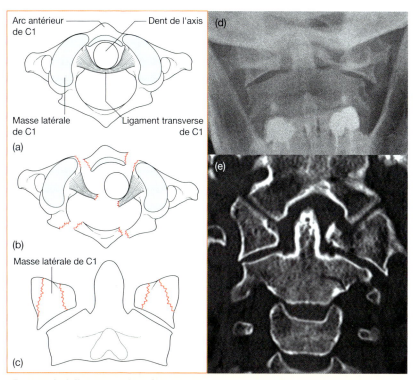

Fracture de Jefferson : vertèbre C1

(a) Aspect normal de C1 en vue du dessus.

(b) Un mécanisme de compression vertical (axial) a brisé la vertèbre C1 avec aussi une rupture du ligament transverse.

(c) Aspect de (b) tel que le montre une incidence de face bouche ouverte. Le signe clé est le décalage de la masse latérale de C1 à droite – c'est-à-dire perte de l'alignement normal avec la corticale latérale de C2. Les traits de fractures sont invisibles ou très difficiles à voir sur la radiographie. (Un scanner complémentaire est indiqué [NdT].)

(d) Radiographie d'un patient admis en urgence après un violent choc sur le sommet de la tête. Fracture de Jefferson unilatérale (à gauche). Cette incidence de face bouche ouverte montre un défaut d'alignement des masses latérales de C1 et C2 du côté gauche. Aspect de fracture séparation de la masse latérale gauche de C1. Le scanner (e) confirme ces lésions (et montre aussi une fracture non déplacée de la base de C2).

11 Rachis cervical

Traumatismes de C2 avec atteinte de la dent de l'axis

Signes radiographiques de profil

- Trait de fracture sur la dent de l'axis. Habituellement à la base.
- Tout décroché cortical antérieur ou postérieur de C2.
- Rupture du bord antérieur ou postérieur de l'anneau de Harris (p. 176).

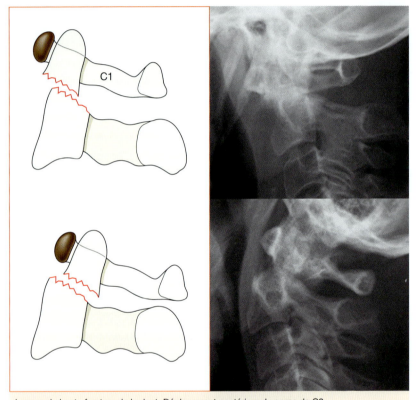

Images du haut : fracture de la dent. Déplacement postérieur du corps de C2.
Images du bas : fracture de la dent. Déplacement antérieur du corps de C2.
Clé du bon diagnostic : connaissance et compréhension de l'anatomie normale.
Doute diagnostique ? Commencer par chercher l'arc antérieur de C1 (c'est-à-dire le « grain de café », p. 175). Le grain de café est un repère facile à identifier sur toutes les radiographies de profil. La dent doit normalement être positionnée immédiatement en arrière du grain de café. Le bord antérieur de la dent normale doit se poursuivre vers le bas avec la corticale antérieure du corps de C2.

11 Rachis cervical

Signes radiographiques sur l'incidence de face bouche ouverte

- Ligne noire radiotransparente à la base de la dent de C2 (attention aux artéfacts en bande Mach, p. 183).
- Une dent qui n'est pas parfaitement verticale (c'est-à-dire inclinée vers la gauche ou la droite).
- En pratique, l'incidence de face bouche ouverte seule permet rarement un diagnostic facile de fracture de la dent – l'incidence de profil est cruciale pour le diagnostic.

Fracture de la base de la dent.

Souvent de diagnostic très difficile sur l'incidence de face bouche ouverte.

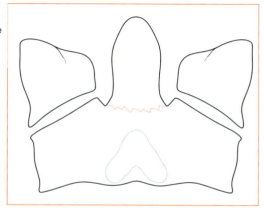

La dent fracturée penche parfois vers le côté.
Appliquer cet aphorisme :
« *Une dent inclinée est une mauvaise dent.* »

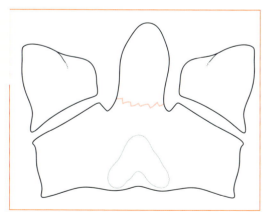

11 Rachis cervical

Traumatismes du corps ou de l'arc postérieur de C2

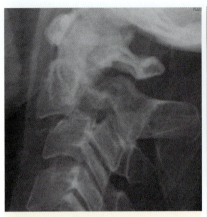

Fracture du pendu [8].

Fracture bilatérale des pédicules de C2. Fracture instable, mécanisme d'hyperextension. C'est la fracture typique en cas de pendaison. Mais elle survient aussi typiquement lors d'un accident de voiture avec choc de la tête contre le tableau de bord. Chez ce patient, il y a également une fracture du corps vertébral de C3.

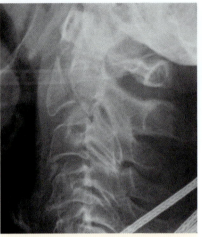

Fracture oblique du corps de C2.

Cette fracture peut provoquer un élargissement antéropostérieur du corps de C2 [18] (signe de « grosse C2 »).

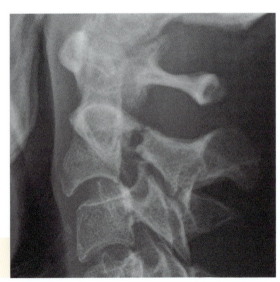

Fracture du pendu de C2 avec listhésis antérieur de C2 sur C3.

11 Rachis cervical

Subluxation de C2 liée à une rupture du ligament transverse

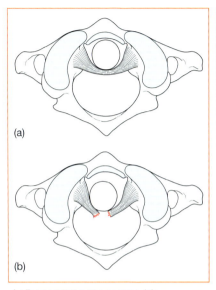

(a)

(b)

Le ligament transverse en vue axiale supérieure. (a) = normal, (b) = rupture.

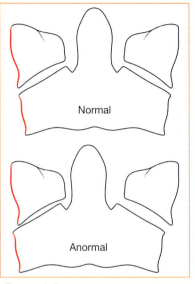

Normal

Anormal

Rupture du ligament transverse : sémiologie sur l'incidence de face bouche ouverte.

Vérifier l'alignement des bords des masses latérales de C1 et C2. Si les quatre masses latérales ne sont pas bien alignées, le ligament transverse est probablement rompu. Le diagnostic différentiel est la fracture de Jefferson (p. 186).

Rupture du ligament transverse : sémiologie sur l'incidence de profil.

L'espace entre l'arc antérieur de C1 (le « grain de café ») et le bord antérieur de la dent ne doit pas dépasser 3 mm chez l'adulte.
Chez ce patient, l'espace mesure environ 7 mm. Subluxation postérieure de C2 en rapport avec une rupture du ligament transverse.

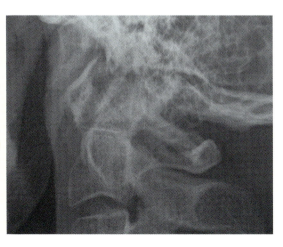

11 Rachis cervical

Fractures C3–C7

Comprend les fractures des processus épineux, les fractures vertébrales en compression, et les fractures *teardrop* en hyperflexion.

Règle capitale : l'incidence de profil doit toujours, toujours bien montrer le plateau supérieur de la vertèbre T1. De nombreuses erreurs diagnostiques [1, 3, 5] proviennent de la non-visibilité de T1 sur la radiographie. Vérifier l'incidence de profil comme indiqué p. 174.

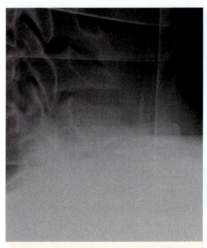

Fracture du processus épineux de C7.
En rapport avec un traumatisme violent. Lésions ligamentaires importantes probables.

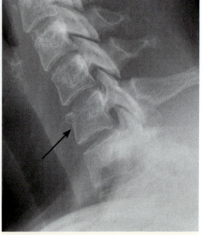

Fracture compression du corps vertébral de C7 (flèche).
Mécanisme de flexion.

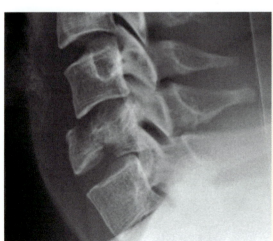

Fracture *teardrop* de C6 (hyperflexion).

Mécanisme de flexion extrême avec compression axiale. Lésion instable.

11 Rachis cervical

Subluxations/luxations C3–C7

Subluxation antérieure.

Mécanisme traumatique en flexion-rotation. Diagnostic habituellement facile. Détection grâce à la rupture – à tout niveau – des trois arcs décrits p. 178. Parfois, un seul arc est vraiment anormal.

Subluxation vertébrale du rachis cervical moyen avec rupture des arcs.

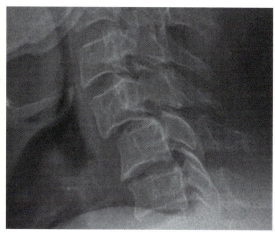

Luxation articulaire unilatérale.

Conséquence d'un mécanisme en distraction – flexion avec composante rotatoire. Régulièrement non vue sur les radiographies.

Chercher :

- Face : processus épineux non alignés.
- Profil : 10 à 20 % de subluxation antérieure (en C6–C7 chez ce patient).

Ensuite :

- Demander l'avis d'un lecteur expérimenté.
- La confirmation précise du diagnostic nécessite un avis spécialisé ainsi qu'une imagerie complémentaire.

11 Rachis cervical

Explication de la luxation articulaire unilatérale

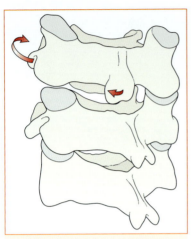

La facette articulaire d'une vertèbre est passée en avant de la facette articulaire de la vertèbre sous-jacente. Ce passage est unilatéral (l'autre articulation garde une congruence normale).

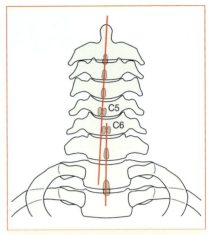

La luxation articulaire rotatoire provoque un défaut d'alignement du processus épineux de face.

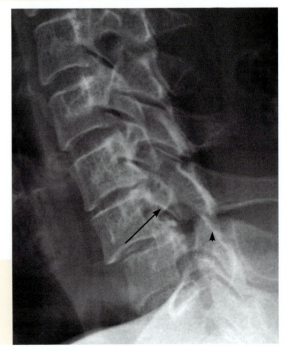

La luxation articulaire avec perte de congruence entre la facette supérieure (flèche) et la facette inférieure (tête de flèche) entraîne une subluxation antérieure de profil.

11 Rachis cervical

Pièges

Incidence de face bouche ouverte

- Une inégalité des espaces de chaque côté de la dent est souvent observée en cas de position du cou en rotation modérée. Dans tous les cas, cet aspect nécessite une vérification attentive de l'alignement des masses latérales (p. 180).

- Une ligne noire radiotransparente sur la dent peut correspondre à un effet Mach ou à un artéfact dentaire (p. 183) plutôt qu'à une fracture. Il faut analyser immédiatement l'incidence de profil.

Incidence de face

- Un processus épineux bifide peut suggérer à tort un défaut d'alignement (p. 184–185).

- En cas de contracture musculaire avec cou en flexion, la règle des 50 % (espace normal) n'est pas applicable (p. 184–185).

Variantes de la normale

La hauteur vertébrale est parfois diminuée en avant avec une perte de l'aspect normal carré ou rectangulaire. Aspect pouvant simuler un tassement fracturaire.

Parfois lié à un traumatisme ancien ou au vieillissement, cet aspect est le plus souvent en rapport avec une persistance de la morphologie en coin de la vertèbre de l'adolescent [19].

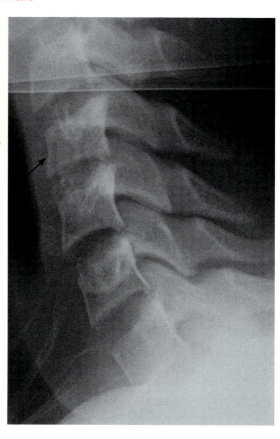

11 Rachis cervical

Opacité antérieure

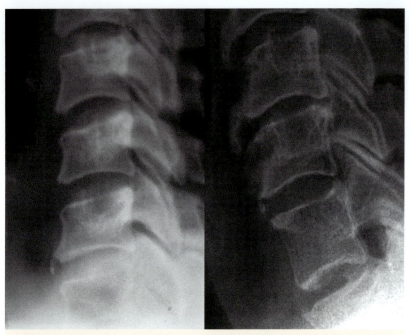

Une petite opacité calcifiée en avant du corps vertébral peut simuler une fracture. Il s'agit parfois de la persistance d'un noyau d'ossification secondaire non fusionné [19] (à gauche). Un ostéophyte (arthrose du rachis) peut donner un aspect similaire (à droite). En cas de doute sur ces images, il est préférable de demander un avis spécialisé.

Contracture – instabilité retardée

Après un traumatisme, l'intensité de la douleur et de la contracture peut masquer des lésions significatives du système ligamentaire postérieur. La contracture musculaire maintient le cou en position anatomique. L'instabilité se révèle quelques jours plus tard après résolution de la contracture.

Conséquence importante : tout patient avec une douleur et une contracture sévères mais dont la sortie est envisageable doit porter un collier cervical (minerve souple) et revenir quelques jours plus tard pour des radiographies de profil dynamiques en flexion-extension. Ces radiographies sont réalisées sous contrôle médical. Si ces incidences complémentaires sont suspectes ou douteuses, une IRM est habituellement demandée afin d'exclure des lésions ligamentaires.

11 Rachis cervical

Changements liés au vieillissement

Les lésions dégénératives sont fréquentes après 40 ans. La distinction entre des lésions d'arthrose et des lésions traumatiques récentes n'est pas toujours facile.

Les images suivantes sont souvent visibles en cas d'arthrose chez les patients d'un certain âge.

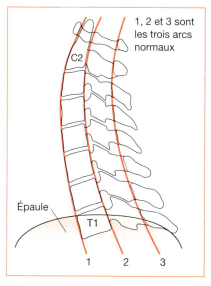

1, 2 et 3 sont les trois arcs normaux

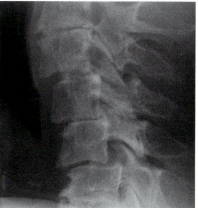

Subluxation antérieure en rapport avec une arthrose articulaire postérieure (plusieurs niveaux sur cette radiographie). Il n'y a pas de critère formel de distinction avec une subluxation d'origine traumatique. La confrontation entre les signes cliniques et les anomalies radiographiques permet heureusement de rassurer le patient et le médecin dans la plupart des cas. En cas de doute ou de discordance radioclinique, il faut envisager une lésion traumatique et demander une lecture des radiographies par un spécialiste [20].

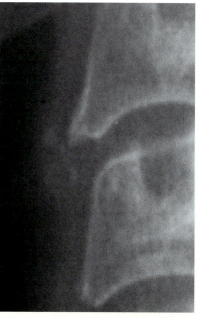

La berge antérieure d'un corps vertébral est décalée par rapport au corps vertébral sous-jacent. Aspect lié à un ostéophyte. Ne pas interpréter comme une subluxation vertébrale.

11 Rachis cervical

Références

1. Richards PJ. Cervical spine clearance: a review. Injury 2005;36:248-269.
2. Anekstein Y, Jeroukhimov I, Bar-Ziv Y, et al. The use of dynamic CT surview for cervical spine clearance in comatose trauma patients: a pilot prospective study. Injury 2008;39:339-346.
3. Daffner RH, Sciulli RL, Rodriguez A, et al. Imaging for evaluation of suspected cervical spine trauma: a 2year analysis. Injury 2006;37:652-658.
4. Goldberg W, Mueller C, Panacek E, et al. Distribution and patterns of blunt traumatic cervical spine injury. Ann Emerg Med 2001;38:17-21.
5. Tins BJ, Cassar-Pullicino VN. Imaging of acute cervical spine injuries: review and outlook. Clin Rad 2004;59:865-880.
6. Mann FA, Kubal WS, Blackmore CC. Improving the imaging diagnosis of cervical spine injury in the very elderly: implications of the epidemiology of injury. Emerg Radiol 2000;7:36-41.
7. Harris JH, Burke JT, Ray RD, et al. Low (type III) odontoid fractures: a new radiographic sign. Radiology 1984;153:353-356.
8. Harris JH, Mirvis SE. The radiology of acute cervical spine trauma. 3rd ed Williams & Wilkins; 1996.
9. Harris JH. The cervicocranium: its radiographic assessment. Radiology 2001;218:337-351.
10. Herr CH, Ball PA, Sargent SK, Quinton HB. Sensitivity of prevertebral soft tissue measurement at C3 for detection of cervical spine fractures and dislocations. Am J Emerg Med 1998;16:346-349.
11. Matar LD, Doyle AJ. Prevertebral soft-tissue measurements in cervical spine injury. Austr Radiol 1997;41:229-237.
12. Gehweiler JA Jr, Daffner RH, Roberts L Jr. Malformations of the atlas vertebra simulating the Jefferson fracture. Am J Roentgenol 1983;140:1083-1086.
13. Suss RA, Zimmerman RD. Leeds NE. Pseudospread of the atlas: false sign of Jefferson fracture in young children. Am J Roentgenol 1983;140:1079-1082.
14. Mirvis SE. How much lateral atlantodental interval asymmetry and atlantoaxial lateral mass asymmetry is acceptable on an open-mouth odontoid radiograph, and when is additional investigation necessary? Am J Roentgenol 1998;170:1106-1107.
15. Daffner RH. Pseudofracture of the dens: Mach bands. Am J Roentgenol 1977;128:607-612.
16. Naidich JB, Naidich TP, Garfein C, et al. The widened interspinous distance: a useful sign of anterior cervical dislocation in the supine frontal projection. Radiology 1977;123:113-116.
17. Harris JH, Yeakley JS. Radiographically subtle soft tissue injuries of the cervical spine. Curr Prob Diagn Radiol 1989;18:161-190.
18. Pellei DD. The fat C2 sign. Radiology 2000;217:359-360.
19. Keats TE, Anderson MW. Atlas of normal Roentgen variants that may simulate disease. 9th ed Elsevier; 2012.
20. Lee C, Woodring JH, Rogers LF, Kim KS. The radiographic distinction of degenerative slippage (spondylolisthesis and retrolisthesis) from traumatic slippage of the cervical spine. Skeletal Radiol 1986;15:439-443.

12 Rachis thoracique et lombaire

Anatomie normale

Incidence de profil – rachis lombaire	**200**
Les trois colonnes du rachis	**200**
Incidence de face – rachis thoracique	**201**
Incidence de face – rachis lombaire	**201**

Analyse : les points à contrôler

Sur l'incidence de profil	**202**
De face	**204**

Traumatisme fréquent

Fracture vertébrale	**206**

Traumatismes moins fréquents mais importants

Fractures post-traumatiques	**207**

Pièges

Ligne paravertébrale droite	**211**
Considérer les fractures des processus transverses comme triviales	**211**
Nodules de Schmorl	**211**

Traumatismes souvent méconnus

- Fractures des processus transverses.

Radiographies standard

Incidences de **profil** et de **face**.

Abréviations

L1, 1re vertèbre lombaire ;
T6, 6e vertèbre thoracique.

© 2017 Elsevier Masson SAS. Tous droits réservés.

12 Rachis thoracique et lombaire

Anatomie normale

Incidence de profil – rachis lombaire [1–4]

- La limite antérieure du rachis lombaire est un arc continu régulier à grand rayon de courbure.
- Les corps vertébraux sont de la même hauteur en avant et en arrière.
- Le bord postérieur de chaque corps vertébral est un peu concave.
- Chaque vertèbre est intacte – c'est-à-dire pas d'encoche, ni de rupture corticale, ni d'écrasement.

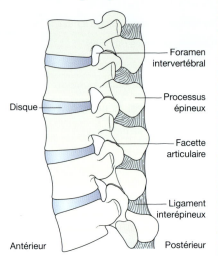

Les trois colonnes du rachis

Le concept des trois colonnes du rachis [1] est utilisé couramment pour l'évaluation d'un scanner ou d'une IRM du rachis. Ce concept anatomique peut aussi être appliqué à l'incidence de profil.

- **Colonne antérieure**
  Ligament longitudinal antérieur, portion antérieure de l'annulus du disque, et deux tiers antérieurs du corps vertébral.
- **Colonne moyenne**
  Ligament longitudinal postérieur, portion postérieure de l'annulus du disque, et bord postérieur du corps vertébral.
- **Colonne postérieure**
  Articulations postérieures, pédicules et ligaments postérieurs.

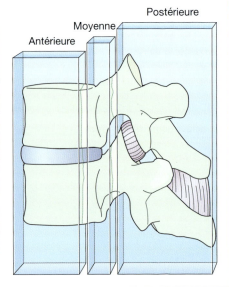

12 Rachis thoracique et lombaire

Incidence de face – rachis thoracique

Pour le rachis thoracique, la ligne paravertébrale gauche doit être visible au contact des corps vertébraux. Cette ligne correspond à une interface entre les tissus mous paravertébraux et le poumon adjacent.

Il n'y a pas de ligne paravertébrale visible à droite [5, 6].

Pédicule
Processus transverse
Processus épineux
Aorte descendante
Ligne paravertébrale

Incidence de face – rachis lombaire

À l'étage lombaire, la distance interpédiculaire doit augmenter progressivement en descendant de L1 à L5.

À l'étage lombaire, il n'y a pas de ligne paravertébrale.

Pédicule de L2

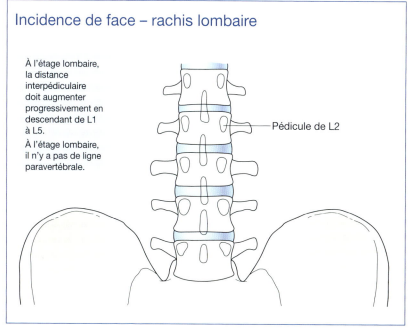

201

12 Rachis thoracique et lombaire

Analyse : les points à contrôler

- Une analyse rigoureuse étape par étape des radiographies permet un diagnostic immédiat d'un traumatisme potentiellement catastrophique.

- L'incidence de face est utile mais l'incidence de profil est toujours plus intéressante pour le diagnostic lésionnel. De 70 à 90 % des anomalies radiographiques détectables le sont sur l'incidence de profil [7, 8]. De plus, l'incidence de profil sert également de base pour l'analyse des trois colonnes et le principe de stabilité du rachis [1–3] :

 « *Instabilité si deux des trois colonnes sont atteintes.* »

Sur l'incidence de profil

Chercher :

- Perte de hauteur ou aspect en coin du corps vertébral : diagnostic de fracture tassement du corps vertébral. Cette fracture est parfois associée à une perte de la concavité normale du bord postérieur du corps vertébral (mur postérieur) [9]. La perte de concavité visible en radiographie indique un déplacement postérieur significatif de la colonne moyenne.

- Fragment(s) osseux fracturés et détachés du bord antérieur du corps vertébral.

- Plus d'une anomalie. L'importance du diagnostic de toutes les anomalies radiologiques présentes est expliquée dans le paragraphe sur la stabilité (p. 209–210).

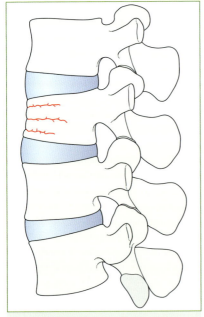

Fracture compression cunéiforme d'une vertèbre lombaire.

Fracture compression cunéiforme de L1.

12 Rachis thoracique et lombaire

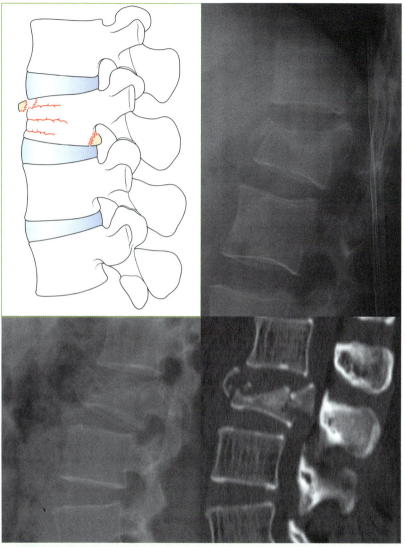

Fractures vertébrales cunéiformes.

- En haut à gauche : deux fragments distincts sont visibles. Deux colonnes sont rompues, la colonne antérieure et la moyenne. Instable.
- En haut à droite : plusieurs fragments. Rupture du bord postérieur de L1 avec recul intracanalaire. Atteinte de deux colonnes. Instable.
- En bas à gauche et à droite : fragment osseux canalaire (recul du mur postérieur). Rupture de deux colonnes. Instable.

12 Rachis thoracique et lombaire

De face

Rachis thoracique

Chercher :

- Refoulement ou élargissement des lignes paravertébrales thoraciques. Dans un contexte traumatique, un refoulement ou élargissement doit être interprété comme un signe indirect d'hématome paravertébral en rapport avec une fracture vertébrale.

Rachis thoracique et/ou lombaire

Chercher :

- Un élargissement anormal de la distance interpédiculaire. Ce signe indique un déplacement des fragments en cas de fracture vertébrale.
- Fracture d'un processus transverse. Souvent difficile à voir ; adapter le fenêtrage de visualisation des images sur l'écran.

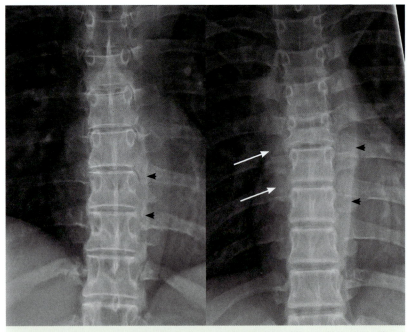

L'image de gauche est normale. Noter la ligne paravertébrale gauche (têtes de flèches) parallèle au bord gauche des corps vertébraux. La seconde ligne, plus latérale, correspond à l'aorte descendante.

L'image de droite est anormale. Bombement de la ligne paravertébrale gauche (têtes de flèches) en rapport avec un hématome autour d'une fracture de T6. Cet hématome refoule aussi la ligne paravertébrale droite avec un bombement (flèches). Normalement, la ligne paravertébrale droite n'est pas visible.

12 Rachis thoracique et lombaire

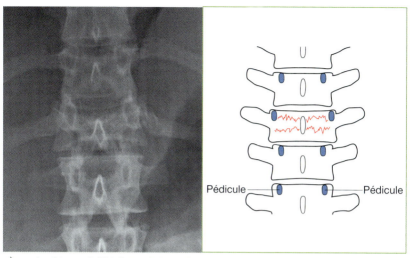

À gauche : fracture de T12. Perte de hauteur de la vertèbre. Noter l'écart interpédiculaire anormal.
À droite : fracture d'une vertèbre lombaire. L'écart interpédiculaire est anormal. Normalement, l'écart interpédiculaire augmente légèrement de L1 à L5, mais sans élargissement brutal tel que sur ce schéma.

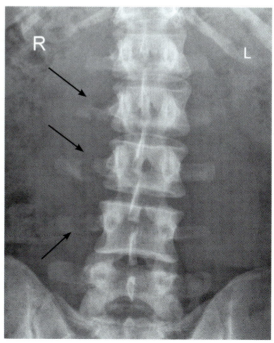

Fractures des processus transverses droits de L2, L3 et L4 (flèches).

Ces fractures surviennent le plus souvent après une rotation ou une inclinaison latérale extrême.

Signe utile : dans un contexte de traumatisme à haute énergie (et de lésions multiples), le diagnostic de fractures transverses multiples doit faire suspecter la possibilité de lésions traumatiques majeures de la charnière lombosacrée. Voir « signe sentinelle », p. 211.

12 Rachis thoracique et lombaire

Traumatisme fréquent

Il existe un seul traumatisme vraiment fréquent : la fracture vertébrale (tassement).

Fractures vertébrales ostéoporotiques [10].

- ❏ Les fractures vertébrales ostéoporotiques sont fréquentes chez le sujet âgé.
- ❏ Ces fractures sont le plus souvent asymptomatiques. Environ 30 % des patients ayant une fracture vertébrale ostéoporotique sont symptomatiques avec des douleurs rachidiennes.
- ❏ Radiologiquement, l'aspect typique de profil correspond à une fracture cunéiforme.

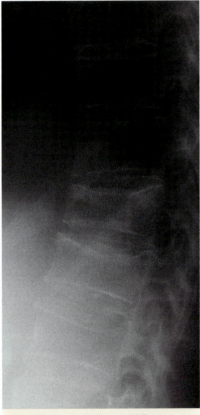

Patient âgé avec douleur rachidienne intense.

Fractures en compression (tassements vertébraux) de T11 et T12, avec une perte de hauteur d'environ 25 %. La radiographie ne permet pas de dater ces fractures.

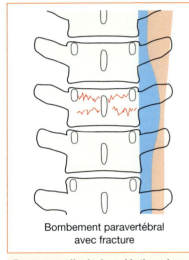

Bombement paravertébral avec fracture

Fracture vertébrale du rachis thoracique moyen.

Dans cet exemple schématique, un hématome fait bomber la ligne paravertébrale gauche. En pratique, ce signe est rare, sauf en cas de traumatisme à haute énergie.

12 Rachis thoracique et lombaire

Traumatismes moins fréquents mais importants

Fractures post-traumatiques

Ces traumatismes importants sont tous observés après un mécanisme à haute énergie. Il s'agit parfois de mécanismes complexes.

Diagnostic :

- D'abord, chercher les différentes fractures.
- Ensuite, évaluer la stabilité grâce à l'analyse des trois colonnes.

Différents types de fractures…

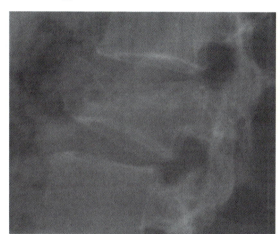

Mécanisme de flexion et compression (fracture en coin) de L2.

Aspect radiologique : perte de hauteur de la partie antérieure du corps vertébral, sans atteinte postérieure.

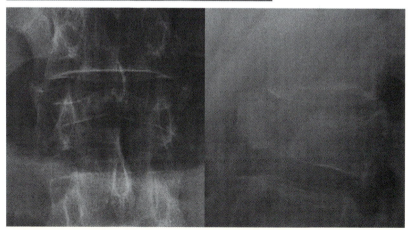

Mécanisme de compression verticale (*burst fracture*) de L1.

Aspect radiologique : comminution sévère et aplatissement du corps vertébral. Souvent à la suite d'une chute de hauteur avec réception sur les pieds.

12 Rachis thoracique et lombaire

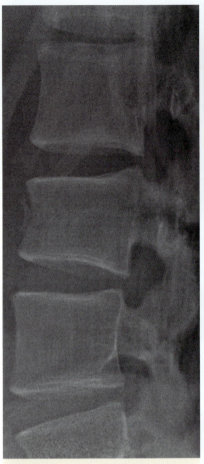

Mécanisme de flexion/distraction (fracture de Chance).

Dans cet exemple, fracture de L3.

Aspect radiologique : mécanisme de cisaillement. Plusieurs aspects sont possibles [11, 12].

Un aspect fréquent : fracture transversale du corps vertébral, avec fractures des processus épineux et fracture postérosupérieure du corps vertébral. Classique lors d'un accident de voiture avec mouvement du torse vers l'avant tandis que le pelvis est maintenu en place par la ceinture de sécurité.

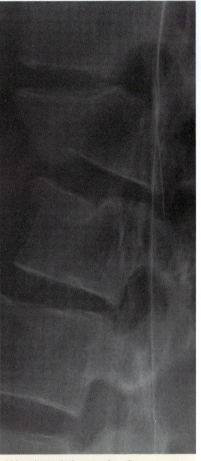

Mécanisme de fracture-luxation.

Dans ce cas, au niveau T12–L1. (D'autres fractures vertébrales étaient aussi visibles sur le bilan d'imagerie complet.)

Aspect radiologique : fracture et subluxation (ou luxation) vertébrale.

12 Rachis thoracique et lombaire

Analyser la stabilité en évaluant les trois colonnes…

Après diagnostic d'une anomalie radiographique, il faut classer la lésion comme stable ou instable. Analyser les trois colonnes sur l'incidence de profil (p. 200). En général, le terme « lésion stable » doit être réservé aux fractures vertébrales minimales/modérées avec une colonne postérieure intacte.

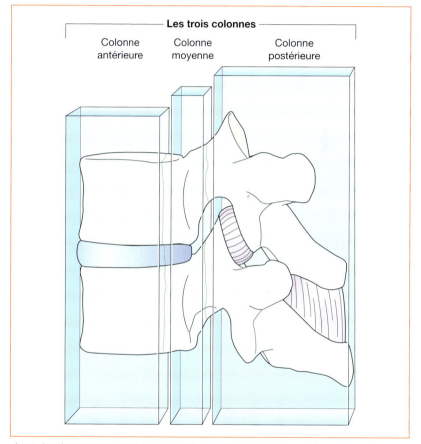

Les trois colonnes sont normales sur ce schéma. L'alignement, la forme et les contours de ces vertèbres sont anatomiques et normaux. L'analyse de chaque colonne doit être effectuée sur toutes les radiographies de profil. En cas d'atteinte de deux des trois colonnes, la lésion sera classée comme instable.

12 Rachis thoracique et lombaire

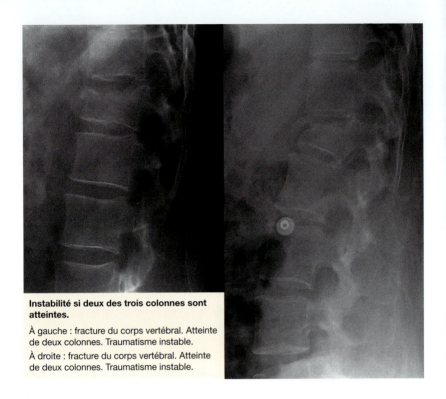

Instabilité si deux des trois colonnes sont atteintes.

À gauche : fracture du corps vertébral. Atteinte de deux colonnes. Traumatisme instable.

À droite : fracture du corps vertébral. Atteinte de deux colonnes. Traumatisme instable.

Stabilité après un traumatisme à haute énergie	
Fracture cunéiforme	Le plus souvent stables. Cependant, la gravité clinique d'une fracture cunéiforme peut être sous-estimée. Ces fractures provoquent parfois un recul osseux intracanalaire (colonne moyenne).
Burst fracture	Toujours instable.
Fracture de Chance	Instable. Atteinte des colonnes moyenne et postérieure ; atteinte associée fréquente de la colonne antérieure.
Fracture luxation	Très instable.
Fracture de processus transverse	Si elle est isolée, c'est une lésion stable.

12 Rachis thoracique et lombaire

Pièges

Ligne paravertébrale droite

Cette ligne est adjacente aux vertèbres thoraciques et n'est pas visible chez les individus normaux. Il existe une exception : elle est parfois visible chez certains patients âgés car la plèvre est refoulée par des ostéophytes latéraux [13]. Chez ces patients dans un contexte post-traumatique, la visibilité de cette ligne n'a pas de signification pathologique.

Considérer les fractures des processus transverses comme triviales

En cas de fractures des processus transverses après un traumatisme à haute énergie, il est important de vérifier la charnière lombosacrée sur l'imagerie [14]. En effet, après un traumatisme à haute énergie, les fractures des processus transverses peuvent être négligées, considérées comme mineures, particulièrement en présence de lésions thoraciques, abdominales, vasculaires, ou cérébrales. Dans la disjonction lombosacrée (traumatisme rare), il existe souvent plusieurs fractures des processus transverses visibles sur l'incidence de face.

Nodules de Schmorl [14]

Ce sont des irrégularités focales des plateaux vertébraux visibles à tout âge, mais surtout chez les adultes jeunes. L'étiologie de ces nodules de Schmorl est controversée et leur signification pathologique aussi. Ils sont parfois incriminés dans les douleurs chroniques du rachis. Ils sont fréquents sur le rachis thoracique et lombaire. Dans un contexte post-traumatique récent, ils doivent être « banalisés » lors de l'interprétation.

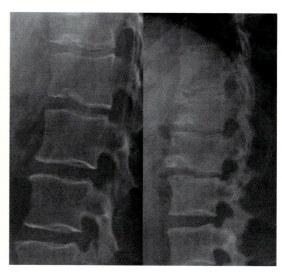

Deux patients avec des irrégularités de plusieurs plateaux vertébraux. Nodules de Schmorl typiques.

12 Rachis thoracique et lombaire

Références

1. Denis F. The three column spine and its significance in the classification of acute thoracolumbar spinal injuries. Spine 1983;8:817-831.
2. Murphey MD, Batnitzky S, Bramble JM. Diagnostic imaging of spinal trauma. Radiol Clin North Am 1989;27:855-872.
3. Pathria MN, Petersilge CA. Spinal trauma. Radiol Clin North Am 1991;29:847-865.
4. Vialle R, Charosky S, Rillardon L, et al. Traumatic dislocation of the lumbosacral junction diagnosis, anatomical classification and surgical strategy. Injury 2007;38:169-181.
5. Genereux GP. The posterior pleural reflections. Am J Roentgenol 1983;141:141-149.
6. Donnelly LF, Frush DP, Zheng J, et al. Differentiating normal from abnormal inferior thoracic paravertebral soft tissues on chest radiography in children. Am J Roentgenol 2000;175:477-483.
7. Berquist TH. Imaging of orthopedic trauma. 2nd ed Lippincott Williams & Wilkins; 1992.
8. Gehweiler JA, Osborne RL, Becker RF. The radiology of vertebral trauma. WB Saunders; 1980.
9. Daffner RH, Deeb ZL, Rothfus WE. The posterior vertebral body line: importance in the detection of burst fractures. Am J Roentgenol 1987;148:93-96.
10. Prather H, Watson JO, Gilula LA. Nonoperative management of osteoporotic vertebral compression fractures. Injury 2007;38(3):S40-S48.
11. Bernstein MP, Mirvis SE, Shanmuganathan K. Chance-type fractures of the thoracolumbar spine: imaging analysis in 53 patients. Am J Roentgenol 2006;187:859-868.
12. Groves CJ, Cassar-Pullicino VN, Tins BJ, et al. Chance-type flexion-distraction injuries in the thoracolumbar spine: MR imaging characteristics. Radiology 2005;236:601-608.
13. de Lacey G, Morley S, Berman L. The Chest X-Ray: A Survival Guide. Elsevier; 2008.
14. Pfirrmann CW, Resnick D. Schmorl nodes of the thoracic and lumbar spine: radiographic-pathologic study of prevalence, characterization, and correlation with degenerative changes of 1,650 spinal levels in 100 cadavers. Radiology 2001;219:368-374.

13 Pelvis

Anatomie normale
Incidence de face normale — **214**
Squelette en croissance : synchondroses — **214**
Squelette en croissance : apophyses pelviennes — **215**

Analyse : les points à contrôler
Incidence de face — **216**

Fractures fréquentes, haute énergie
Fractures de l'anneau osseux principal — **218**
Fractures acétabulaires — **219**
Fractures du sacrum — **220**

Fractures fréquentes, basse énergie
Chute du sujet âgé — **222**
Traumatisme du coccyx — **222**
Avulsion apophysaire du jeune — **222**

Traumatismes sportifs
Avulsions spécifiques — **224**

Pièges
Chez l'adulte et l'enfant — **225**

Traumatismes souvent méconnus
- Fracture acétabulaire non déplacée.
- Fragment acétabulaire détaché en cas de luxation de hanche.
- Fractures du sacrum.
- Avulsion apophysaire du fémur proximal ou de l'os innominé.

Radiographie standard
Bassin de face.

Abréviations
AVP, accident de la voie publique ;
EIAI, épine iliaque antéro-inférieure ;
EIAS, épine iliaque antérosupérieure ;
SI, sacro-iliaque.

© 2017 Elsevier Masson SAS. Tous droits réservés.

13 Pelvis

Anatomie normale

Incidence de face normale

Le pelvis est composé de trois anneaux osseux :

- l'anneau pelvien principal ;
- deux petits anneaux formés par les os pubis et ischion (à droite et à gauche).

Les articulations sacro-iliaques et la symphyse pubienne font partie intégrante de l'anneau osseux principal. Les articulations sacro-iliaques sont extrêmement solides et résistantes aux forces dans l'axe vertical et antéropostérieur ; la symphyse pubienne est le maillon le plus faible de l'anneau pelvien [1–4].

Les arches régulières des toits des foramens (trous) sacrés apparaissent normalement comme des lignes incurvées à bords lisses.

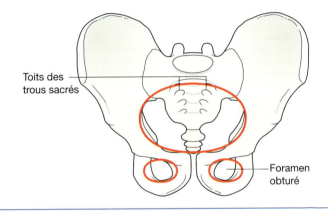

Toits des trous sacrés

Foramen obturé

Squelette en croissance : synchondroses

Chez l'enfant, les synchondroses (jonctions cartilagineuses) entre chaque ischion et pubis sont parfois troublantes. Chez le petit enfant, ces jonctions peuvent ressembler à des traits de fracture. Entre 5 et 7 ans, elles peuvent ressembler à des fractures en voie de guérison.

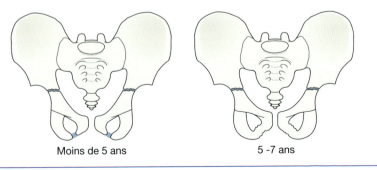

Moins de 5 ans   5 -7 ans

13 Pelvis

Squelette en croissance : apophyses pelviennes [5–7]

Chez les adolescents et les jeunes adultes, il existe plusieurs petits noyaux d'ossification pelviens (les apophyses). Ils apparaissent normalement identiques des deux côtés en radiographie.

Les apophyses sont des noyaux d'ossification secondaires qui contribuent à la forme, la taille et au contour de l'os mais pas à sa longueur. Ces noyaux sont soumis à des efforts de traction car ils correspondent à des insertions musculaires. Ils sont vulnérables lors des contractions musculaires brutales, et aussi lors des contractions répétitives du saut, des changements de direction, ou parfois de la danse.

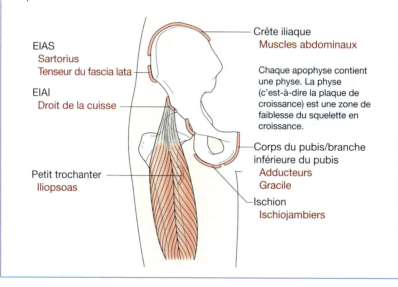

Chaque apophyse contient une physe. La physe (c'est-à-dire la plaque de croissance) est une zone de faiblesse du squelette en croissance.

Âge d'apparition et de fusion des apophyses de la hanche et du pelvis (années) [5, 7]

Apophyse	Visible en radiographie	Fusion au squelette
Os iliaque		
EIAI	13–15	16–18
EIAS	13–15	21–25
Ischion	13–15	20–25
Crête iliaque	13–15	21–25
Fémur		
Petit trochanter	11–12	16–17
Grand trochanter	2–3	16–17

Note : certaines apophyses restent non fusionnées et normales, mais sont toujours vulnérables chez l'adulte jeune, bien après la fin de la croissance des os longs.

215

13 Pelvis

Analyse : les points à contrôler

Incidence de face

Analyser :

1. Anneau pelvien principal : contour interne et contour externe.
2. Les deux petits anneaux des foramens obturateurs.
3. Les articulations sacro-iliaques. Les interlignes doivent être symétriques.
4. La symphyse pubienne. Les bords supérieurs de chaque os pubien doivent être alignés. L'interligne normal maximal de la symphyse mesure 5 mm.
5. Les foramens sacrés. La rupture d'une arche d'un toit de trou sacré est un signe de fracture du sacrum. Comparer les arches des deux côtés.
6. La région acétabulaire. L'anatomie est complexe et les fractures sont souvent de diagnostic difficile [3, 8–10]. Comparer le côté traumatisé avec le côté non traumatisé.

Chez les adolescents et les jeunes adultes avec une douleur de hanche sans histoire de choc violent :

7. Les apophyses (p. 215).

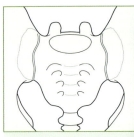

Articulations sacro-iliaques normales.

Interlignes symétriques. Alignement du bord inférieur de l'os iliaque avec le bord inférieur de la berge articulaire sacrée – de chaque côté.

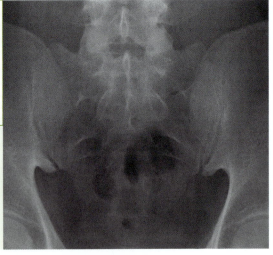

13 Pelvis

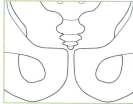

Symphyse pubienne normale.

Pas de diastasis ; bords supérieurs au même niveau.

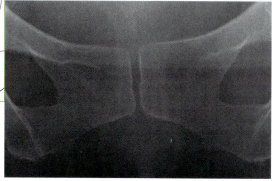

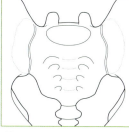

Foramens sacrés normaux.

Le toit de chaque foramen sacré forme une arche lisse et régulière (flèches). Pas de décroché ni d'irrégularité de la corticale.

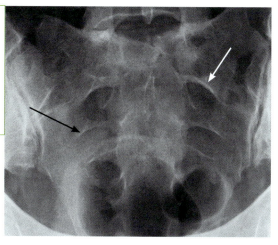

Analyse des apophyses.

Aspect normal. Constatation importante : aspect identique des deux côtés (pelvis, fémurs). Pas de différence significative… particulièrement dans la région de chaque EIAS et EIAI (p. 215).

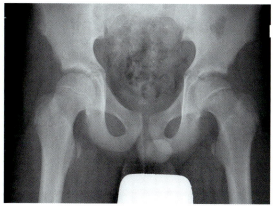

217

13 Pelvis

Fractures fréquentes, haute énergie

Fractures de l'anneau osseux principal

Une double rupture de l'anneau pelvien principal est une lésion instable.

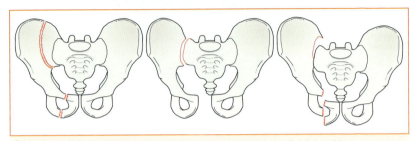

À gauche : fracture de l'os iliaque et des deux branches pubiennes. Pelvis instable.

Au centre : os intacts. Disjonction sacro-iliaque (SI) et diastasis de la symphyse pubienne. Pelvis instable.

À droite : disjonction SI et fractures des branches pubiennes. Pelvis instable.

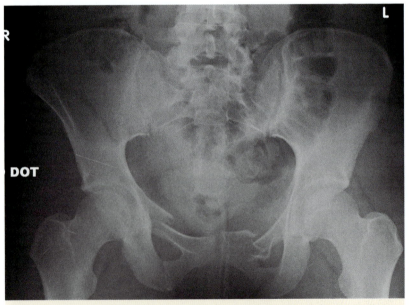

AVP. Noter les fractures suivantes : oblique de l'os iliaque droit ; branches pubiennes droites supérieure et inférieure ; branches pubiennes gauches supérieure et inférieure ; corps du pubis gauche. Aspect élargi de l'interligne SI gauche. Traumatisme très instable.

13 Pelvis

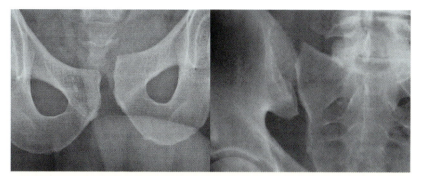

Une fracture d'un point de l'anneau est probablement associée à une rupture de l'anneau à un autre endroit. La seconde rupture peut être soit une autre fracture, soit une rupture ligamentaire de la symphyse pubienne (à gauche) ou de l'articulation SI (à droite).

Fractures acétabulaires [9, 10]

- Le plus souvent lors d'un AVP, conducteur ou passager avant. Symptômes douloureux du genou et du pelvis.
- La fracture de la colonne postérieure est la plus fréquente des fractures acétabulaires.
- Penser à regarder l'acétabulum par transparence à travers la tête fémorale. Une analyse attentive est nécessaire. La fracture est souvent comminutive avec des fragments osseux intra-articulaires.
- Le diagnostic précoce des fragments osseux fracturés est important pour le pronostic fonctionnel. La persistance de fragments osseux articulaires peut se compliquer d'une réduction difficile ou de lésions arthrosiques dégénératives.

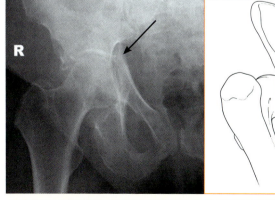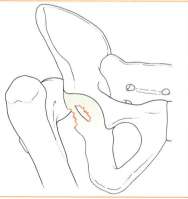

La fracture acétabulaire (flèche) est la conséquence d'un traumatisme direct (à gauche) ou associée à une luxation postérieure de la hanche (à droite).

13 Pelvis

Fractures du sacrum [1, 11]

Diagnostic souvent très difficile en radiographie. Les toits des trous sacrés doivent être vérifiés avec attention, en comparant les deux côtés.

Ces fractures sont souvent méconnues sur la radiographie initiale du bassin, jusque dans 70 % des cas. De nombreuses fractures du sacrum ne sont pas déplacées, et non visibles en raison des superpositions des gaz digestifs. De plus, d'autres fractures sont souvent associées et peuvent détourner l'attention du lecteur peu expérimenté.

Un mécanisme de compression latérale peut provoquer une fracture verticale du sacrum ainsi que des fractures associées obliques des branches pubiennes.

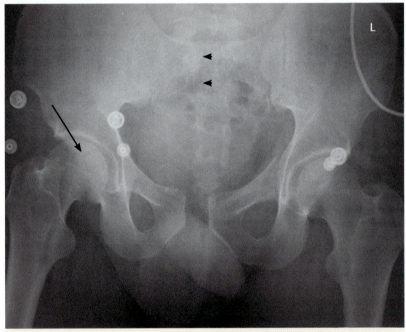

AVP. Traumatisme à haute énergie. Noter : diastasis (aspect élargi) de la symphyse pubienne, fracture de la branche pubienne gauche et fracture sans déplacement de l'acétabulum droit (flèche). Sauf lecture attentive, il est facile de ne pas voir la fracture centrale du sacrum (têtes de flèches) ; extension vers le bas à partir de S1.

13 Pelvis

Rappel : le sacrum normal.

Le toit de chaque foramen (flèches) est lisse – ni décroché, ni irrégularité.

Ces lignes courbes régulières correspondent aux toits des trous sacrés.

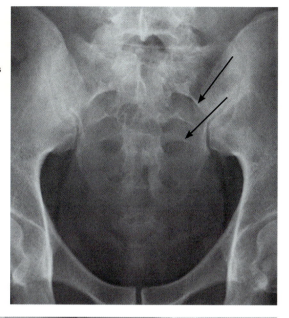

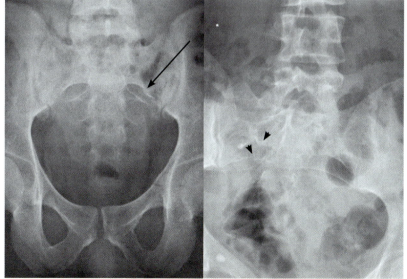

Fractures du sacrum. À gauche : fracture du toit du premier trou sacré gauche (flèche). Il existe aussi une petite fracture non déplacée de l'acétabulum gauche. À droite : les toits de plusieurs foramens sacrés droits sont irréguliers (têtes de flèches).

13 Pelvis

Fractures fréquentes, basse énergie

Chute du sujet âgé

Fracture d'une branche pubienne ou des deux branches pubiennes. La fracture isolée de la branche pubienne supérieure est la fracture du pelvis la plus fréquente après une chute.

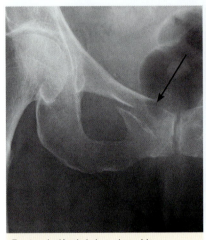

Fracture isolée de la branche pubienne supérieure (flèche).

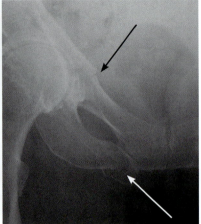

Fractures des branches pubiennes supérieure et inférieure (flèches).

Traumatisme du coccyx

Histoire clinique : chute sur les fesses avec douleur du coccyx. En pratique, le coccyx normal non traumatisé apparaît souvent angulé et très anormal en radiographie. L'aspect radiographique ne modifie pas la prise en charge. La radiographie n'est donc pas nécessaire dans cette indication.

Avulsion apophysaire du jeune [5, 7, 12]

Ces fractures sont le plus souvent liées à des contractions musculaires répétées ou brutales. Les avulsions sont des traumatismes de l'adolescence et non pas de l'enfance. Certaines avulsions sont observées chez l'adulte jeune avant la fusion complète des apophyses (voir p. 215). Il s'agit rarement d'un mécanisme de choc direct sur l'apophyse plutôt que d'une contraction musculaire.

Reconnaître une avulsion apophysaire en radiographie permet d'éviter d'autres examens complémentaires inutiles et/ou un traitement inapproprié. Le traitement des avulsions apophysaires est toujours conservateur : repos et antalgiques.

Les sites fréquents [5, 7] des avulsions apophysaires sont la tubérosité ischiatique, l'EIAS, l'EIAI et la crête iliaque.

13 Pelvis

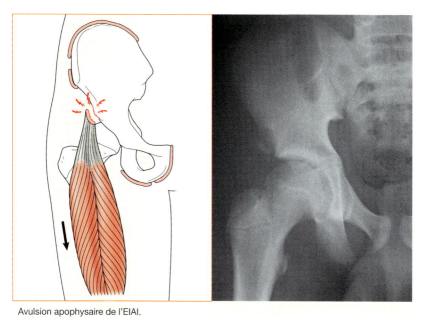

Avulsion apophysaire de l'EIAI.

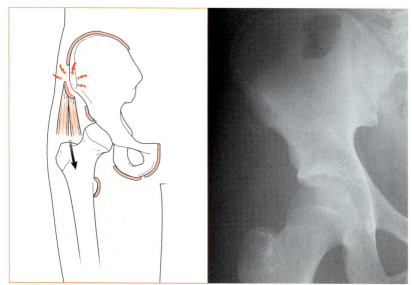

Avulsion apophysaire de l'EIAS.

13 Pelvis

Traumatismes sportifs : avulsions spécifiques [5–7]

Les apophyses pelviennes sont très vulnérables lors de nombreuses activités sportives ; par exemple football, gymnastique, danse, saut, etc., c'est-à-dire durant toute activité avec accélération ou décélération rapide, ou changement brutal de direction.

L'avulsion des adducteurs au niveau de l'insertion apophysaire de la symphyse pubienne est courante chez les sportifs. Radiologiquement, le pubis du côté atteint est irrégulier, avec une extension possible à la branche pubienne inférieure.

L'avulsion apophysaire du petit trochanter est observée lors de sports violents.

Les contusions latérales et hautes de la hanche sont des contusions de la crête iliaque. Ces contusions, quand elles sont isolées, ne sont pas visibles en radiographie. Une avulsion apophysaire latérale est possible [6].

Chez un sportif, la radiographie montre parfois plusieurs lésions apophysaires.

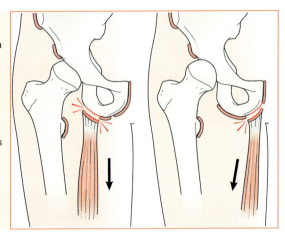

Histoire clinique : jeune sportif avec une douleur de la région de l'ischion ou de la symphyse.

Suspicion de lésion apophysaire.

- Ischion : insertion des ischiojambiers (à gauche).
- Symphyse pubienne : insertion des adducteurs (à droite).

Attention :

- La guérison d'une avulsion peut s'accompagner d'une ossification/calcification considérable et d'un remodelage osseux local. Cela peut être dû au déplacement de l'avulsion ou à une réparation avec calcification exubérante. Ne pas confondre avec une tumeur osseuse.

- Une raréfaction osseuse ou un aspect d'ostéolyse perméative sur le site d'une avulsion apophysaire peuvent aussi évoquer à tort une ostéomyélite ou une tumeur osseuse [7, 13].

13 Pelvis

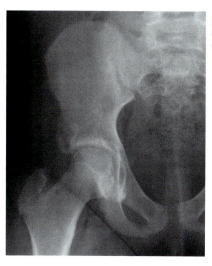

Réparation d'une avulsion de l'EIAI droite. Cal osseux exubérant.

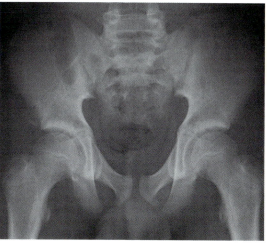

Avulsion de l'EIAI droite. Le site de l'EIAI gauche apparaît un peu radiotransparent ; suspicion d'une lésion de cette apophyse aussi.

Pièges

Adultes : des gaz digestifs superposés, ou une rotation du patient peuvent masquer une fracture du sacrum ou une disjonction sacro-iliaque. (En cas de forte suspicion, indication d'un scanner [NdT].)

Enfants : un os acétabulaire normal ou une anomalie liée à un conflit (voir p. 226) peuvent donner un aspect trompeur de pseudofracture.

13 Pelvis

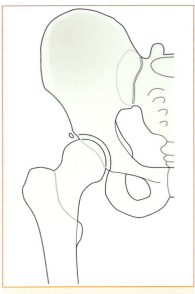

Ce petit fragment osseux est souvent visible chez l'enfant et certains adultes. Il s'agit d'un noyau d'ossification non fusionné... un os acétabulaire. Voir aussi p. 242.

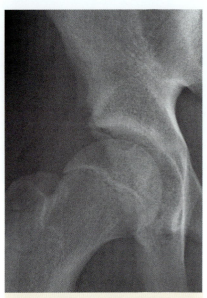

L'aspect du bord supérolatéral de l'acétabulum correspond soit à un noyau d'ossification non fusionné (un os acétabulaire, variante), soit à une anomalie liée à un conflit [14]. Ce n'est pas une fracture récente.

Références

1. Solomon L, Warwick DJ, Nayagam S. Apley's system of orthopaedics and fractures. CRC Press; 2010.
2. Dyer GS, Vrahas MS. Review of the pathophysiology and acute management of haemorrhage in pelvic fracture. Injury 2006;37:602-613.
3. MacLeod M, Powell JN. Evaluation of pelvic fractures: clinical and radiologic. Orthop Clin North Am 1997;28:299-319.
4. White CE, Hsu JR, Holcomb JB. Haemodynamically unstable pelvic fractures. Injury 2009;40:1023-1030.
5. Anderson S. Lower extremity injuries in youth sports. Pediatr Clin North Am 2002;49:627-641.
6. Rossi F, Dragoni S. Acute avulsion fractures of the pelvis in adolescent competitive athletes: prevalence, location and sports distribution of 203 cases collected. Skeletal Radiol 2001;30:127-131.
7. El-Khoury GY, Daniel WW, Kathol MH. Acute and chronic avulsive injuries. Radiol Clin North Am 1997;35:747-766.
8. Theumann NH, Verdon JP, Mouhsine E. Traumatic injuries: imaging of pelvic fractures. Eur Radiol 2002;12:1312-1330.
9. Young JW, Burgess AR, Brumback RJ, Poka A. Pelvic fractures: value of plain radiography in early assessment and management. Radiology 1986;160:445-451.
10. Durkee NJ, Jacobson J, Jamadar D, et al. Classification of common acetabular fractures: radiographic and CT appearances. Am J Roentgenol 2006;187:915-925.
11. Robles LA. Transverse sacral fractures: a review. Spine J 2009;9:60-69.
12. Sundar M, Carty H. Avulsion fractures of the pelvis in children: a report of 32 fractures and their outcome. Skeletal Radiol 1994;23:85-90.
13. Brandser EA, El-Khoury GY, Kathol MH. Adolescent hamstring avulsions that simulate tumors. Emerg Radiol 1995;2:273-278.
14. Martinez AE, Li SM, Ganz R, Beck M. Os acetabuli in femoro-acetabular impingement: stress fracture or unfused secondary ossification centre of the acetabular rim? Hip Int 2006;16:281-286.

14 Hanche et fémur proximal

Anatomie normale

Incidence de face	**228**
Incidence de profil	**228**
Incidences de face et de profil	**229**
Noyaux d'ossification secondaires (apophyses)	**229**

Analyse : points à contrôler

Traumatismes fréquents

Patient âgé après une chute	**232**
Adolescent avec une douleur aiguë de la hanche	**236**

Traumatismes rares mais importants

Fracture acétabulaire	**238**
Luxations	**239**

Piège

Os acétabulaire	**242**

Traumatismes souvent méconnus

- Fracture du col fémoral – avec déplacement minime.
- Fracture du col fémoral – analyse insuffisante de profil.
- Fracture de la branche pubienne.
- Lésions apophysaires de l'adolescent ou du jeune adulte.

Radiographies standard

Face du bassin.

Profil de la hanche douloureuse.

Abréviations

AVP, accident de la voie publique ; EIAI, épine iliaque antéro-inférieure ; EIAS, épine iliaque antérosupérieure ; IRM, imagerie par résonance magnétique ; PTH, prothèse totale de hanche.

© 2017 Elsevier Masson SAS. Tous droits réservés.

14 Hanche et fémur proximal

Anatomie normale

Incidence de face

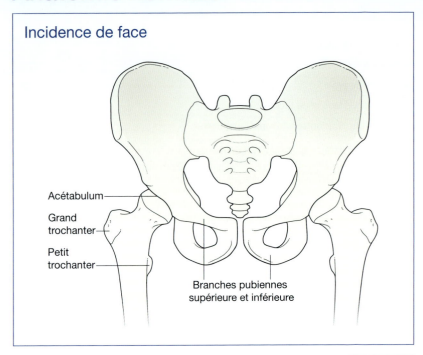

Incidence de profil

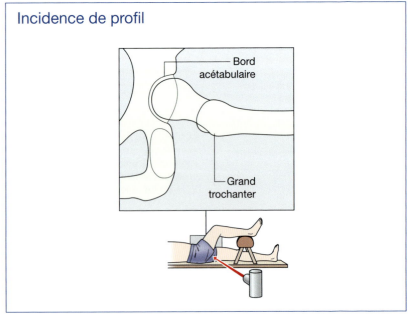

14 Hanche et fémur proximal

Incidences de face et de profil

Le col fémoral normal :

- doit avoir une corticale régulière – ni bosse, ni décroché, ni encoche ;
- ne contient pas de plage de sclérose transversale.

La région intertrochantérienne normale :

- doit avoir un aspect similaire à la même région du fémur controlatéral ;
- ne contient pas de ligne noire radiotransparente dans l'os médullaire intertrochantérien. Il n'y a pas d'interruption de la corticale du grand trochanter.

Noyaux d'ossification secondaires (apophyses)

Le fémur et le pelvis de l'adolescent ont plusieurs petits noyaux d'ossification secondaires (les apophyses).

- Ils sont normalement identiques des deux côtés sur la radiographie.
- Une apophyse contribue à la forme et au contour de l'os mais pas à sa croissance en longueur. Les muscles sont insérés sur les apophyses.
- Chaque apophyse contient une physe. La physe (c'est-à-dire la plaque de croissance) est une zone de faiblesse du squelette en croissance.

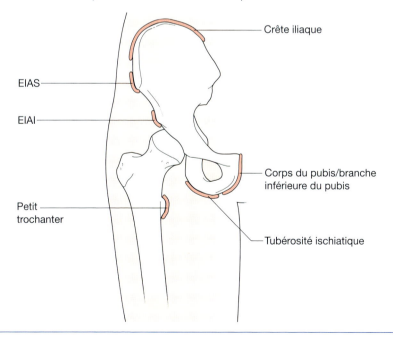

14 Hanche et fémur proximal

Analyse : points à contrôler

Une lecture radiographique sera plus pertinente si elle est adaptée au contexte clinique. Ainsi…

Un patient âgé est tombé de sa hauteur

Chercher :

- une ligne noire – fracture déplacée – du col fémoral ;
- une ligne blanche – fracture impactée – région sous-capitale ;
- un trait de fracture visible dans la région sous-capitale, la région trochantérienne, ou sous-trochantérienne ;
- une fracture d'une branche pubienne.

Quelques fractures sont très difficiles à voir. Si les radiographies sont apparemment normales, il est important de les relire et de répondre aux questions suivantes :

- Les corticales du col fémoral sont-elles parfaitement lisses et régulières, ou y a-t-il une petite irrégularité ?
- Ai-je bien vérifié l'incidence de profil ?

Un adolescent avec douleur brutale/chronique après une activité sportive

Vérifier :

- que les apophyses fémorales sont similaires des deux côtés (douloureux et non douloureux).
- les apophyses iliaques.

Patient de tout âge après un traumatisme à haute énergie

Vérifier tous les items précédents ainsi que :

- L'acétabulum : fracture ?
- La tête fémorale : luxation ?
- Fractures multiples du fémur et/ou du pelvis.

Douleur de hanche chez un patient jeune sans histoire traumatique récente

- 4-10 ans : ostéochondrite de la tête fémorale.
- Autour de la puberté : épiphysiolyse de la tête fémorale.
- 13-25 ans : vérifier toutes les apophyses fémorales et iliaques. Le stress chronique répétitif peut léser les insertions apophysaires tendineuses ou musculaires avec des images de calcifications des tissus mous ou d'irrégularité apophysaire.

14 Hanche et fémur proximal

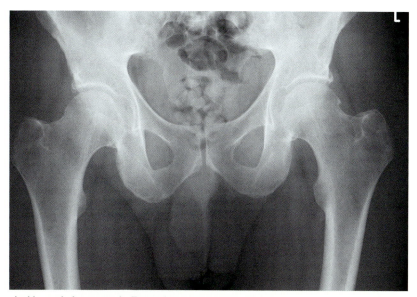

Incidence de face normale. Traumatisme de la hanche droite. Centrage bas du rayon directeur afin de visualiser la diaphyse fémorale proximale. Comparaison possible du côté traumatisé avec le côté non traumatisé.

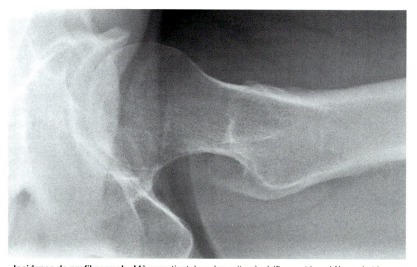

Incidence de profil normale. Même patient. Les deux sites à vérifier sont le col fémoral et la région trochantérienne. Cette incidence peut sembler difficile à comprendre – voir explication p. 228.

14 Hanche et fémur proximal

Traumatismes fréquents

Patient âgé après une chute

Fracture du col fémoral

Cause la plus fréquente d'admission en urgence du sujet âgé en orthopédie. Antécédent de chute inconstant. Une torsion ou une rotation de hanche peuvent suffire à fracturer un os ostéoporotique.

Les fractures du col fémoral et du fémur proximal [1, 2] intéressent des sites caractéristiques. Environ 50 % des fractures de hanche sont trochantériennes [3].

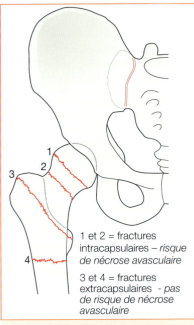

1 et 2 = fractures intracapsulaires – *risque de nécrose avasculaire*

3 et 4 = fractures extracapsulaires - *pas de risque de nécrose avasculaire*

La radiographie permet de classer la fracture du col fémoral comme intracapsulaire ou extracapsulaire. Cette classification est un élément déterminant pour le choix du traitement chirurgical.

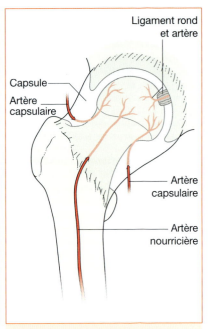

Les fractures intracapsulaires peuvent se compliquer d'une interruption de la vascularisation de la tête fémorale. Les vaisseaux intracapsulaires sont très vulnérables. Ces lésions des artères capsulaires augmentent le risque de pseudarthrose ou de nécrose avasculaire de la tête fémorale. Le circuit artériel est moins à risque de lésions dans les fractures extracapsulaires.

14 Hanche et fémur proximal

Environ 95 % des fractures de la hanche sont franchement déplacées et de diagnostic facile. Cependant, certaines d'entre elles sont beaucoup plus difficiles à diagnostiquer. Si les radiographies sont apparemment normales, il est important de les relire et de répondre aux questions suivantes :

- Les bords de la corticale du col fémoral sont-ils bien réguliers et continus ?
- Y a-t-il une ligne noire (c'est-à-dire radiotransparente) sur le col fémoral ?
- Y a-t-il une ligne blanche dense (impaction trabéculaire) sur le col fémoral ?
- Y a-t-il une angulation anormale du col fémoral… en comparaison avec le côté non traumatisé ?
- Ai-je bien vérifié l'incidence de profil ?

Environ 1 % des fractures du col fémoral ne sont pas visibles sur les radiographies initiales [1]. En cas de radiographies normales avec une forte suspicion clinique de fracture (par exemple douleur à l'appui), il est recommandé d'obtenir rapidement, dans la journée, une IRM ou un scanner. Une IRM est préférable dans ce contexte – mais le scanner est souvent plus disponible (NdT).

La fracture la plus souvent ratée sur les radiographies initiales est une fracture intracapsulaire non déplacée [2].

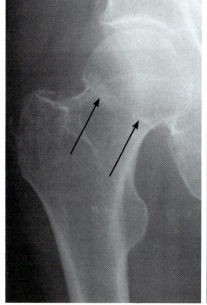

Fracture sous-capitale.
La ligne blanche (flèches) indique une impaction trabéculaire.

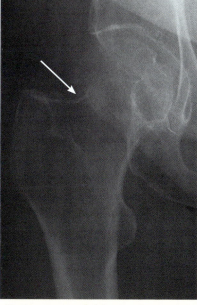

Fracture sous-capitale.
Angulation anormale (flèche) du col fémoral.

14 Hanche et fémur proximal

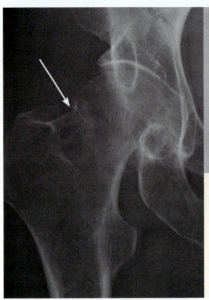

Fracture sous-capitale.
Évidente de face et de profil (flèches).

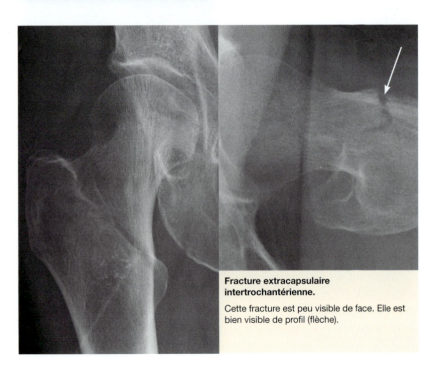

Fracture extracapsulaire intertrochantérienne.
Cette fracture est peu visible de face. Elle est bien visible de profil (flèche).

14 Hanche et fémur proximal

Fracture de la branche pubienne

Cette fracture peut se manifester par les mêmes symptômes qu'une fracture non déplacée du col fémoral.

À savoir : après une simple chute, il est rare d'avoir à la fois une fracture du col fémoral et de la branche pubienne.

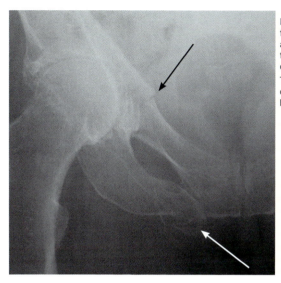

Les branches pubiennes forment un anneau. Les anneaux osseux sont souvent fracturés en deux endroits différents (flèches).

Toujours chercher ces doubles fractures des branches pubiennes.

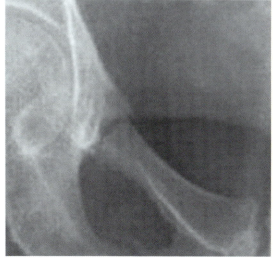

Parfois, la fracture pubienne est unique. En effet, la fracture pelvienne la plus fréquente après une chute du sujet âgé est la fracture isolée de la branche pubienne supérieure.

14 Hanche et fémur proximal

Adolescent avec une douleur aiguë de la hanche [4, 5]

Traumatismes apophysaires (voir aussi p. 222–225)

De nombreuses situations cliniques de hanche douloureuse aiguë dans cette tranche d'âge correspondent à des traumatismes du pelvis. Toujours penser à une avulsion apophysaire chez un adolescent.

Les avulsions surviennent le plus souvent lors de sports avec mouvements brusques ou actions explosives. Jusqu'à la fusion du noyau apophysaire avec l'os sous-jacent (possible à tout moment entre 16 et 25 ans), l'apophyse correspond à une zone de faiblesse, vulnérable en cas de contraction musculaire forcée. Les sites souvent atteints sont les suivants :

- épine iliaque antéro-inférieure (EIAI) ;
- épine iliaque antérosupérieure (EIAS) ;
- tubérosité ischiatique ;
- crête iliaque.

Toujours regarder les apophyses iliaques ainsi que les apophyses fémorales supérieures.

Il existe parfois des constructions osseuses fragmentées ou des calcifications en regard du site traumatisé. Ces images risquent d'être interprétées à tort comme d'origine tumorale [6].

En pratique clinique : le traitement d'une avulsion apophysaire est toujours conservateur et fondé sur le repos et les antalgiques. Un bon diagnostic est cependant important.

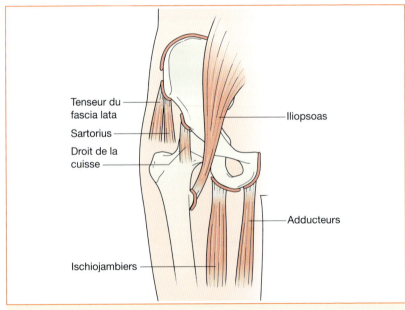

Les apophyses et les insertions musculaires.

14 Hanche et fémur proximal

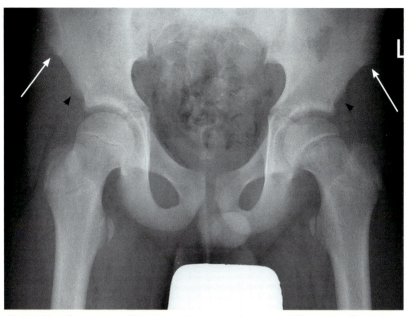

Pelvis et hanches normaux. Noter les apophyses normales en regard de chaque petit trochanter. Noter l'aspect normal de l'EIAS (flèches) et de l'EIAI (têtes de flèches) des deux côtés.

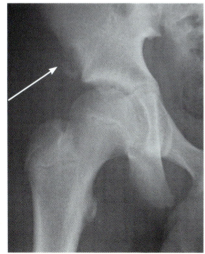

Douleur de hanche droite. Avulsion de l'EIAI.

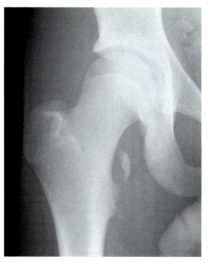

Douleur de hanche droite. Avulsion apophysaire (petit trochanter).

14 Hanche et fémur proximal

Traumatismes rares mais importants

Fracture acétabulaire

- Une fracture de l'acétabulum peut ressembler cliniquement à une fracture non déplacée du col fémoral.

- La majorité des fractures de l'acétabulum survient après un traumatisme à haute énergie. Mais parfois, en cas d'ostéoporose sévère, une fracture acétabulaire survient après une simple chute.

- Ces fractures sont très faciles à rater. Une lecture attentive est essentielle.

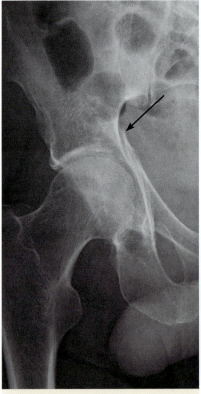

Traumatisme à haute énergie.
Fracture acétabulaire (flèche).

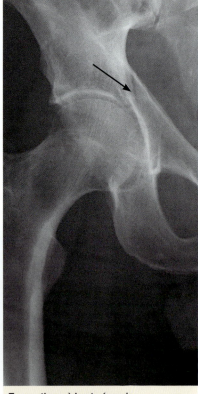

Traumatisme à haute énergie.
Fracture acétabulaire (flèche).

14 Hanche et fémur proximal

Luxations [7, 8]

Ces lésions sont dues à des traumatismes à haute énergie.

Les luxations peuvent être postérieures, antérieures ou centrales. Environ 80 % sont postérieures.

Luxation postérieure.

Mécanisme de transmission de la force via la diaphyse du fémur, typiquement chez un conducteur ou un passager avant lors d'un AVP.

L'incidence de face montre clairement la luxation. L'incidence de profil confirme le diagnostic.

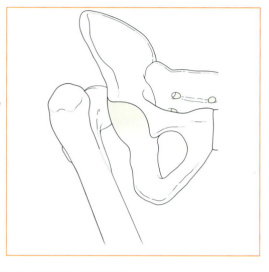

Homme jeune (AVP).

Luxation postérieure de la tête fémorale.

Volumineux fragment acétabulaire détaché visible au-dessus de la tête du fémur. Il existait d'autres fractures à la suite de cet impact violent.

14 Hanche et fémur proximal

Les fractures acétabulaires sont des complications fréquentes des luxations postérieures.

Une fracture acétabulaire est souvent associée, jusqu'à 70 % des cas [7]. Il existe aussi souvent une fracture de la tête ou du col du fémur. La présence d'un fragment acétabulaire non diagnostiqué est source de problèmes tels qu'une réduction impossible ou une instabilité. Chez ce patient, la luxation est associée à deux fragments osseux détachés du bord acétabulaire. Les fragments sont en situation supérieure et inférieure.

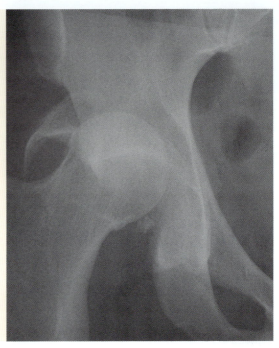

Luxation centrale de la tête fémorale avec fracture de l'acétabulum.

Le terme de « luxation centrale » est souvent utilisé dans ce cas. Il ne s'agit pas d'une véritable luxation car la tête fémorale reste congruente… mais il existe une rupture de la paroi osseuse médiale de l'acétabulum.

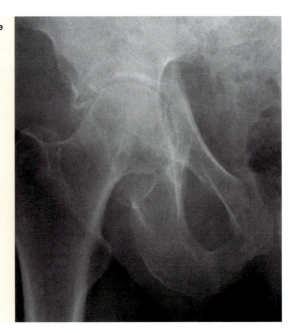

14 Hanche et fémur proximal

Luxation d'une prothèse totale de hanche (PTH).

Diagnostic facile. Plus fréquente après une PTH implantée après une fracture du col fémoral versus les autres indications comme la coxarthrose [9].

Ces luxations sont en majorité des complications postopératoires précoces. Certaines luxations surviennent plus à distance ; certaines sont récidivantes.

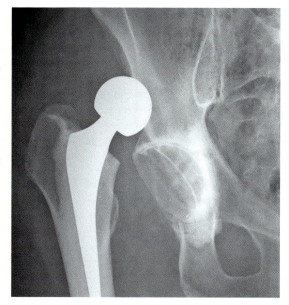

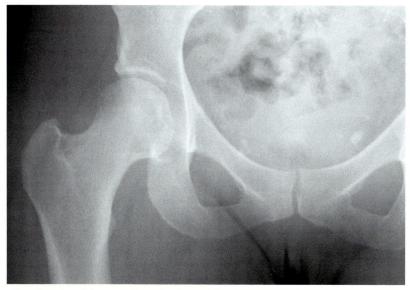

Connaissances de base : radio-anatomie normale.

Pour diagnostiquer une fracture peu ou non déplacée de la hanche ou du pelvis, il faut bien connaître la radio-anatomie normale (p. 228–229). Cette radiographie est normale.

14 Hanche et fémur proximal

Piège

Os acétabulaire.

Il existe souvent un petit fragment osseux/ossicule en regard du bord supérieur de l'acétabulum. Il s'agit le plus souvent d'un petit noyau d'ossification secondaire (os acétabulaire), ou d'une construction osseuse en rapport avec un conflit fémoro-acétabulaire chronique [10].

Il ne s'agit pas d'une fracture parcellaire du labrum, sauf exception.

En cas de doute, un avis spécialisé orthopédique permettra de trancher entre un ossicule surnuméraire (os acétabulaire) et un conflit fémoro-acétabulaire chronique.

Voir aussi p. 226.

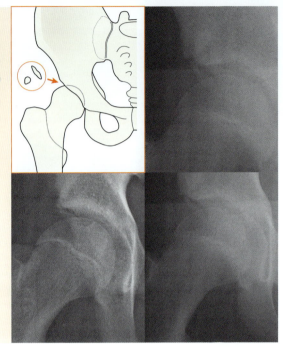

Références

1. Parker M, Johansen A. Hip fracture. BMJ 2006;333:27-30.
2. Parker MJ. Missed hip fractures. Arch Emerg Med 1992;9:23-27.
3. Michaelsson K, Weiderpass E, Farahmand BY, et al. Differences in risk factor patterns between cervical and trochanteric hip fractures. Swedish Hip Fracture Study Group. Osteoporos Int 1999;10:487-494.
4. Anderson S. Lower extremity injuries in youth sports. Ped Clin North Am 2002;49:627-641.
5. Rossi F, Dragoni S. Acute avulsion fractures of the pelvis in adolescent competitive athletes: prevalence, location,and sports distribution of 203 cases collected. Skeletal Radiol 2001;30:127-131.
6. Brandser EA, El-Koury GY, Kathol MH. Adolescent hamstring avulsions that simulate tumours. Emerg Radiol 1995;2:273-278.
7. Hak DJ, Goulet JA. Severity of injuries associated with traumatic hip dislocation as a result of motor vehicle collisions. J Trauma 1999;47:60-63.
8. Clegg TE, Roberts CS, Greene JW, Prather BA. Hip dislocations – Epidemiology, treatment, and outcomes. Injury 2010;41:329-334.
9. Gregory RJ, Gibson MJ, Moran CG. Dislocation after primary arthroplasty for subcapital fracture of the hip. Wide range of movement is a risk factor. J Bone Joint Surg Br 1991;73:11-12.
10. Martinez AE, Li SM, Ganz R, Beck M. Os acetabuli in femero-acetabular impingement: stress fracture or unfused secondary ossification centre of the acetabular rim? Hip Int 2006;16:281-286.

15 Genou

Anatomie normale
Face 244
Profil 245

Analyse : les points à contrôler
Radiographie de face 246
Radiographie de profil 248

Fractures fréquentes
Plateau tibial 250
Fracture de la patella 254
Fracture ostéochondrale 255
Fracture du col de la fibula 256
Autres 257

Petits fragments osseux autour du genou
Lésions des ligaments croisés 258
Lésion du LCA ou lésion méniscale – fracture de Segond 259

Une luxation fréquente
Luxation de la patella 260

Lésions plus rares mais importantes
Types de lésions 260-261

Pièges
Descriptif 262-263

Radiographies standard
- **Face** et **profil**.
- Suspicion de fracture de la patella, mais doute sur face et profil : **défilé fémoropatellaire**.
- Parfois, une **incidence de l'échancrure** pour évaluer la région intercondylienne.

Lésions souvent méconnues
- Fracture du plateau tibial.
- Fracture de Segond.
- Petits fragments osseux intra-articulaires.
- Fracture verticale de la patella [1].

Abréviations
LCA, ligament croisé antérieur ;
LCL, ligament collatéral latéral ;
LCM, ligament collatéral médial ;
LCP, ligament croisé postérieur.

© 2017 Elsevier Masson SAS. Tous droits réservés.

15 Genou

Anatomie normale

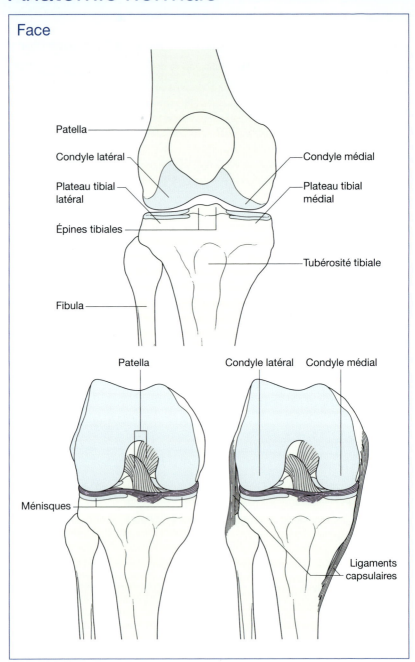

15 Genou

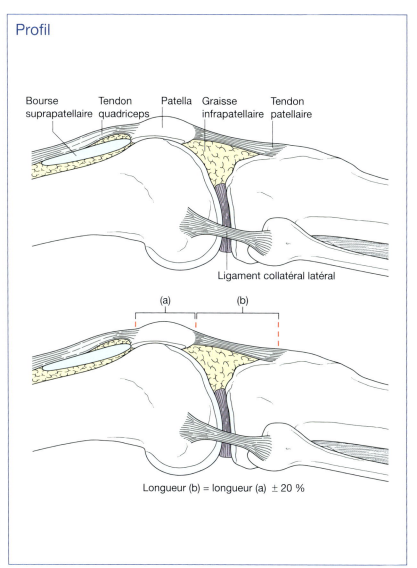

Profil

Position normale de la patella – règle utile :

Sur l'incidence de profil, la distance entre la tubérosité tibiale antérieure et le pôle inférieur de la patella ne doit pas dépasser la longueur de la patella de plus de 20 %. Ce repère est utile pour le diagnostic de rupture du tendon patellaire [1–3].

15 Genou

Analyse : les points à contrôler

Radiographie de face

Adultes : cinq points à contrôler

Contrôler :

1. le massif des épines tibiales et les surfaces condyliennes du fémur ;
2. la tête et le col de la fibula ;
3. les plateaux tibiaux :
   - ❏ chaque plateau doit être lisse. Pas de décroché, ni d'irrégularité ;
   - ❏ l'os sous-chondral. Pas de zone de sclérose focale ;
   - ❏ sur l'incidence de face, le bord latéral du plateau tibial ne doit pas dépasser de plus de 5 mm en dehors d'une ligne perpendiculaire au bord latéral du condyle fémoral latéral. Règle similaire pour le condyle fémoral médial et le tibial plateau médial.
4. la patella. Analyser la projection en transparence du fémur ;
5. finalement, chercher des fragments osseux – un peu partout.

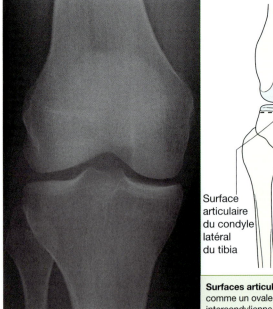

Face normale.

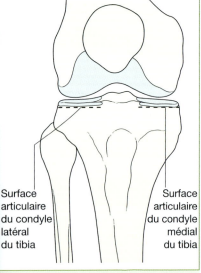

Surfaces articulaires tibiales. Apparaissent comme un ovale de chaque côté de l'éminence intercondylienne. Ces ovales doivent être lisses avec des bords réguliers.

15 Genou

Dans un genou normal, le bord latéral du plateau tibial ne doit pas dépasser de plus de 5 mm en dehors d'une ligne perpendiculaire au bord latéral du condyle fémoral. Après un traumatisme, suspecter une fracture du plateau tibial si cette règle n'est pas vérifiée.

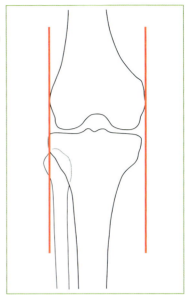

Enfant : huit points à contrôler

1–5 comme les adultes, avec en plus :

6. Les cartilages de croissance du fémur, du tibia et de la fibula. Fracture épiphysaire ? (Voir p. 14–17.)
7. La corticale du fémur et du tibia. Fracture en bois vert ou motte de beurre ? (Voir p. 18–19.)
8. Les surfaces condyliennes du fémur. Lésion/fracture ostéochondrale ? (Voir p. 28–29.)

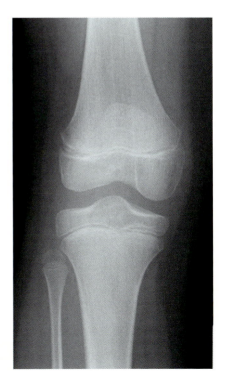

Face normale.

15 Genou

Radiographie de profil

Il faut bien connaître l'aspect normal et anormal du récessus articulaire suprapatellaire – une anomalie traduit le plus souvent une fracture ou une lésion ligamentaire [4–6].

Adultes et enfants : six points à contrôler

Contrôler :

1. Un épanchement articulaire [7]. Présent si la **bande suprapatellaire** mesure plus de 5 mm d'épaisseur (voir ci-dessous).
2. Une lipohémarthrose avec niveau dans le récessus suprapatellaire – fracture intra-articulaire.
3. Les surfaces condyliennes du fémur. Sont-elles lisses et régulières ?
4. La patella. Régularité de la surface articulaire ?
5. La position de la patella.
6. La présence de fragments osseux – même de petite taille.

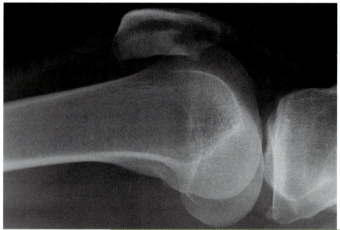

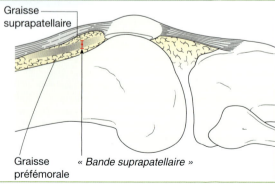

Profil normal.

Une bande de densité tissulaire (la **bande suprapatellaire**) sépare la graisse préfémorale de la graisse suprapatellaire. Son épaisseur de face normale ne doit pas dépasser 5 mm [4, 7].

La bande suprapatellaire normale correspond à un récessus non distendu.

15 Genou

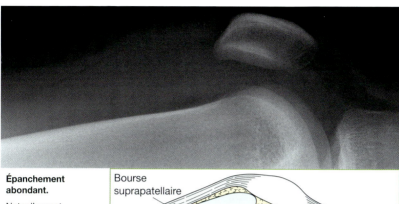

Épanchement abondant.

Noter l'aspect très différent en comparaison avec l'aspect normal de la page précédente.
Épaississement marqué du récessus suprapatellaire.

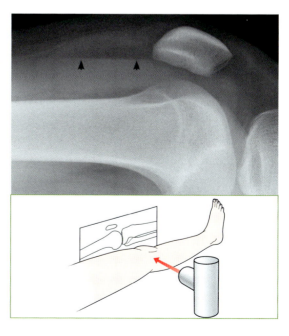

Épanchement avec niveau liquide–graisse (lipohémarthrose).

Aux urgences, l'incidence de profil du genou est réalisée en décubitus avec un rayon horizontal.

La couche de graisse (têtes de flèche) surnageant à la surface de l'épanchement crée une interface avec un aspect de niveau graisse – liquide. Le niveau graisse – liquide correspond à une lipohémarthrose. Il indique une fracture intra-articulaire [7, 9].

15 Genou

Fractures fréquentes

Fracture du plateau tibial

Ces fractures apparaissent habituellement comme un enfoncement du plateau tibial latéral secondaire à une impaction violente du condyle fémoral latéral. Fracture souvent observée après un traumatisme direct contre un pare-choc de voiture, mais aussi après un traumatisme sportif ou une simple chute à la maison.

- Les signes de fracture impaction peuvent être discrets. Il y a quatre signes clés à rechercher (voir p. 252–253). Parfois, seuls un ou deux signes sont présents.

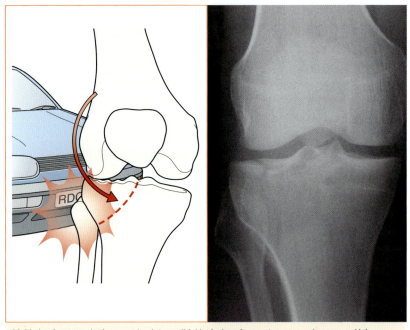

80 % des fractures intéressent le plateau tibial latéral après un stress en valgus associé à une impaction violente du condyle fémoral latéral.

15 Genou

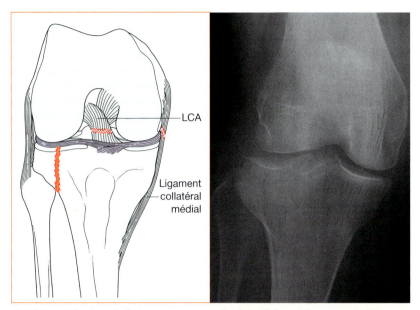

Les fractures du plateau latéral sont souvent associées à des lésions du ligament collatéral médial ou du ligament croisé.

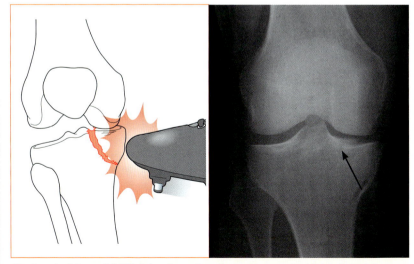

Fracture du plateau médial (flèche) après un choc direct sur le versant médial de l'articulation.

15 Genou

Fractures du plateau tibial – Quatre signes à vérifier

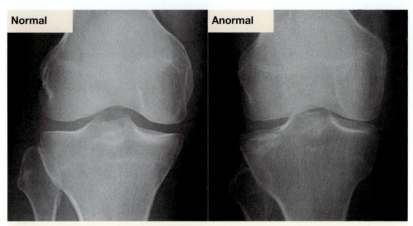

Signe (1). Le plateau normal est lisse et régulier – avec des altérations en cas de fracture. Le plateau fracturé devient irrégulier ou d'aspect feuilleté. De plus, les traits de fracture peuvent s'étendre vers le bas.

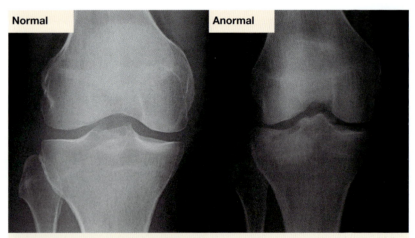

Signe (2). L'impaction osseuse apparaît comme une zone de densité accrue sous le plateau en rapport avec la fracture trabéculaire en compression. Fracture du plateau latéral.

15 Genou

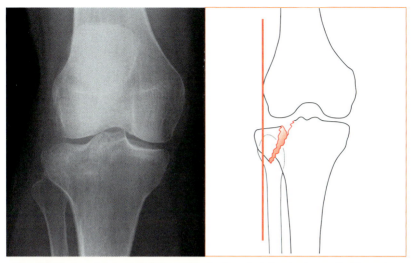

Signe (3). Décalage de la berge latérale du tibia. Appliquer la règle suivante : sur l'incidence de face, le bord latéral du plateau tibial ne doit pas dépasser de plus de 5 mm en dehors d'une ligne perpendiculaire au bord latéral du condyle fémoral latéral. Fracture du plateau latéral.

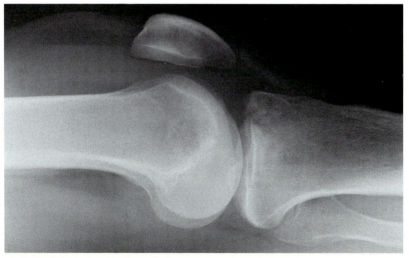

Signe (4). Sur l'incidence de profil, dans la plupart des cas de fracture du plateau, un niveau avec lipohémarthrose [8, 9] sera visible, comme ici.

15 Genou

Fracture de la patella

La fracture résulte le plus souvent d'un choc direct. Les fractures de la patella sont verticales, horizontales, ou comminutives. Chez le sportif, une contraction violente du quadriceps peut provoquer une fracture transversale.

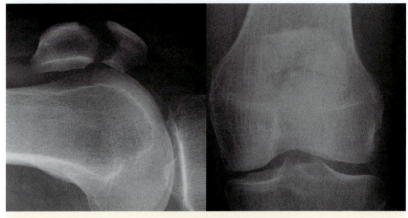

Fractures horizontale (à gauche) et comminutive (à droite) de la patella.

Attention : cette fracture n'était pas visible sur les incidences habituelles. Cette situation survient quand le trait de fracture est vertical, sans déplacement. Selon le degré de suspicion clinique, il est recommandé de réaliser une incidence complémentaire – oblique ou axiale [1, 7].

Il s'agit ici d'une incidence axiale.

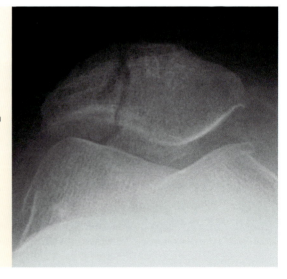

15 Genou

Fracture ostéochondrale : surface articulaire de la patella

C'est une complication classique des traumatismes à haute énergie du sujet jeune avec luxations de la patella, par mécanisme de cisaillement ou d'impaction. Elle intéresse la facette interne de la patella et/ou le condyle fémoral externe.

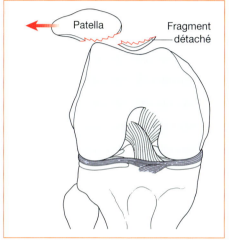

Mécanisme de cisaillement.

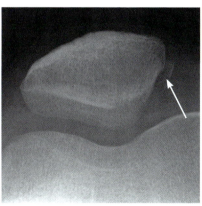

Parfois, la perte de substance ostéochondrale ou le fragment détaché (flèche) sont visibles seulement sur l'incidence axiale (défilé fémoropatellaire) [1, 10].

En cas de luxation transitoire de la patella, il existe aussi parfois une lésion de cisaillement du condyle fémoral latéral. Visibilité possible d'une petite perte de substance du fémur et/ou d'un fragment ostéochondral intra-articulaire.

15 Genou

Fracture du col de la fibula

Ces fractures ne doivent pas être négligées. Les fractures du col et de la tête de la fibula sont parfois isolées. Mais elles sont aussi associées à des traumatismes sévères du genou, avec des lésions des ligaments collatéraux et croisés.

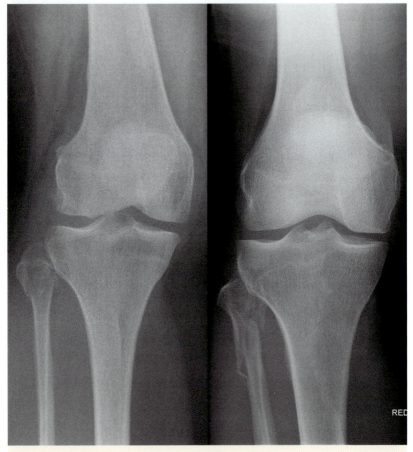

Ces deux patients ont une fracture du col de la fibula.
En plus, chaque patient avait des lésions ligamentaires sévères.

15 Genou

Ostéochondrite disséquante du genou

Des microtraumatismes répétés peuvent léser la surface articulaire du fémur. Atteinte fréquente du bord du condyle fémoral médial. Voir p. 28–29.

Fractures supracondyliennes et condyliennes du fémur

Le plus souvent observées après un traumatisme à haute énergie du sujet jeune ; typiquement, un AVP. Ces fractures peuvent aussi toucher le sujet âgé ostéoporotique après une simple chute. La détection radiographique est facile.

Fracture/avulsion des épines tibiales

Une fracture avulsion des épines tibiales implique une lésion du pivot central (ligaments croisés) car il s'agit de la zone d'insertion du LCA et du LCP.

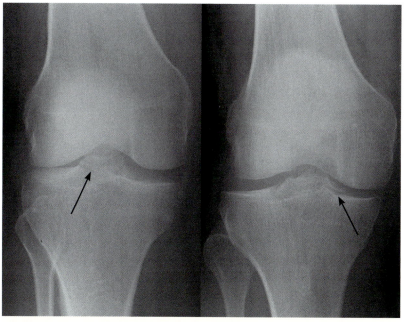

Fractures avulsions (flèches) des épines tibiales.

15 Genou

Petits fragments osseux autour du genou

Tout fragment visible est important. Il s'agit d'un signe indirect de lésion ligamentaire très probable.

Lésions des ligaments croisés [11, 12]

Les ligaments croisés sont insérés sur le massif des épines tibiales. Une rupture d'un ligament croisé peut s'accompagner d'une avulsion d'un petit fragment osseux de l'insertion tibiale.

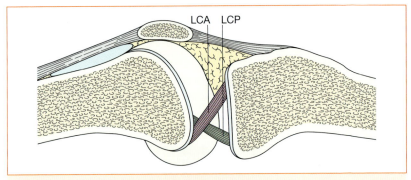

Insertion du LCA et du LCP, visible sur ce schéma d'une coupe sagittale passant par l'échancrure intercondylienne.

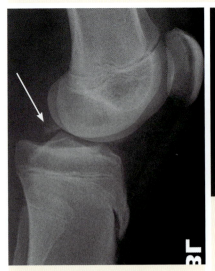

Fracture avec avulsion du LCP.

Si un petit fragment osseux (flèche) est visible à proximité de la surface articulaire tibiale, il existe probablement une lésion du LCP.

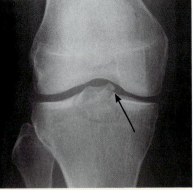

Fracture avec avulsion du LCA.

Si un petit fragment osseux (flèche) est visible à proximité du massif des épines tibiales, il s'agit d'une avulsion de l'insertion tibiale du LCA. Parfois, le fragment osseux détaché se libère avec une mobilisation et une visibilité possible à distance des épines tibiales.

15 Genou

Lésion du LCA ou lésion méniscale – fracture de Segond [11, 14]

Une lésion capsulaire et ligamentaire latérale peut provoquer une avulsion corticale de l'insertion tibiale, par mécanisme lésionnel de rotation interne forcée avec varus. L'avulsion corticale correspond à la fracture de Segond.

La fracture de Segond est significativement associée à une rupture du LCA et/ou une lésion méniscale. Plus de 75 % des patients avec fracture de Segond ont une rupture du LCA.

La fracture de Segond est le signe radiographique indirect le plus fréquent de rupture du LCA.

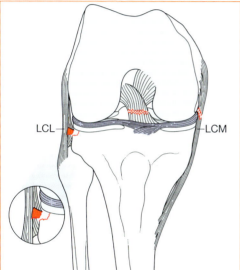

Le ligament collatéral latéral est détaché de la corticale du tibia. Ce fragment détaché correspond à une fracture de Segond.

Certaines lésions ligamentaires associées sont illustrées.

LCL : ligament collatéral latéral.
LCM : ligament collatéral médial.

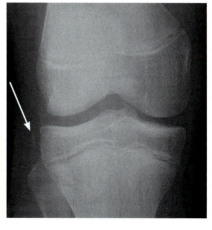

Fracture de Segond. Le fragment fracturé (flèche) est situé en regard de la berge du plateau tibial latéral juste sous l'interligne articulaire.

Le fragment avulsé peut être de petite taille. Sa taille varie de 1 mm à 27 mm [14].

15 Genou

Une luxation fréquente

Luxation de la patella [15, 16]

L'articulation fémoropatellaire est plus vulnérable quand la jambe est en extension car la patella est moins stable.

Fracture, complication de la luxation : chez environ 20 % des patients avec luxation de la patella, un petit fragment osseux est visible en radiographie. Ce fragment se détache de la patella ou de la surface articulaire fémorale lors du cisaillement lié à la luxation.

Chez de nombreux patients, la luxation patellaire est transitoire avec une réduction spontanée lors de la consultation aux urgences. Il est utile d'ajouter une incidence axiale (défilé fémoropatellaire) au bilan radiographique habituel pour augmenter les chances de détection du fragment osseux avulsé.

Lésions plus rares mais importantes

Fractures des plaques de croissance épiphysaires.

Voir p. 14–15.

Fracture de Maisonneuve.

Fracture de la fibula proximale, et fracture associée de la cheville. Voir p. 284.

Fracture de fatigue du tibia.

La fracture du tibia proximal (flèches) est la fracture de fatigue la plus fréquente du genou.

La fracture de fatigue de ce patient est typique – elle apparaît comme une plage de sclérose.

Parfois, la sclérose est associée à une apposition périostée longitudinale au contact de la corticale.

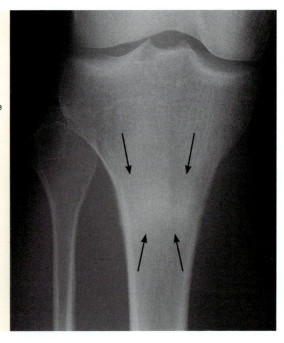

15 Genou

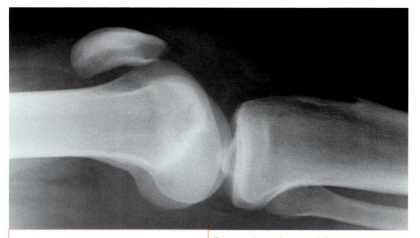

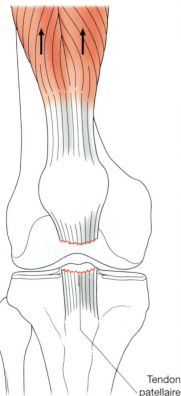

Tendon patellaire

Rupture du tendon patellaire.

Le plus souvent après un traumatisme direct. La rupture intéresse la portion proximale du tendon à proximité du pôle inférieur de la patella.

Diagnostic sur la radiographie de profil car la patella est en position trop haute (voir ci-dessus).

Position haute ? Appliquer cette règle : dans un genou normal, la distance entre la tubérosité tibiale antérieure et le pôle inférieur de la patella ne doit pas dépasser la longueur de la patella de plus de 20 % (voir ci-dessous).

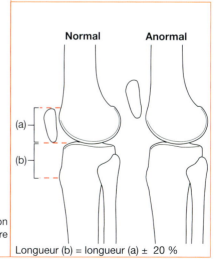

Longueur (b) = longueur (a) ± 20 %

261

15 Genou

Pièges

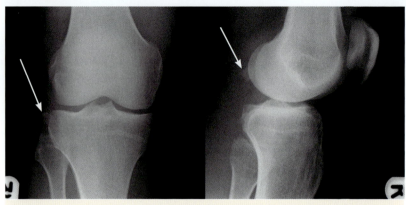

La fabella. La fabella est un os sésamoïde situé dans le tendon du chef latéral du muscle gastrocnémien. Sa position postérieure est caractéristique. Ne pas confondre la fabella (flèche) avec un fragment fracturé ou un corps étranger.

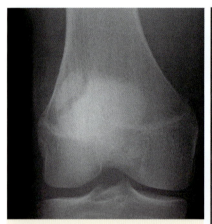

Patella bipartite. La patella est formée à partir de plusieurs noyaux d'ossification. Certains noyaux restent parfois non fusionnés chez l'adulte. La patella bipartite (deux noyaux) est la variante la plus fréquente. Le petit noyau non fusionné est corticalisé, et situé de manière caractéristique dans le quadrant supéro-externe et peut simuler une fracture. Mais il est corticalisé, bien limité, et ses bords correspondent aux contours de l'os adjacent. Il existe parfois trois noyaux d'ossification non fusionnés (patella tripartite).

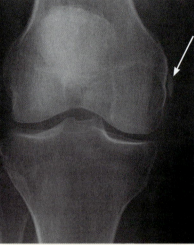

Lésion de Pellegrini-Stieda. Entorse ancienne du ligament collatéral médial avec calcification séquellaire (Pellegrini-Stieda). Pas de fracture. La situation de la calcification adjacente au condyle fémoral médial est caractéristique.

15 Genou

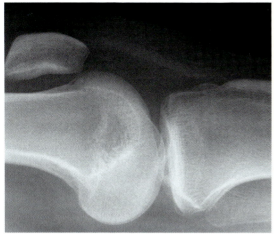

Patella alta.

La patella alta est la conséquence d'un tendon patellaire plus long que la normale. Il ne s'agit pas d'une rupture du tendon. La patella alta est un facteur favorisant de la subluxation de la patella.

Un signe pratique : « *si le pôle inférieur de la patella est situé complètement au-dessus de l'échancrure intercondylienne du fémur, il s'agit d'une patella alta* ».

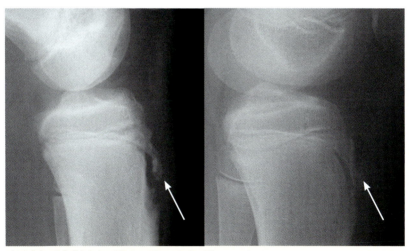

La tubérosité tibiale antérieure et la maladie d'Osgood-Schlatter.

La maladie d'Osgood-Schlatter est observée le plus souvent chez les garçons adolescents. Le mécanisme lésionnel est une avulsion chronique après des épisodes microtraumatiques répétés [11, 17].
L'aspect fragmenté et irrégulier est parfois marqué, et cependant dans les limites de la normale.
La maladie d'Osgood-Schlatter ne peut pas être confirmée ou exclue par la radiographie.
Le diagnostic est clinique.
Éviter de mal interpréter un aspect normal. Les deux exemples (flèches) sont normaux.

15 Genou

Références

1. Capps GW, Hayes CW. Easily missed injuries around the knee. Radiographics 1994;14:1191-1210.
2. Insall J, Salvati E. Patella position in the normal knee joint. Radiology 1971;101:101-104.
3. Newberg A, Wales L. Radiographic diagnosis of quadriceps tendon rupture. Radiology 1977;125:367-371.
4. Hall FM. Radiographic diagnosis and accuracy in knee joint effusions. Radiology 1975;115:49-54.
5. Butt WP, Lederman H, Chuang S. Radiology of the suprapatellar region. Clin Rad 1983;34:511-522.
6. Fishwick NG, Learmouth DJ, Finlay DB. Knee effusions, radiology and acute knee trauma. Br J Radiol 1994;67:934-937.
7. The Knee, Chan O, (eds.). ABC of Emergency Radiology. 3rd ed Wiley Blackwell; 2013.
8. Ferguson J, Knottenbelt JD. Lipohaemarthrosis in knee trauma; an experience of 907 cases. Injury 1994;25:311-312.
9. Lee JH, Weissman BN, Nikpoor N, et al. Lipohemarthrosis of the knee: a review of recent experiences. Radiology 1989;173:189-191.
10. Rorabeck CH, Bobechko WP. Acute dislocation of the patella with osteochondral fracture: a review of eighteen cases. J Bone Joint Surg 1976;58:237-240.
11. Gottsegen C, Eyer B, White E, et al. Avulsion Fractures of the Knee: Imaging Findings and Clinical Significance. RadioGraphics 2008;28:1755-1770.
12. Delzell PB, Schils JP, Recht MP. Subtle fractures about the knee: innocuous-appearing yet indicative of significant internal derangement. Am J Roentgenol 1996;167:699-703.
13. Sferopoulos NK, Rafailidis D, Traios S, Christoforides J. Avulsion fractures of the lateral tibial condyle in children. Injury 2006;37:57-60.
14. Goldman AB, Pavlov H, Rubenstein D. The Segond fracture of the proximal tibia: a small avulsion that reflects major ligamentous damage. Am J Roentgenol 1988;151:1163-1167.
15. Haas JP, Collins MS, Stuart MJ. The « sliver sign »: a specific radiographic sign of acute lateral patellar dislocation. Skeletal Radiol 2012;41:595-601.
16. Anderson S. Lower extremity injuries in youth sports. Pediatr Clin North Am 2002;49:627-641.
17. Rosenberg ZS, Kawelblum M, Cheung YY, et al. Osgood–Schlatter lesion: fracture or tendinitis? Scintigraphic, CT, and MR imaging features. Radiology 1992;185:853-858.

16 Cheville et arrière-pied

Anatomie normale
Profil 266–267
Face mortaise 268
Axiale – calcanéus 269

Analyse : les points à contrôler
Face mortaise 270
Profil 272
Axiale 273

Fractures fréquentes/lésions ligamentaires
Malléoles 274
Base du 5e métatarsien 276
Calcanéus 277
Différents types de fracture du calcanéus 278
Fractures des plaques de croissance (Salter-Harris) 280

Lésions ligamentaires
Entorse ligamentaire médiale ou latérale ; Déchirure de la membrane interosseuse 281

Lésions moins fréquentes mais importantes
Fractures du talus 282
Fracture de Maisonneuve 284
Fractures articulaires du tibia distal 285
Fractures complexes de Salter-Harris 286
Fractures peu fréquentes du calcanéus ; Fracture de l'os trigone 288
Luxations du talus 289

Pièges
Calcanéus ; Ossicules accessoires normaux 290–291

Lésions souvent méconnues [1]
- **Talus :** fracture ostéochondrale du dôme talien ; fracture du col de talus ; fractures du processus médial ou latéral.
- **Calcanéus :** fracture ; fracture de fatigue.
- Élargissement de la syndesmose (lésion de la membrane tibiofibulaire).
- Fracture de la base du 5e métatarsien.

Radiographies standard
- **Cheville : face mortaise** (rotation interne de 20°) et **profil**. Parfois, **face simple** [2].
- **Calcanéus :** ajouter une incidence **axiale**.

Abréviations
AVP, accident de la voie publique ; MT, métatarsien ; ONA, ostéonécrose avasculaire.

© 2017 Elsevier Masson SAS. Tous droits réservés.

16 Cheville et arrière-pied

Anatomie normale

Profil – os et articulations

La malléole latérale et la malléole médiale sont bien visibles. Repères utiles pour l'identification :

- la malléole latérale descend plus bas que la malléole médiale ;
- la malléole médiale a une encoche qui aide à l'identifier.

La partie postérieure du tibia est bien dégagée.

Le calcanéus et le sustentaculum tali sont visibles. Mesure possible de l'angle de Bohler pour vérifier la normalité.

La base du 5e métatarsien est souvent visible.

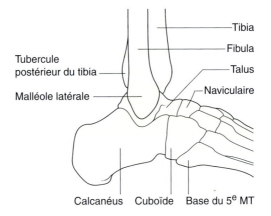

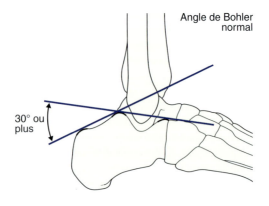

16 Cheville et arrière-pied

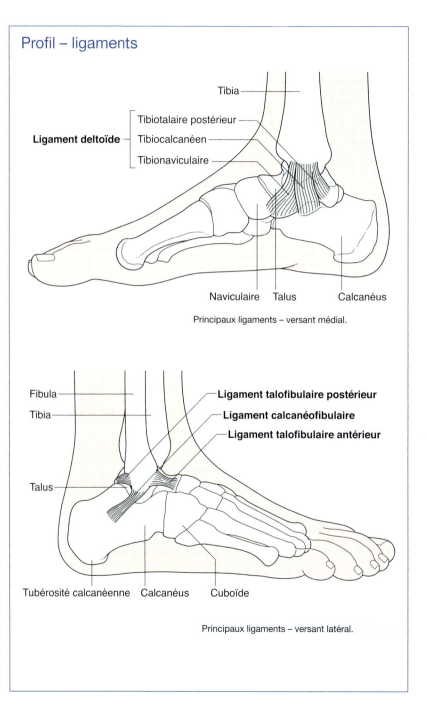

267

16 Cheville et arrière-pied

Face mortaise

L'incidence de face mortaise est obtenue avec une petite (20°) rotation interne afin d'éviter la superposition de la fibula et du talus.

L'interligne articulaire doit être d'épaisseur régulière sur toute sa longueur. Il peut être tracé depuis le versant médial, passant au-dessus de la partie supérieure du talus (c'est-à-dire le dôme), jusqu'au versant latéral de l'articulation.

L'interligne articulaire mesure environ 4 mm [2].

La surface articulaire du dôme du talus est parfaitement lisse, sans aucune irrégularité.

Le processus latéral (ou tubercule latéral) du talus est un repère important – insertion du ligament talocalcanéen à ce niveau.

Règle utile : il existe normalement toujours une superposition partielle du tibia et de la fibula sur l'incidence de face mortaise. L'absence de superposition et/ou la séparation du tibia et de la fibula évoquent une lésion de la membrane interosseuse.

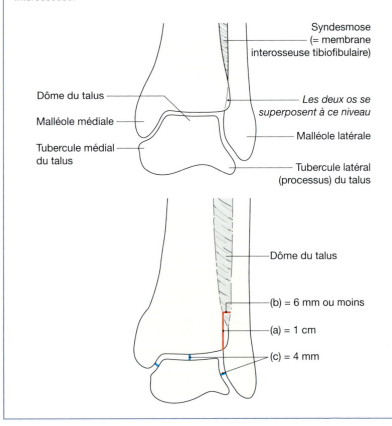

16 Cheville et arrière-pied

Axiale – calcanéus

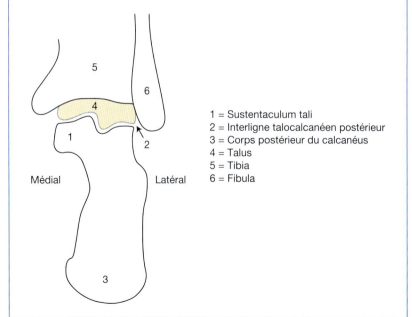

Bonne visualisation des deux tiers postérieurs du calcanéus.
Le sustentaculum tali est souvent mal visualisé car sous-exposé sur cette incidence.

1 = Sustentaculum tali
2 = Interligne talocalcanéen postérieur
3 = Corps postérieur du calcanéus
4 = Talus
5 = Tibia
6 = Fibula

16 Cheville et arrière-pied

Analyse : les points à contrôler [1, 3, 4]

Face mortaise

Vérifier :

- Malléoles – fracture ou… fractures ?
- Membrane interosseuse tibiofibulaire – signe de rupture ?
    - Normalement, superposition partielle du tibia et de la fibula.
    - Mesure : largeur de l'espace entre le tibia distal et la fibula. Cette distance ne doit pas dépasser 6 mm ; le point tibial étant situé à 1 cm de l'interligne articulaire [5].
- Talus
    - Dôme – bien lisse et régulier ?
    - Processus médial et latéral (c'est-à-dire tubercules, p. 268) – fragmentation ?
- Interligne – épaisseur supérieure à la normale de 4 mm [3] ?
- Épiphyses et plaques de croissance de l'enfant – aspect normal ? (Voir p. 15 et 280).

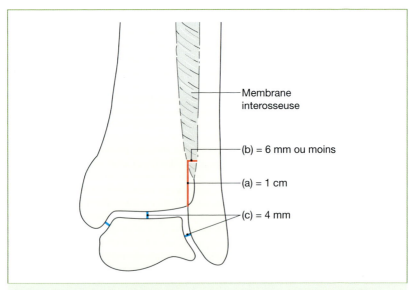

Repères et mesures normaux (règles de base) pour : (1) la membrane interosseuse, et (2) les interlignes articulaires de la mortaise tibiale.

16 Cheville et arrière-pied

Face mortaise normale.
Tous les repères à vérifier sont normaux.

Noter la superposition partielle de la fibula et du tibia. Aspect caractéristique normal sur cette incidence.

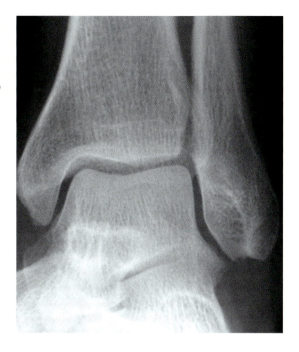

Face mortaise normale. Enfant.
Les cartilages de croissance et tous les autres repères sont normaux.

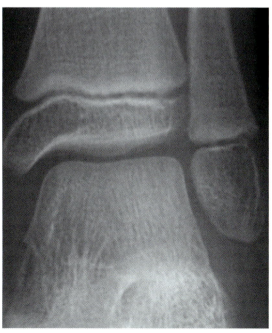

16 Cheville et arrière-pied

Profil

Vérifier :

- Tibia
  - ❑ Corticales – intactes ?
  - ❑ Surface articulaire – régulière ?
- Fibula
  - ❑ Trait de fracture oblique ?
- Talus
  - ❑ Col – intact ?
  - ❑ Articulation avec l'os naviculaire – interligne articulaire normal ?
- Calcanéus
  - ❑ Traits de fracture ?
  - ❑ Angle de Bohler – normal ?
  - ❑ Processus antérieur – normal ?
- 5ᵉ métatarsien
  - ❑ Fracture de la base ?

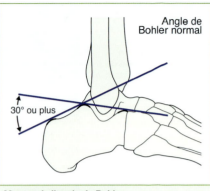

Mesure de l'angle de Bohler.
Deux droites passant par le sommet de l'articulation talocalcanéenne postérieure (point médian) définissent cet angle sur l'incidence de profil. La première droite passe par le sommet de la tubérosité postérieure du calcanéus (point postérieur) ; la deuxième passe par le bec de la grande apophyse (point antérieur). L'angle normal est de 30° ou plus.

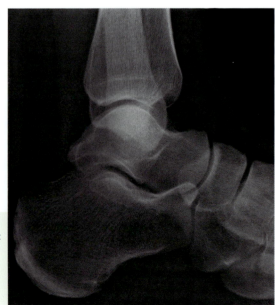

Profil normal.
Tous les repères à vérifier sont normaux.
Interlignes : tous normaux.
Angle de Bohler : normal.
Base du 5ᵉ métatarsien : normal.

16 Cheville et arrière-pied

Axiale

Vérifier :

- Calcanéus.
  - Traits de fracture ?
  - Corticales – intactes ?

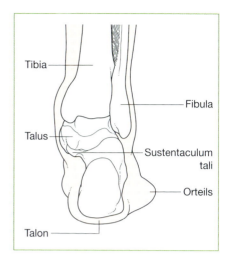

Arrière-pied normal en position debout (vue postérieure).

Ce schéma explique l'anatomie visible sur l'incidence axiale du calcanéus. Le sustentaculum tali correspond à la partie en plateau du calcanéus médial qui supporte une partie de la tête du talus.

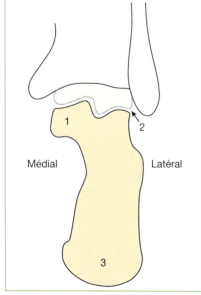
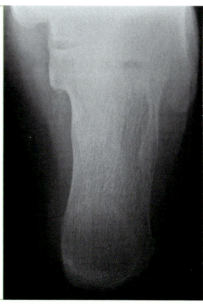

Incidence axiale normale.
1 = Sustentaculum tali
2 = Interligne talocalcanéen postérieur
3 = Corps du calcanéus

16 Cheville et arrière-pied

Fractures fréquentes/lésions ligamentaires

Malléoles [3, 6]

- La majorité des fractures de la cheville intéressent une ou les deux malléoles. Ces fractures sont souvent de diagnostic facile car une douleur élective est retrouvée à la palpation osseuse.
- La direction des forces détermine la fracture (ou les fractures) et les lésions ligamentaires associées :
  - en (a) ci-dessous, traumatisme en abduction et rotation externe ;
  - en (b) ci-dessous, traumatisme en adduction.

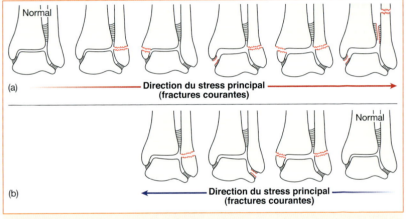

Cette illustration est adaptée de *Tidy's Physiotherapy* [7].

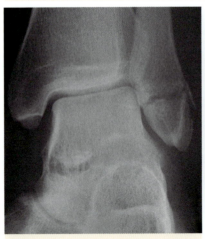

Fracture transversale de la malléole latérale.

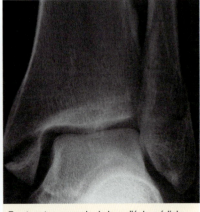

Fracture transversale de la malléole médiale ; fractures oblique et transverse de la fibula distale et de la malléole latérale ; subluxation latérale du talus.

274

16 Cheville et arrière-pied

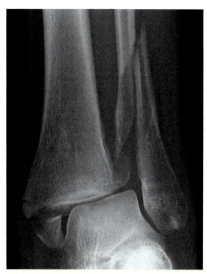

Multiples fractures du tibia et de la fibula. Noter le large diastasis de l'articulation tibiofibulaire indiquant une rupture de la membrane interosseuse.

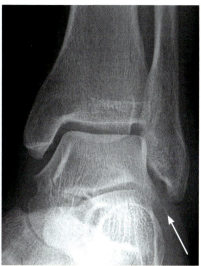

Petits fragments osseux (flèche) détachés du processus latéral du talus.
Cela indique une lésion ligamentaire.

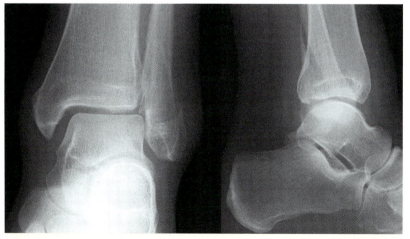

Les figures précédentes ne montrent que les incidences de face pour aller à l'essentiel. Mais dans tous les cas il faut analyser ensemble les incidences de face et de profil. Chez ce patient, l'incidence de face montre une fracture transversale de la malléole latérale et une subluxation latérale du talus. L'incidence de profil montre l'extension de la fracture de la fibula et le déplacement. Elle montre aussi le bord postérieur du tibia, le talus et le calcanéus.

16 Cheville et arrière-pied

Base du 5ᵉ métatarsien

Cette fracture fréquente correspond à une avulsion de la base du métatarsien au site de l'insertion du tendon du court fibulaire. La fracture fait suite à un traumatisme en inversion du pied.

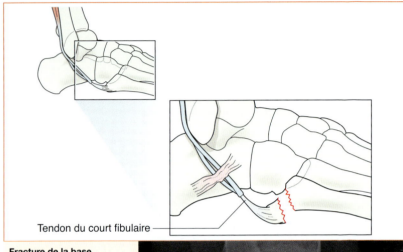

Tendon du court fibulaire

Fracture de la base du 5ᵉ métatarsien.

Traumatisme en inversion du pied. La contraction brutale du court fibulaire latéral au cours d'un mouvement d'inversion du pied provoque une fracture avulsion. Cette radiographie montre un aspect typique.

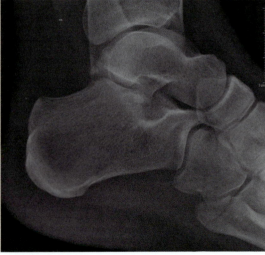

16 Cheville et arrière-pied

Calcanéus

C'est l'os le plus souvent atteint dans les traumatismes de l'arrière-pied. Les types de fracture du calcanéus sont indiqués en p. 278–279. Voir aussi les lésions moins fréquentes du calcanéus en p. 288.

La majorité des traumatismes sévères surviennent à la suite d'une chute d'une certaine hauteur sur les talons.

La fracture est liée à un cisaillement du calcanéus sous l'action du poids du corps transmis par le talus. Le mécanisme est comparable à l'impact d'une hache dans une pièce de bois.

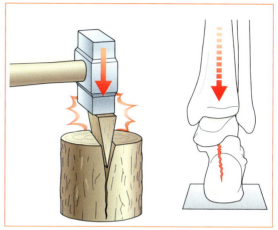

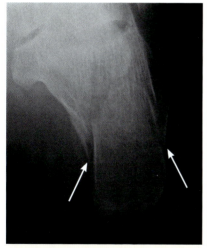

Il faut réaliser une incidence axiale en cas de suspicion de fracture du calcanéus.
Les fractures (flèches) du corps du calcanéus sont bien visibles.

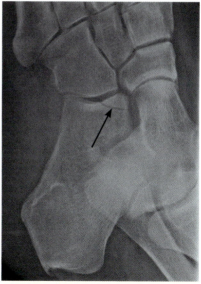

Certaines fractures, en particulier celles du processus antérieur du calcanéus (flèche), surviennent après un traumatisme avec simple torsion.

277

16 Cheville et arrière-pied

Différents types de fracture du calcanéus
Intra-articulaire (75 %)

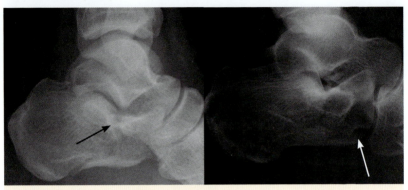

Les fractures intra-articulaires (flèches) intéressent l'articulation sous-talienne (à gauche) ou calcanéo-cuboïdienne (à droite).

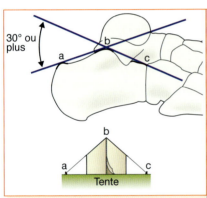

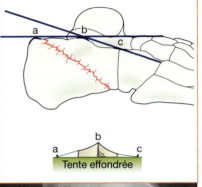

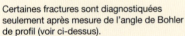

Certaines fractures sont diagnostiquées seulement après mesure de l'angle de Bohler de profil (voir ci-dessus).

La valeur normale de cet angle est de 30 à 40°. Si la fracture provoque un écrasement de l'os, l'angle sera de moins de 30° (schéma en haut à droite).

Le signe principal de fracture du calcanéus est un aplatissement de l'angle de Bohler sur la radiographie de droite.

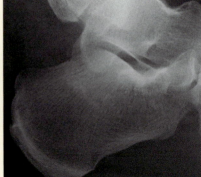

16 Cheville et arrière-pied

Extra-articulaire (25 %)

Généralement plus difficiles à détecter que les fractures intra-articulaires.

Les fractures extra-articulaires intéressent la tubérosité postérieure du calcanéus, ou bien le processus antérieur [1, 4, 8]. Ces fractures surviennent après une chute de faible hauteur sur le talon. Parfois, il s'agit d'un traumatisme en torsion.

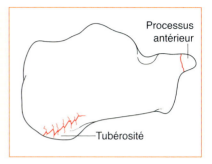

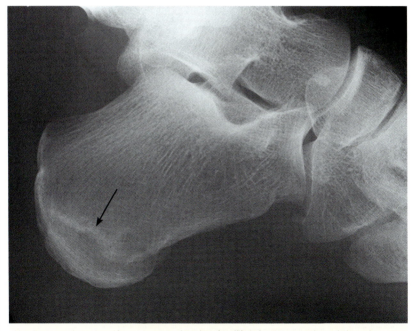

Une ligne ou plage de sclérose du corps du calcanéus (flèche) est souvent le seul signe de fracture impaction. Ici, la radiographie montre une fracture extra-articulaire de la tubérosité postérieure du calcanéus, après une petite chute sur le talon.

16 Cheville et arrière-pied

Fractures des plaques de croissance (Salter-Harris)

- Fréquentes chez l'enfant. La fracture de la plaque de croissance distale du tibia est la deuxième en fréquence après la fracture distale du radius.
- Les fractures des plaques de croissance sont décrites en détail en p. 14–17.
- Les fractures des plaques de croissance les plus fréquentes (types 1 à 4) sont illustrées ci-dessous.

Classification/description de Salter-Harris des fractures de la plaque de croissance.

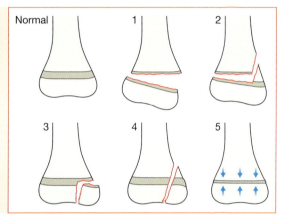

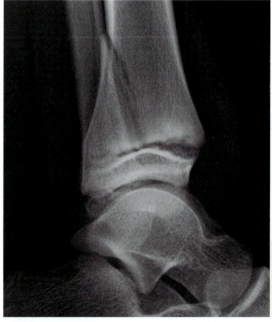

Fracture Salter-Harris de type 2 du tibia.
La fracture de type 2 est la plus fréquente des fractures de cette plaque de croissance.

16 Cheville et arrière-pied

Lésions ligamentaires

Entorse ligamentaire médiale ou latérale

Un élargissement asymétrique de l'interligne articulaire de la mortaise doit faire rechercher une fracture. L'interligne est anormal s'il mesure plus de 4 mm en médial ou latéral [3].

Attention : les radiographies peuvent rester normales en cas de lésion ligamentaire sévère. Les incidences dynamiques sont parfois utilisées dans cette indication.

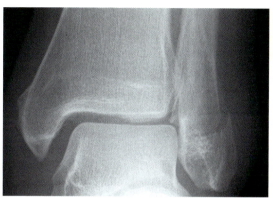

Fracture de la fibula.
Ici, l'interligne élargi indique une lésion ligamentaire associée (ligament deltoïde).

Déchirure de la membrane interosseuse

La déchirure du ligament interosseux est souvent méconnue [1, 5, 9, 10]. L'incidence de face montre des signes indirects utiles. Chercher un élargissement de l'espace entre le tibia distal et la fibula. Méthode empirique : penser à une déchirure si le tibia distal et la fibula ne sont pas légèrement superposés sur l'incidence de la cheville de face.

Appliquer aussi le critère des 6 mm (voir p. 270).

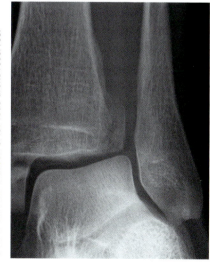

L'espace très large avec séparation entre le tibia et la fibula indique une lésion majeure de la membrane interosseuse (syndesmose).

Cette membrane est une structure rigide. Elle relie solidement ensemble les diaphyses du tibia et de la fibula et s'étend de haut en bas entre les deux articulations tibiofibulaires.

16 Cheville et arrière-pied

Lésions moins fréquentes mais importantes

Fractures du talus

Ces fractures sont rares. Elles sont observées après un traumatisme à haute énergie, souvent un AVP ou une chute d'une certaine hauteur.

Corps du talus [4, 11]

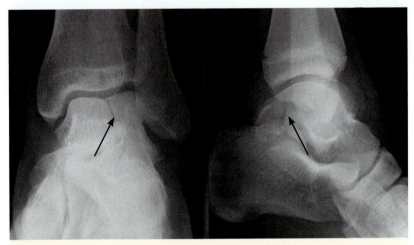

Fractures (flèches) possibles dans le plan coronal, sagittal ou horizontal.

Col du talus [4, 11]

Lésion importante avec risque élevé d'ostéonécrose avasculaire (ONA) et d'arthrose secondaire. L'ONA est consécutive à une interruption de la vascularisation du talus. Une fracture déplacée est un facteur de risque d'ONA. Une fracture déplacée est facile à détecter. Une fracture non déplacée est facile à rater.

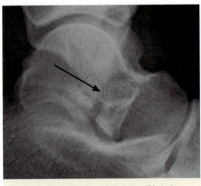

Fracture déplacée du col du talus (flèche).

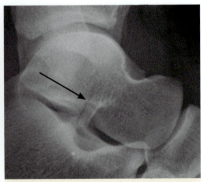

Fracture non déplacée du col du talus (flèche).

16 Cheville et arrière-pied

Dôme talien – fracture ostéochondrale

Fractures impaction de petite taille, mais de grande importance clinique ; habituellement après un traumatisme en inversion [1, 12]. Le terme d'ostéochondrite disséquante anciennement utilisé n'est pas adapté car il s'agit de véritables fractures ostéochondrales post-traumatiques.

Bien souvent, la lésion visible du talus est la conséquence d'un traumatisme ancien en compression ou cisaillement.

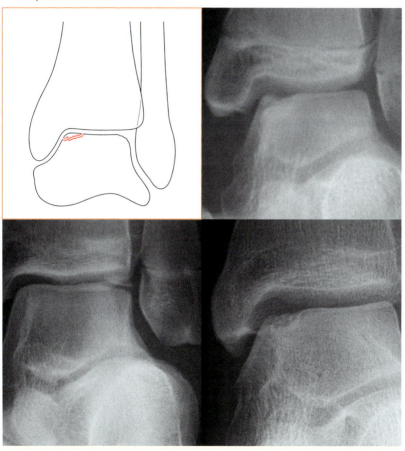

La fracture ostéochondrale est diagnostiquée grâce à un petit décroché avec une image de défect ou une irrégularité de la corticale de la surface articulaire du dôme du talus sur l'incidence de face. La lésion intéresse le plus souvent soit le coin supérolatéral, soit le coin supéromédial du dôme. Parfois, un petit fragment se détache avec mobilisation dans l'articulation.

16 Cheville et arrière-pied

Fracture de Maisonneuve

L'articulation de la cheville est assimilable à un anneau osseux. L'anneau s'étend jusqu'au genou. Un traumatisme en rotation externe de la cheville peut provoquer une fracture haute de la diaphyse proximale de la fibula [13]. Cette fracture fibulaire est facilement négligée car les signes principaux concernent la cheville. Cette association lésionnelle correspond à la fracture de Maisonneuve.

Suspecter cette fracture si les radiographies montrent une fracture de la malléole médiale associée à un élargissement de l'interligne articulaire médial ; ou si l'examen de la partie haute de la jambe est douloureux.

Examiner la partie haute de la jambe chez tous les patients consultant pour un traumatisme de la cheville.

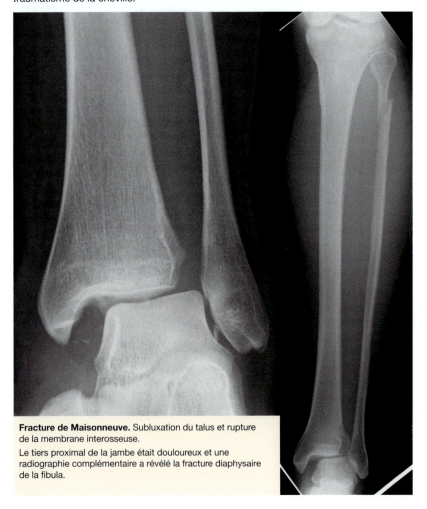

Fracture de Maisonneuve. Subluxation du talus et rupture de la membrane interosseuse.

Le tiers proximal de la jambe était douloureux et une radiographie complémentaire a révélé la fracture diaphysaire de la fibula.

16 Cheville et arrière-pied

Fractures articulaires du tibia distal

Ces fractures sont rares, représentant moins de 1 % des fractures du membre inférieur [14].

Mécanisme habituel : chute à haute énergie ou AVP avec fracture compression, souvent comminutive. Les fractures en compression du tibia sont rares car les forces sont le plus souvent transmises au calcanéus avec fracture.

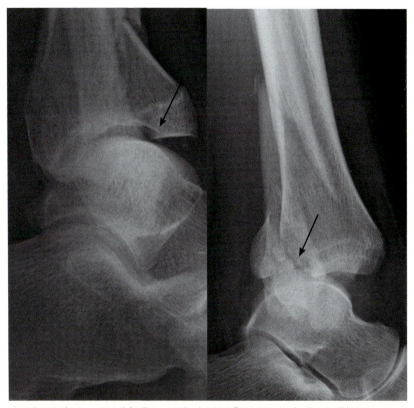

Les deux patients sont tombés d'une certaine hauteur. Fracture comminutive du tibia avec atteinte de la surface articulaire (flèches).

16 Cheville et arrière-pied

Fractures complexes de Salter-Harris

Ces deux fractures rares nécessitent un diagnostic précoce car la réduction parfaite est essentielle pour une croissance normale sans déformation.

Fracture triplane [3, 15, 16]

Cette fracture Salter-Harris de type 4 est une fracture complexe multidirectionnelle de l'épiphyse tibiale. Il s'agit d'une fracture dans les trois plans, avec :

- plan sagittal : fracture verticale de l'épiphyse ;
- plan horizontal : fracture transverse de la plaque de croissance ;
- plan coronal : fracture verticale de la métaphyse.

Toujours suspecter cette fracture complexe si l'incidence de face montre une fracture verticale de l'épiphyse tibiale. Indication d'un scanner pour une évaluation complète.

Piège : l'extension de la fracture n'est pas évidente sur la radiographie.

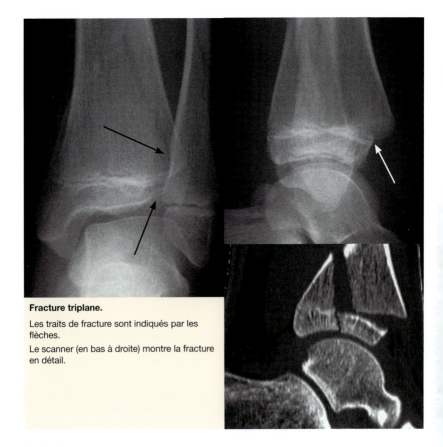

Fracture triplane.
Les traits de fracture sont indiqués par les flèches.
Le scanner (en bas à droite) montre la fracture en détail.

16 Cheville et arrière-pied

Fracture de Tillaux [3, 16]

Cette fracture de Salter-Harris de type 3 est une fracture avulsion de l'épiphyse du tibia. La fracture intéresse une épiphyse partiellement fusionnée (11–15 ans). Elle touche les adolescents ayant une fusion médiale de la plaque de croissance, mais pas de la portion latérale. Il s'agit d'une fracture biplanaire, avec :

- plan vertical : fracture épiphysaire ;
- plan horizontal : fracture de la portion latérale de la plaque de croissance.

Piège : cette fracture ressemble parfois à une fracture triplane en radiographie. Le scanner permet le bon diagnostic.

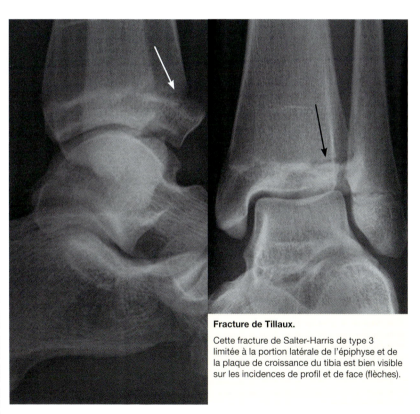

Fracture de Tillaux.
Cette fracture de Salter-Harris de type 3 limitée à la portion latérale de l'épiphyse et de la plaque de croissance du tibia est bien visible sur les incidences de profil et de face (flèches).

16 Cheville et arrière-pied

Fractures peu fréquentes du calcanéus

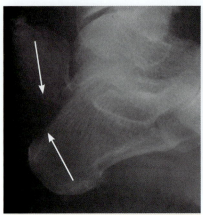

Fracture avulsion de la grosse tubérosité du calcanéus (flèches). Elle correspond à une avulsion du tendon d'Achille avec une partie du calcanéus. Le plus souvent, survient chez le patient âgé avec ostéoporose sévère.

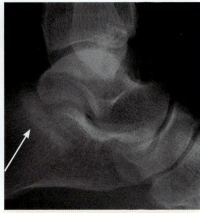

Les fractures de fatigue (stress répété) sont assez rares. Diagnostic possible grâce à la visibilité d'une zone de sclérose sur l'incidence de profil (flèche).

Fracture de l'os trigone [17]

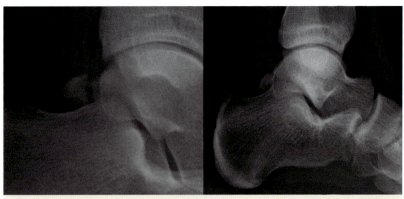

L'os trigone est une prolongation du processus postérieur du talus. Il est présent dans environ 50 % des pieds. Il reste séparé du talus ou fusionné ; de petite ou de grande taille ; parfois multiple. La fracture d'un os trigone fusionné fait suite à un mécanisme de torsion de la cheville. Les signes cliniques doivent être très évocateurs pour porter un diagnostic de fracture. Les deux exemples illustrés ici sont des aspects normaux.

16 Cheville et arrière-pied

Luxations du talus – peu fréquentes mais importantes

L'articulation sous-talienne comporte deux parties et chacune peut se luxer après un traumatisme à haute énergie.

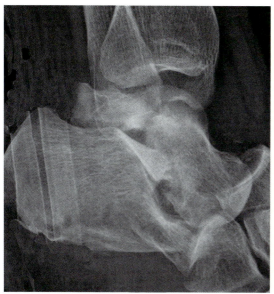

Luxation talocalcanéenne.

Les articulations talonaviculaires et talocalcanéennes ne sont pas anatomiquement normales – comparer avec les aspects normaux de la page précédente.

Plusieurs fractures sont aussi visibles.

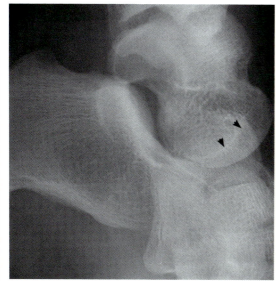

Luxation talonaviculaire.

Noter la superposition de la tête du talus avec la surface articulaire de l'os naviculaire (têtes de flèche).

Aspect normal de l'articulation talonaviculaire sur les figures de la page précédente.

289

16 Cheville et arrière-pied

Pièges

Calcanéus : apophyse

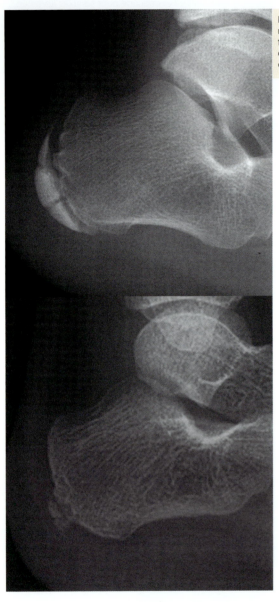

L'apophyse calcanéenne normale peut avoir un aspect fragmenté et/ou sclérosé, comme dans ces deux exemples.

16 Cheville et arrière-pied

Calcanéus : processus antérieur

La fracture du processus antérieur (p. 279) est fréquente. Cependant, le processus antérieur est parfois développé à partir d'un noyau secondaire d'ossification. Si ce noyau n'est pas fusionné (os secundum), il peut simuler une fracture. Le diagnostic dépend des signes cliniques.

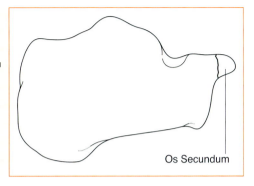

Os Secundum

Ossicules accessoires normaux

Très fréquents, ces petits os sont adjacents aux extrémités des malléoles interne et externe. Ils sont parfois confondus avec un fragment fracturaire. Ils sont parfois difficiles à distinguer d'une fracture, et la corrélation avec l'examen clinique est importante. Les fractures sont douloureuses, les ossicules accessoires sont indolores. Et aussi :

- un ossicule accessoire est bien limité (aspect corticalisé) ;
- un fragment de fracture récent est mal limité (non corticalisé) sur un de ses côtés.

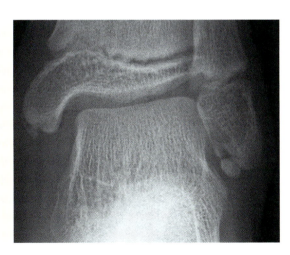

Petits ossicules accessoires normaux adjacents aux malléoles latérale et médiale chez un enfant de 10 ans.

16 Cheville et arrière-pied

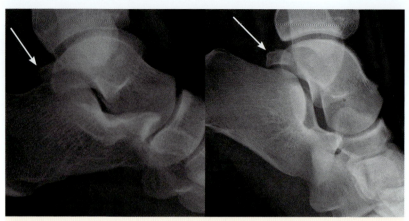

Os trigone (flèches). Variante fréquente de la normale (p. 288). Il est attaché ou séparé du talus.

Références

1. Brandser EA, Braksiek RJ, El-Khoury GY, et al. Missed fractures on emergency room ankle radiographs: an analysis of 433 patients. Emergency Radiology 1997;4:295-302.
2. Brandser EA, Berbaum KS, Dorfman DD, et al. Contribution of Individual Projections Alone and in Combination for Radiographic Detection of Ankle Fractures. Am J Roentgenol 2000;174:1691-1697.
3. Daffner RH. Ankle Trauma. Semin Roentgenol 1994;29:134-151.
4. Prokuski LJ, Saltzman CL. Challenging fractures of the foot and ankle. Rad Clin North Am 1997;35:655-670.
5. Harper MC, Keller TS. A radiographic evaluation of the tibiofibular syndesmosis. Foot Ankle 1989;10:156-160.
6. Hamblen DL, Simpson HR. Adams's Outline of Fractures including joint injuries. 12th edn. Churchill Livingstone; 2007.
7. Tidy's Physiotherapy. Porter S (ed.) 15th edn. Churchill Livingstone, Elsevier, 2013.
8. Slatis P, Kiviluoto O, Santavirta S, Laasonen EM. Fractures of the calcaneum. J Trauma 1979;19:939-943.
9. Ramsey PL, Hamilton W. Changes in tibiotalar area of contact caused by lateral talar shift. J Bone Joint Surg Am 1976;58:356-357.
10. Edwards GS, Delee JC. Ankle diastasis without fracture. Foot Ankle 1984;4:305-312.
11. Rammelt S, Zwipp H. Talar neck and body fractures. Injury 2009;40:120-135.
12. Canale ST, Belding RH. Osteochondral lesions of the talus. J Bone Joint Surg Am 1980;62:97-102.
13. Anderson S. Lower extremity injuries in youth sports. Pediatr Clin North Am 2002;49:627-641.
14. Calori GM, Tagliabue L, Mazza E, et al. Tibial pilon fractures: which method of treatment? Injury 2010;41:1183-1190.
15. ABC of Emergency Radiology. Chan O (ed.) 3rd edn. Wiley Blackwell, 2013.
16. Weinberg AM, Jablonski M, Castellani C, et al. Transitional fractures of the distal tibia. Injury 2005;36:1371-1378.
17. Anwar R, Nicholl JE. Non union of a fractured os trigonum. Injury Extra 2005;36:267-270.

17 Médiopied et avant-pied

Anatomie normale
Face 294
Oblique 294
La mortaise des cunéiformes et le Lisfranc 295

Analyse : les points à contrôler
Incidence de face 296
Incidence oblique 296
Incidence de profil 297

Fractures fréquentes
Métatarsiens et phalanges ; Base du 5e métatarsien 298
Fractures de fatigue (fractures de marche/stress) 299

Fractures moins fréquentes mais importantes
Fractures des os du tarse 300
Base du 2e, 3e ou 4e métatarsien 300
Fracture de Jones 301

Luxations/subluxations
Traumatismes des articulations tarsométatarsiennes 302

Pièges
Sésamoïdes et ossicules accessoires 304
Apophyses ; Fentes épiphysaires 305
Une lésion non traumatique peut distraire ; Un piège qui mérite d'être souligné… 306

Lésions souvent méconnues
- Subluxations du Lisfranc.
- Fractures de fatigue des 2e ou 3e métatarsiens.
- Fracture avulsion de la base du 5e métatarsien – non vue sur les radiographies de la cheville.

Radiographies standard
Les protocoles sont variables. Au Royaume-Uni, un bilan avec 2 incidences est courant : **face et oblique.** En France et aux États-Unis, un bilan avec 3 incidences est courant [1, 2] : **face, oblique** et **profil.**

Abréviation
MT, métatarsien.

© 2017 Elsevier Masson SAS. Tous droits réservés.

17 Médiopied et avant-pied

Anatomie normale

Les os du médiopied forment une arche. Ainsi, plusieurs os du tarse dont les cunéiformes et les bases des métatarsiens se superposent sur les incidences de face et oblique. L'analyse conjointe des deux incidences permet de séparer les différents os.

Face

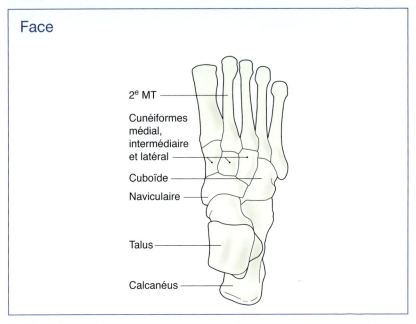

Oblique

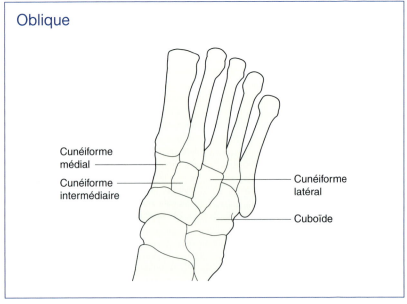

17 Médiopied et avant-pied

La mortaise des cunéiformes et le Lisfranc

La base du 2e métatarsien est maintenue dans une mortaise formée par les trois cunéiformes. Cet assemblage en mortaise évite le glissement latéral des bases des métatarsiens lors de la mise en charge.

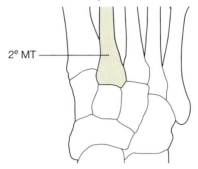

Le bord médial de la base du 2e métatarsien doit être aligné avec le bord médial du cunéiforme intermédiaire. Petite encoche possible.

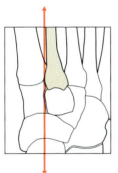 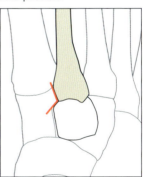

Le bord médial de la base du 3e métatarsien doit être aligné avec le bord médial du cunéiforme latéral. Petite encoche possible.

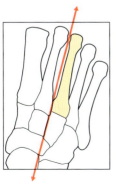 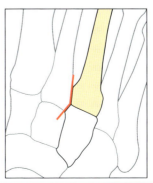

17 Médiopied et avant-pied

Analyse : les points à contrôler

L'analyse des images sera guidée par les signes cliniques tels qu'une douleur élective, un œdème, une contusion.

Incidence de face

Contrôler :

1. Métatarsiens et phalanges.
2. Interligne de Lisfranc. Toujours se poser la question : le bord médial de la base du 2e métatarsien est-il aligné avec le bord médial du cunéiforme intermédiaire ?

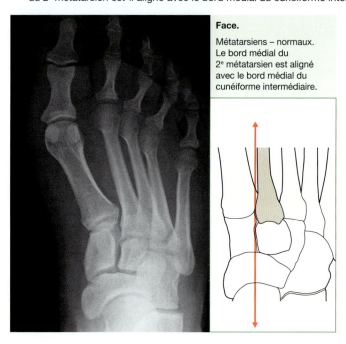

Face.

Métatarsiens – normaux. Le bord médial du 2e métatarsien est aligné avec le bord médial du cunéiforme intermédiaire.

Incidence oblique

Contrôler :

1. Métatarsiens.
2. Interligne de Lisfranc. Le bord médial de la base du 3e métatarsien est-il aligné avec le bord médial du cunéiforme latéral ?
3. Les interlignes de l'arrière-pied et du médiopied.

17 Médiopied et avant-pied

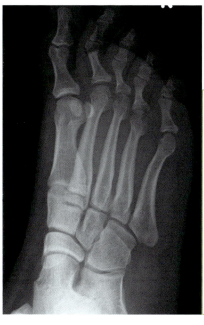

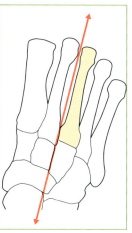

Oblique.

Métatarsiens – normaux. Le bord médial du 3ᵉ métatarsien est aligné avec le bord médial du cunéiforme latéral.

Incidence de profil

Contrôler :

1. Base du 5ᵉ métatarsien.
2. Les interlignes de l'arrière-pied et du médiopied.

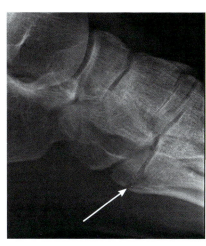

Profil.

Fracture de la base du 5ᵉ métatarsien (flèche). Interlignes du médiopied – normaux.

17 Médiopied et avant-pied

Fractures fréquentes

Métatarsiens et phalanges

- Très fréquentes. Environ 35 % des fractures du pied sont des lésions du métatarse [3]. En général, la détection d'une fracture d'un des quatre premiers métatarsiens est facile.
- Environ 70 % des fractures du métatarse intéressent le 5e métatarsien [2].

Base du 5e métatarsien

La fracture de la tubérosité correspond à une lésion d'avulsion liée à une contraction du muscle court fibulaire avec étirement de l'aponévrose plantaire. Le mécanisme est une flexion plantaire avec inversion du pied.

Chez un patient avec traumatisme en torsion de la cheville : l'examen clinique attentif de la base de ce métatarsien indique si une radiographie de l'avant-pied est nécessaire.

Piège possible : L'apophyse normale non fusionnée de la base du 5e métatarsien est visible chez tous les enfants. Elle ne doit pas être confondue avec une fracture.

Règles utiles :

Une fracture avulsion est d'orientation transverse ou oblique par rapport au grand axe du 5e métatarsien.

L'apophyse normale de l'enfant siège à distance de la surface articulaire et son axe est aligné avec une direction presque parallèle à la diaphyse du métatarsien.

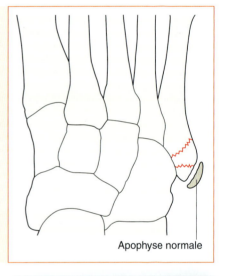

Apophyse normale

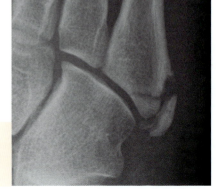

Fracture de la base du 5e MT.
Le trait horizontal de la métaphyse est une fracture. L'os séparé à distance correspond à l'apophyse normale non fusionnée.

17 Médiopied et avant-pied

Fractures de fatigue (fractures de marche/stress)

Ces fractures sont souvent méconnues et mal comprises, avec des erreurs diagnostiques et un traitement inapproprié [4].

Elles intéressent le plus souvent la diaphyse du 2e et/ou du 3e métatarsien.

Les radiographies sont anormales quand la fracture est réellement constituée. Un délai d'au moins 2 semaines depuis le début des symptômes est nécessaire pour l'apparition des signes radiographiques.

En cas de forte suspicion clinique de fracture de fatigue avec des radiographies initiales normales, une scintigraphie osseuse ou une IRM complémentaires sont indiquées. Une hyperfixation focale en scintigraphie permet le diagnostic de fracture de fatigue si l'histoire clinique est concordante.

L'IRM permet une confirmation très rapide du diagnostic, utile chez les sportifs.

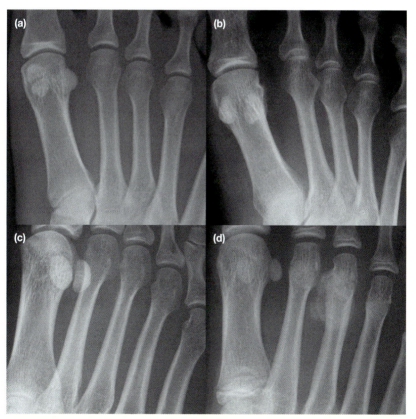

Fractures de fatigue.
Quatre aspects différents possibles. (a) Normal ; (b) fissure transverse ou oblique (3e métatarsien) ; (c) réaction périostée modérée (3e métatarsien) ; (d) cal exubérant (3e métatarsien).

17 Médiopied et avant-pied

Fractures moins fréquentes mais importantes

Fractures des os du tarse

Les fractures des os du médiopied sont rares, observées après un traumatisme à haute énergie. Une lésion importante sera évidente cliniquement.

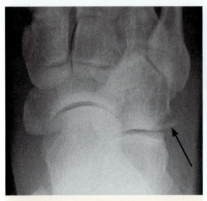

Fragment osseux détaché du bord latéral du cuboïde (flèche). Tous les autres os et interlignes sont normaux.

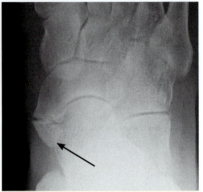

Ce n'est pas une fracture. Aspect fréquent de variante de la normale (flèche). Ossicule accessoire (os naviculaire accessoire).

Base du 2e, 3e ou 4e métatarsien

Toute fracture, majeure ou petite, d'un de ces sites est le signe d'une possible lésion majeure de l'interligne tarsométatarsien (Lisfranc).

Voir p. 302–303.

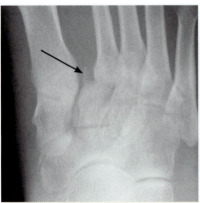

Un fragment (flèche) est détaché de la base du 2e métatarsien. La base de ce métatarsien est subluxée latéralement.

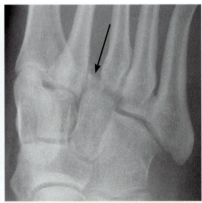

Un gros fragment (flèche) est détaché de la base du 3e métatarsien. La diaphyse de ce métatarsien (fragment distal) est subluxée latéralement.

17 Médiopied et avant-pied

Fracture de Jones [1, 2, 4–6]

Deux types de fractures touchent la portion proximale du 5e métatarsien : la fracture avulsion très fréquente (p. 298), et la fracture de Jones, beaucoup plus rare mais importante à identifier. Il ne faut pas confondre ces deux fractures. La fracture de Jones n'est pas consécutive à une avulsion.

La fracture de Jones a été décrite par un chirurgien orthopédique, Robert Jones. Il a subi lui-même cette fracture et a ensuite publié son expérience [7]. Les descriptions de cette fracture sont souvent confuses.

Clarification : la fracture de Jones est transversale, diaphysaire à une distance d'environ 1,5 cm du processus styloïde du 5e métatarsien. Signes utiles : la fracture de Jones est située distalement par rapport à l'articulation tarsométatarsienne et à l'articulation entre les 4e et 5e métatarsiens.

Mécanisme : après un traumatisme récent, ou fracture de fatigue du 5e métatarsien.

- La fracture récente résulte d'un traumatisme avec direction verticale ou médiolatérale sur la base du 5e métatarsien.
- La fracture de fatigue résulte d'une surcharge mécanique chronique sur le métatarsien, souvent chez les jeunes sportifs.

Lésion importante. Fréquence du retard de consolidation et de la pseudarthrose, en particulier avec la fracture de fatigue de Jones. Chez les sportifs de haut niveau, ostéosynthèse avec une vis intramédullaire.

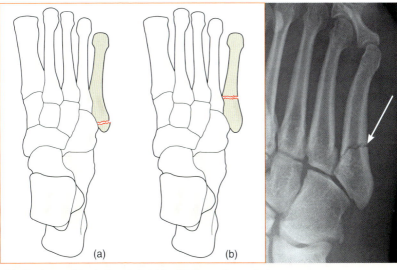

(a) Fracture avulsion typique de la tubérosité. Pronostic excellent.
(b) Fracture de Jones (flèche). Souvent compliquée de pseudarthrose.

17 Médiopied et avant-pied

Luxations/subluxations

Mécanisme de traumatisme direct, avec luxations métatarsophalangiennes ou interphalangiennes. Pas de problème diagnostique.

Traumatismes des articulations tarsométatarsiennes [5, 8–11]

Peu fréquent mais très important. La marche et le port de charges nécessitent un bon alignement de ces pièces osseuses. Une luxation ou subluxation doit être traitée avec une réduction méticuleuse afin de préserver le pronostic fonctionnel.

- Les luxations et subluxations traumatiques des bases des métatarsiens (interligne de Lisfranc) sont méconnues si l'alignement des pièces osseuses n'est pas vérifié attentivement. Les signes radiographiques de subluxation sont souvent discrets. Toujours se poser deux questions :

    1. Sur le cliché de face, le bord médial de la base du 2e métatarsien est-il aligné avec le bord médial du cunéiforme intermédiaire ?
    2. Sur le cliché oblique, le bord médial de la base du 3e métatarsien est-il aligné avec le bord médial du cunéiforme latéral ?

- La subluxation du Lisfranc est associée ou pas à une fracture.

- Suspecter une subluxation tarsométatarsienne dès qu'un fragment osseux – même petit – est détaché de la base d'un des quatre premiers métatarsiens.

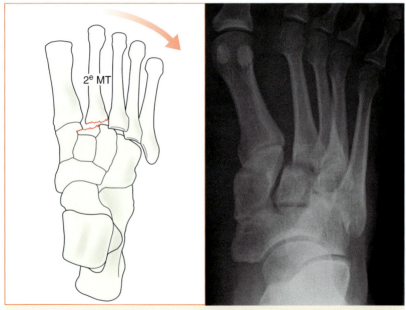

Subluxation du Lisfranc : une fracture proche de la base du 2e métatarsien libère la diaphyse de cet os de la mortaise des cunéiformes. Un glissement latéral des bases des métatarsiens est ainsi possible.

17 Médiopied et avant-pied

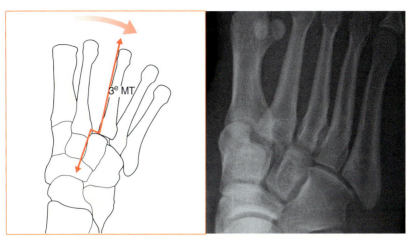

Subluxation du Lisfranc : rupture ligamentaire entre le 3e métatarsien et l'os cunéiforme latéral. Subluxation latérale du 3e métatarsien. La réponse à la question (2) en bas de la p. 296 est « non ».

Certaines subluxations du Lisfranc ne sont pas vues sur les radiographies [8–10] ; il y a trois explications à cela :

- médicale : défaut de lecture et d'analyse des radiographies ;
- médicale : méconnaissance de la grande valeur diagnostique d'une petite avulsion osseuse de la base du 2e ou 3e métatarsien. Petite écaille osseuse = signe d'alerte ;
- technique : réduction transitoire de la subluxation car la radiographie est réalisée sur un patient allongé, pas en charge. Appliquer cette règle : en cas de suspicion clinique de lésion du Lisfranc avec des radiographies normales, il faut répéter les radiographies en charge. Sinon, explorer avec un scanner ou une IRM [11].

Terminologie [8, 9]

J. Lisfranc était chirurgien dans l'armée de Napoléon. Il a mis au point une amputation de l'avant-pied qui prenait moins d'une minute à réaliser chez des soldats souffrant de gelures ou d'autres blessures. Cette amputation passe par l'interligne tarsométatarsien. Son imagination et son talent ont été récompensés par une série d'éponymes.

- *Lisfranc – interligne :* articulations tarsométatarsiennes.
- *Lisfranc – complexe articulaire :* terme descriptif parfois utilisé pour nommer les articulations tarsométatarsiennes.
- *Lisfranc – traumatisme :* entorse du médiopied. Assez fréquente chez les sportifs.
- *Lisfranc – subluxation :* traumatisme à haute énergie qui entraîne une subluxation articulaire de l'interligne de Lisfranc.

17 Médiopied et avant-pied

Pièges

Sésamoïdes et ossicules accessoires

Ils sont nombreux et peuvent parfois prêter à confusion avec un diagnostic erroné de fracture.

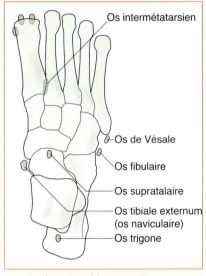

Les os sésamoïdes fréquents et l'os naviculaire accessoire.

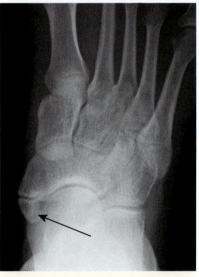

L'os naviculaire accessoire (flèche). Parfois nommé *os tibiale externum*.

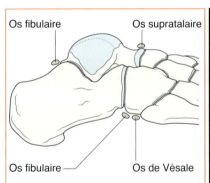

Trois os sésamoïdes et os trigone. Ce sont les ossicules normaux les plus souvent identifiés avec des questions diagnostiques.

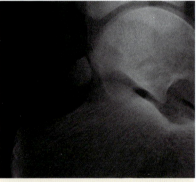

Un autre ossicule accessoire, l'os trigone. Il siège en arrière du talus. Il est parfois fusionné au talus.

17 Médiopied et avant-pied

Apophyses

Apophyse normale de la base du 5e métatarsien interprétée comme une fracture avulsion (p. 298).

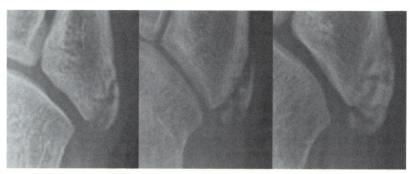

Apophyses normales. 100 % des enfants ont cette apophyse. Elle s'ossifie le plus souvent à partir d'un noyau unique, mais l'ossification est parfois multicentrique comme dans ces trois exemples.

Fentes épiphysaires [12, 13]

Certaines épiphyses sont fendues. Elles fusionnent autour de la puberté. L'épiphyse de la base de la phalange proximale du gros orteil présente souvent une fente. Ces fentes ne doivent pas être confondues avec des traits de fracture.

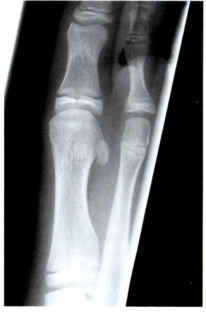

Une fente épiphysaire.

Variante anatomique normale. Site le plus courant de fente épiphysaire.

17 Médiopied et avant-pied

Une lésion non traumatique peut distraire

Un interrogatoire attentif et un bon examen clinique sont importants pour une bonne analyse des radiographies. Une anomalie sans rapport avec le traumatisme récent risque de détourner du bon diagnostic.

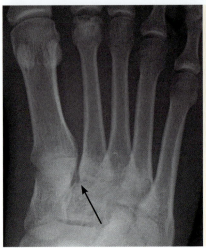

Traumatisme du médiopied.

L'aspect irrégulier et fragmenté de la tête du 2e métatarsien n'est pas lié à un traumatisme récent. Il s'agit d'une ostéonécrose sous-chondrale (Freiberg). La lésion post-traumatique est visible à la base du 2e métatarsien avec une subluxation (flèche) du Lisfranc.

Freiberg : aspect aplati et fragmenté de la tête du métatarsien. Souvent associé à un œdème et une douleur. Le plus souvent chez la femme jeune. L'étiologie est controversée.

Un piège [8–10] qui mérite d'être souligné…

Traumatisme du pied avec suspicion clinique d'atteinte du Lisfranc avec un aspect radiographique normal. Une lésion ligamentaire est possible malgré un aspect de réduction spontanée. En effet, les radiographies sont réalisées sur un patient allongé, le pied n'étant pas en charge. Dans cette situation, indication de radiographies en charge (position debout) ou d'un scanner ou d'une IRM.

Références

1. Berquist TH. Imaging of the foot and ankle. 3rd ed Lippincott Williams and Wilkins; 2010.
2. Zwitser EW, Breederveld RS. Fractures of the fifth metatarsal; diagnosis and treatment. Injury 2010;41:555-562.
3. Spector FC, Karlin JM, Scurran BL, Silvani SL. Lesser metatarsal fractures. Incidence, management and review. J Am Podiatry Assoc 1984;74:259-264.
4. Anderson EG. Fatigue fractures of the foot. Injury 1990;21:275-279.
5. Prokuski LJ, Saltzman CL. Challenging fractures of the foot and ankle. Radiol Clin North Am 1997;35:655-670.
6. Shereff MJ, Yang QM, Kummer FJ, et al. Vascular anatomy of the fifth metatarsal. Foot Ankle 1991;11:350-353.
7. Jones R. Fracture of the base of the fifth metatarsal bone by indirect violence. Ann Surg 1902;35:697-700.
8. Hatem SF. Imaging of Lisfranc injury and midfoot sprain. Radiol Clin North Am 2008;(46):1045-1060.
9. Punwar S, Madhav R. Subtle Lisfranc complex injury: when not to trust normal Xrays. Injury Extra 2007;38:250-254.
10. Sherief TI, Mucci B, Greiss M. Lisfranc injury: How frequently does it get missed? And how can we improve? Injury 2007;38:856-860.
11. Kalia V, Fishman EK, Carrino JA, Fayad LM. Epidemiology, imaging, and treatment of Lisfranc fracture-dislocations revistied. Skel Radiol 2012;41:129-136.
12. Keats TE, Anderson MW. Atlas of normal Roentgen variants that may simulate disease. 9th ed Elsevier; 2012.
13. Harrison RB, Keats TE. Epiphyseal clefts. Skel Radiol 1980;5:23-27.

18 Thorax

Anatomie normale

RT face – les poumons, opacités pulmonaires, hiles, ratio cardiothoracique (RCT)	**308–309**
RT profil – les lobes pulmonaires, opacités squelettiques, trois signes normaux	**310–311**

Analyse : les points à contrôler

RT de face	**312**
RT de profil	**314**

Dix situations cliniques

Pneumopathie (consolidation) ?	**316**
Pneumothorax ?	**319**
Signes de défaillance ventriculaire gauche (IVG) ?	**321**
Crise d'asthme sévère – complication ?	**323**
Épanchement pleural ?	**324**
Dissection aortique ou rupture traumatique de l'aorte ?	**326**
Fracture costale ?	**327**
Cause de douleur thoracique non spécifique ?	**327**
Embolie pulmonaire ?	**327**
Corps étranger inhalé ?	**328**

Radiographie du thorax (RT)

Une description complète de la sémiologie de la RT nécessite un ouvrage dédié spécifique. Vous trouverez l'essentiel de l'imagerie radiographique des urgences thoraciques dans *The Chest X-Ray : A Survival Guide* [1].

Dans ce chapitre, nous traitons les dix situations cliniques les plus fréquentes pour lesquelles une RT est demandée aux urgences.

Radiographie standard

RT face. RT de profil dans certains cas.

Abréviations

IVG, insuffisance ventriculaire gauche ;
LID, lobe inférieur droit ;
LIG, lobe inférieur gauche ;
LM, lobe moyen ;
LSD, lobe supérieur droit ;
LSG, lobe supérieur gauche ;
RCT, ratio cardiothoracique ;
RT, radiographie du thorax ;
T3, 3e vertèbre thoracique.

© 2017 Elsevier Masson SAS. Tous droits réservés.

18 Thorax

Anatomie normale

RT face – les poumons

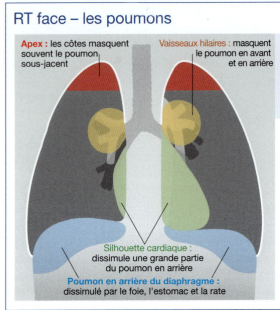

RT face – opacités pulmonaires

Les opacités pulmonaires normales sont seulement liées aux projections vasculaires et rien d'autre. Les parois bronchiques normales, l'interstitium normal et les lymphatiques normaux ne sont pas visibles.

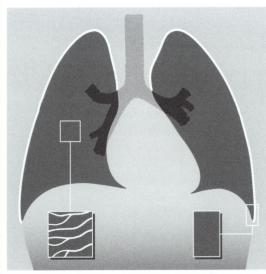

18 Thorax

RT face – hiles

Le hile correspond à la région où les bronches et vaisseaux entrent ou sortent du poumon.

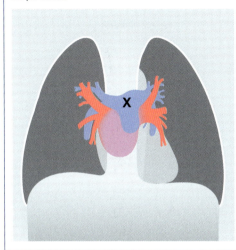

Les deux hiles ont approximativement la même taille et sont de densité similaire.

Les opacités hilaires sont en rapport avec les artères et veines pulmonaires. X indique le principal tronc pulmonaire.

Bleu = tronc pulmonaire et artères pulmonaires.

Rouge = veines pulmonaires.

Lilas = une partie de l'oreillette gauche.

RT face – ratio cardiothoracique (RCT)

Les cœurs de taille normale ont un RCT inférieur à 50 % sur la RT de face en inspiration complète [2].

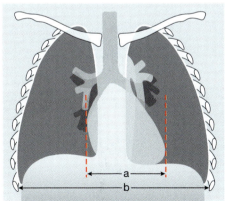

Mesure du RCT.

Deux lignes tangentielles aux bords latéraux droit et gauche du cœur permettent de mesurer la largeur maximale du cœur.

Le diamètre transverse du thorax est mesuré en prenant les repères de la dimension maximale interne de la cage thoracique (c'est-à-dire de la corticale costale interne à l'autre corticale costale interne).

a/b < 50 %

Silhouette cardiaque. Le bord gauche et le bord droit du cœur sont bien définis grâce à l'air des poumons adjacents.

18 Thorax

RT profil – les lobes pulmonaires

Les deux scissures du poumon droit divisent le poumon en trois lobes.

La scissure unique du poumon gauche le divise en deux lobes.

La grande scissure (scissure oblique) est de forme hélicoïdale, et donc partiellement ou pas du tout visible sur la RT de profil normale.

Mais la scissure horizontale est le plus souvent visible sur la RT de profil car elle est droite. Elle est donc aussi bien visible sur la RT de face.

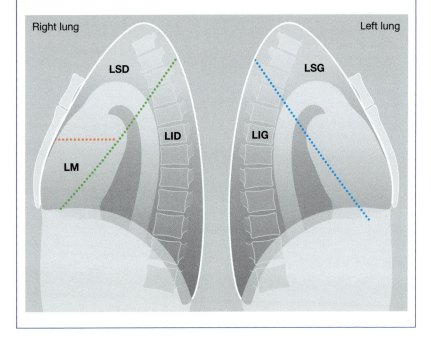

18 Thorax

RT profil – opacités squelettiques

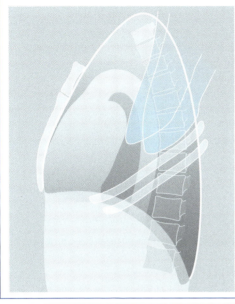

Les opacités scapulaires (bleues) sont habituellement évidentes… et rarement problématiques.

Les opacités obliques des côtes sont toujours évidentes.

Les vertèbres sont toujours visibles.

RT profil – trois signes normaux

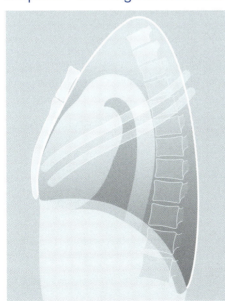

Sur une RT de profil normale, trois signes normaux sont à connaître :

(1) Les corps vertébraux sont graduellement de plus en plus sombres en descendant de T3 à T12… « gris au sommet ; noir en bas ».

(2) Les deux coupoles du diaphragme sont bien visualisées. Noter que la partie antérieure de la coupole gauche paraît effacée car le cœur est situé juste au contact.

(3) Absence de changement brutal de densité de la projection du cœur (à l'exception évidente des opacités costales).

18 Thorax

Analyse : les points à contrôler

RT de face

Quatre étapes pour une bonne analyse

1. Vérifier si la RT a été réalisée en PA ou AP, et si le patient était debout ou couché. Une RT en AP donne un agrandissement de la silhouette cardiaque ; une RT en décubitus modifie la répartition d'un épanchement pleural liquidien ou aérien.
2. Vérifier que l'inspiration est suffisante. Une inspiration insuffisante modifie l'aspect normal du cœur et des bases pulmonaires.
3. Centrer l'analyse initiale sur la problématique clinique principale. Quel est le problème : un pneumothorax gauche ? Un épanchement pleural droit ? Une pièce de monnaie dans l'œsophage ?
4. Ensuite, vous pouvez analyser la radiographie de manière structurée systématique. Comme indiqué ici :

   ❏ Cardiomégalie ?

   Chez l'adulte, le ratio cardiothoracique (RCT) doit être < 50 % sur la RT PA (voir p. 309).

   ❏ Les coupoles diaphragmatiques sont-elles bien visibles ?

   Si une partie de la coupole n'est pas visible, penser à une lésion du lobe inférieur adjacent.

   ❏ Les deux bords du cœur sont-ils bien visibles et nets ?

   Si non, il existe probablement une lésion évolutive du poumon adjacent.

   ❏ Hiles normaux… position, taille, densité ?

   ❏ Vérifier les régions cachées mal visibles de chaque poumon : les deux apex, en arrière du cœur, autour de chaque hile, en arrière des coupoles diaphragmatiques (voir p. 308).

   ❏ Les os sont-ils normaux ?

   ❏ Finalement, reposez-vous la question :

   Est-ce que j'ai bien analysé en fonction de la situation clinique de mon patient ?

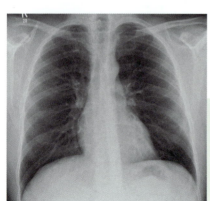

RT face normale.
- Bonne inspiration.
- Cœur de taille normale.
- Les deux coupoles du diaphragme sont bien visibles.
- Les bords du cœur sont bien visibles.
- Hiles sans particularité.

18 Thorax

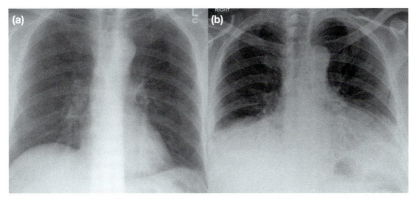

L'inspiration est-elle suffisante ? RT de face du même patient : (a) bonne inspiration ; (b) très mauvaise inspiration. En (b), le cœur apparaît élargi et les bases pulmonaires ne sont pas transparentes avec des opacités vasculaires. Ces aspects sont liés à une inspiration insuffisante. La RT bien inspirée (a) est normale.

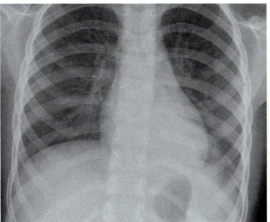

Les coupoles du diaphragme sont-elles bien visibles ?

Les deux coupoles du diaphragme sont nettes et bien visibles si le poumon adjacent est normal. Chez ce patient qui souffre d'une douleur thoracique et est fébrile, une grande partie de la coupole gauche n'est pas visible. C'est la conséquence du comblement alvéolaire purulent adjacent.

Diagnostic : pneumopathie lobaire inférieure gauche.

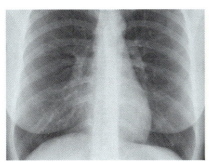

Les bords du cœur sont-ils bien visibles ?

Les bords du cœur sont bien visibles si le poumon adjacent est normal. Chez ce patient avec une toux et fébrile, le bord droit du cœur n'est pas visible car l'air du poumon adjacent est remplacé par du pus.

Diagnostic : pneumopathie du lobe moyen.

18 Thorax

RT de profil

Quatre questions pour une bonne analyse :

1. Les corps vertébraux sont-ils plus sombres en descendant du haut vers le bas du rachis thoracique ?

   Si non (c'est-à-dire qu'ils apparaissent plus blancs ou plus gris), suspecter une atteinte du lobe inférieur ou de l'espace pleural.

2. Les coupoles du diaphragme sont-elles bien visibles ? Se souvenir qu'une coupole, la gauche, disparaît en avant car le cœur repose dessus. Si une autre partie de la coupole n'est pas visible, suspecter une consolidation ou un collapsus du poumon adjacent.

3. La densité de la silhouette cardiaque change-t-elle brutalement ?

   « Un changement brutal de densité » est probablement en rapport avec une anomalie pulmonaire.

4. Ai-je bien comparé les images visibles de profil avec les images sur l'incidence de face ?

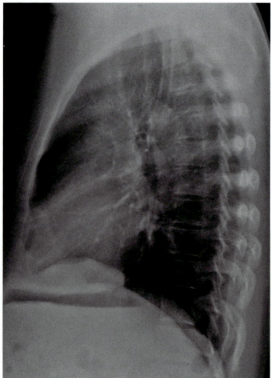

RT de profil normale.
- Les corps vertébraux sont « plus noirs » aux niveaux T9–T12. Se souvenir de la règle : « gris en haut ; noir en bas ».
- Les deux coupoles du diaphragme sont bien nettes.
- Pas de changement brutal de la densité de la silhouette cardiaque.

18 Thorax

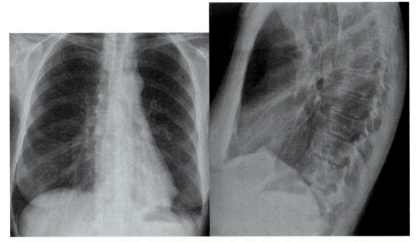

Patiente avec une toux et fébrile d'apparition récente. La RT de profil est anormale : (1) les corps vertébraux apparaissent plus denses (blancs) en T9–T12 ; (2) seule une coupole du diaphragme est bien visible. Conclusion : pneumopathie du lobe inférieur. La RT de face confirme la pneumopathie rétrocardiaque du lobe inférieur gauche.

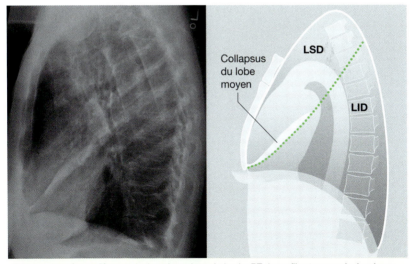

Patient adressé pour fièvre et douleur thoracique droite. La RT de profil est anormale. Le signe principal est « *changement brutal de la densité de la silhouette cardiaque* ». Cette densité est blanche, descendant depuis le hile, avec des limites nettes. Cette image dense correspond à un collapsus du lobe moyen du poumon droit. Voir le schéma explicatif. (La ligne pointillée indique la position de la scissure oblique du poumon droit.)

18 Thorax

Dix situations cliniques

La sémiologie de la radiographie thoracique aux urgences est détaillée dans *The CXR : A Survival Guide* [1]. Ce chapitre n'est pas l'équivalent.

Nous discutons ici dix situations cliniques qui représentent largement 90 % de toutes les demandes de RT aux urgences. Pour chaque question clinique, nous indiquons la sémiologie utile visible sur la RT.

Question 1 : pneumopathie (consolidation) ?

L'examen clinique est rarement suffisant pour confirmer ou exclure un diagnostic de pneumopathie [3]. De nombreuses pneumopathies sont évidentes sur la RT de face. D'autres sont beaucoup plus difficiles à voir – les pneumopathies cachées.

Détecter une pneumopathie cachée

- Chercher un signe de la silhouette [1, 2, 4] sur la RT.
- Vérifier les bords et limites du médiastin et du diaphragme.
- Si un bord est flou, il indique le site précis du foyer de consolidation. Parfois, la perte de visibilité du bord est beaucoup plus évidente que la densification des espaces aériens d'une pneumonie.

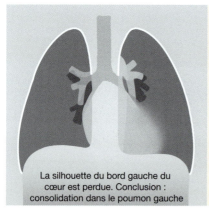

La silhouette du bord gauche du cœur est perdue. Conclusion : consolidation dans le poumon gauche

Le signe de la silhouette. Une lésion ou densification intrathoracique au contact du bord du cœur, de l'aorte, ou du diaphragme provoque une perte de la visibilité du bord sur la RT [1, 2].

Explication : les bords du cœur et les coupoles diaphragmatiques sont visibles normalement sur la RT car l'air pulmonaire contraste avec la densité tissulaire du cœur et du diaphragme. Si l'air pulmonaire est remplacé par du pus (pneumonie), le bord adjacent disparaît ou devient flou sur la RT. Il s'agit du signe de la silhouette.

Quel est le sens du mot « consolidation » ?

Quand les alvéoles pulmonaires sont remplis de liquide (pus, eau ou sang), une opacité apparaît sur la radiographie. Bien que le terme « consolidation » soit souvent utilisé comme synonyme de pneumonie, il s'agit d'un abus de langage. D'autres causes sont possibles telles que : hémorragie pulmonaire, œdème pulmonaire, inhalation liquidienne.

18 Thorax

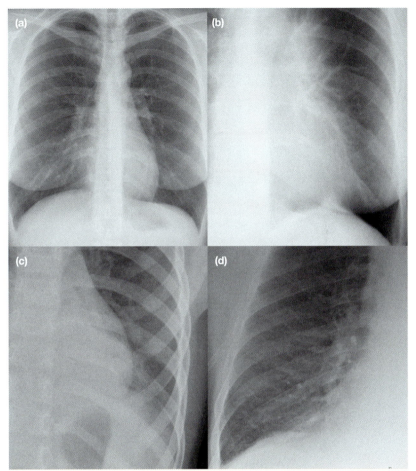

Pneumopathie cachée : vérifier les bords	
Partiellement flou ou absent	**Suspecter consolidation et/ou collapsus du…**
Bord droit du cœur	Lobe moyen (a)
Bord gauche du cœur	Lobe supérieur gauche (b)
Coupole diaphragmatique gauche	Lobe inférieur gauche (c)
Coupole diaphragmatique droite	Lobe inférieur droit (d)

18 Thorax

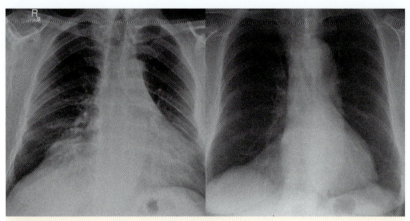

Signe de la silhouette – Piège. Graisse médiastinale [1]

Les patients d'un certain âge ont parfois des franges graisseuses au contact du cœur avec un aspect flou des bords. La graisse est de densité plus basse qu'un foyer de consolidation, ce qui permet le bon diagnostic. Chez le patient de gauche, le bord droit du cœur et le bord supérieur de la coupole diaphragmatique droite ne sont pas visibles. Chez le patient de droite, une partie de la coupole droite n'est pas visible. Dans les deux cas, des franges graisseuses sont en cause.

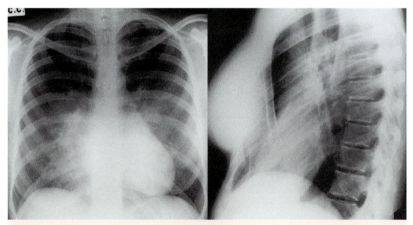

Signe de la silhouette – Piège. Thorax en entonnoir

Le bord droit du cœur est effacé, avec une densification qui peut évoquer une consolidation du lobe moyen. La RT de profil montre l'aspect de thorax en entonnoir avec un sternum profond, qui donne cet aspect trompeur sur la RT de face [1]. Les poumons sont clairs.

18 Thorax

Question 2 : pneumothorax ?

Une RT debout en expiration complète est indiquée. Les poumons normaux sont plus opaques (plus blancs) sur une RT en expiration. Ainsi, en cas de pneumothorax, l'air (noir) de l'espace pleural contraste avec le poumon adjacent (plus blanc). Cette accentuation du contraste en comparaison avec la RT en inspiration permet un diagnostic plus facile du pneumothorax.

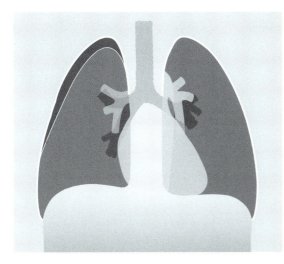

Trois signes de pneumothorax sur la RT debout :

- une ligne nette (la plèvre viscérale). Cette ligne est parallèle à la paroi thoracique ;
- la partie supérieure de cette ligne s'incurve à l'apex pulmonaire ;
- absence d'opacité du parenchyme pulmonaire (c'est-à-dire vaisseaux) entre le bord du poumon et la paroi thoracique.

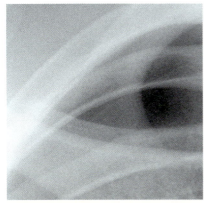

Petit pneumothorax
La ligne de la plèvre viscérale est visible.

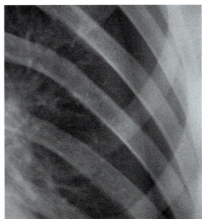

Pneumothorax. Noter la ligne nette qui correspond au bord du poumon (c'est-à-dire la plèvre viscérale). Absence de vaisseaux visibles plus latéralement.

18 Thorax

RT en décubitus. Chez un patient sévèrement traumatisé, la RT sera réalisée en position allongée. En décubitus, l'air pleural monte vers la partie supérieure de la cavité pleurale – c'est-à-dire de la région antérieure du thorax. Il faut donc analyser attentivement les bases pulmonaires et les espaces autour du cœur [4].

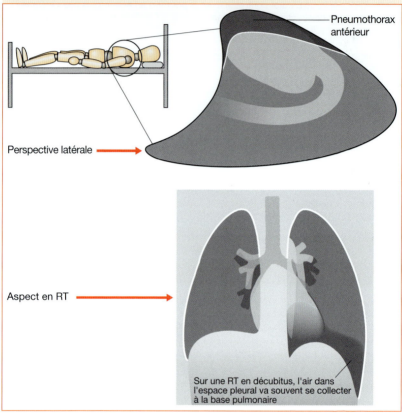

Pneumothorax antérieur

Perspective latérale

Aspect en RT

Sur une RT en décubitus, l'air dans l'espace pleural va souvent se collecter à la base pulmonaire

Piège. Il existe un taux d'erreur de 70 % pour le diagnostic de pneumothorax par l'équipe des urgences sur la RT en décubitus [5]. Un bilan complémentaire avec une RT debout, ou une échographie ou un scanner est indiqué pour un diagnostic positif ou négatif de certitude.

Piège. Un pli cutané, des habits, ou un cathéter intraveineux peuvent ressembler à un bord de plèvre viscérale sur une RT. En cas de doute, il faut répéter la RT sans habits ou en modifiant les artéfacts possibles.

18 Thorax

Question 3 : signes de défaillance ventriculaire gauche (IVG) ?

Chercher un élargissement de la silhouette cardiaque et des modifications du parenchyme pulmonaire et de la plèvre.

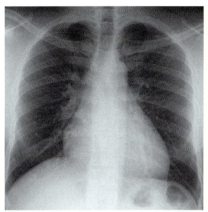

Élargissement de la silhouette cardiaque.

Presque tous les patients en IVG ont une cardiomégalie. Une exception est le patient avec un infarctus aigu du myocarde.

La majorité des cardiomégalies apparaissent sur la RT de face PA avec un RCT supérieur à 50 % (p. 309). Le RCT est bien supérieur à 50 % chez ce patient.

Attention :

- Un RCT ne doit pas être interprété comme anormal :
  - sur une RT de face – car il y a un agrandissement ;
  - si le sternum est profond, ou en cas de thorax de diamètre AP très étroit ;
  - chez certains patients âgés avec un diamètre thoracique interne diminué car les côtes sont moins rigides.
- Le cœur est parfois élargi malgré un RCT normal. Si le diamètre transverse du cœur était très étroit à l'état normal, la cardiomégalie peut rester avec un RCT < 50 %.
- Certains sujets normaux (environ 2 %) ont un RCT > 50 % [2].

IVG ; cœur, poumon et plèvre. Signes sur la RT de face PA debout

Début	Cardiomégalie
	Œdème : aspect flou des bords des vaisseaux hilaires
	Œdème : lignes septales (lignes de Kerley B)
	Épanchement pleural de faible abondance, habituellement bilatéral
Chronique	Opacités interstitielles,
	et/ou opacités alvéolaires (œdème floride),
	et/ou épanchements pleuraux abondants, habituellement bilatéraux

18 Thorax

IVG débutante. Lignes septales (de Kerley B) en rapport avec le liquide interstitiel. Ces lignes courtes, droites, vont jusqu'à la surface pleurale avec cet aspect caractéristique aux bases pulmonaires.

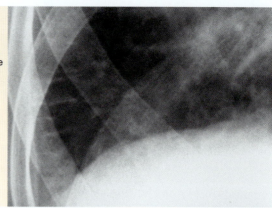

IVG débutante. Petits épanchements pleuraux. Comblement des culs-de-sac pleuraux. Épanchements habituellement bilatéraux.

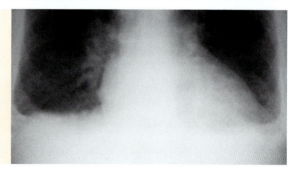

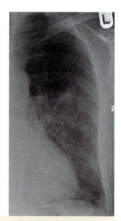

Œdème interstitiel. Le liquide siège principalement dans l'interstitium pulmonaire (l'œdème alvéolaire est moins évident). Les opacités sont donc à prédominance nodulaire et linéaire.

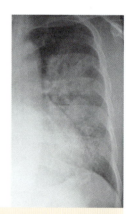

Œdème alvéolaire extensif. Le liquide siège principalement dans les espaces alvéolaires (l'œdème interstitiel est moins évident). Les opacités sont d'aspect flou, cotonneux.

18 Thorax

Question 4 : crise d'asthme sévère – complication ?

Les complications à rechercher sont une consolidation pulmonaire, un collapsus lobaire, un pneumothorax et un pneumomédiastin.

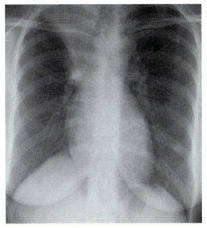

Collapsus lobaire. Collapsus du lobe supérieur droit.

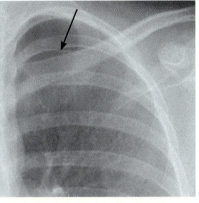

Pneumothorax. L'air peut cheminer en disséquant le poumon, et passer par le hile pour entrer dans l'espace pleural. La flèche indique la ligne de la plèvre viscérale.

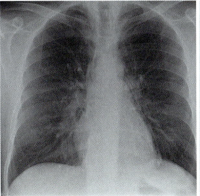

Pneumomédiastin. Bandes de densité aérique dans le médiastin. Les bandes peuvent aller jusqu'au cou. Chez ce patient, l'air a disséqué les tissus mous autour du bord gauche du cœur.

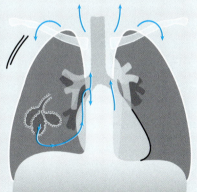

Pneumomédiastin expliqué. L'air est passé du poumon vers le hile puis vers le cou. Il est parfois visible aussi dans les tissus mous de la paroi thoracique. De plus, l'air peut souligner le bord du cœur.

18 Thorax

Question 5 : épanchement pleural ?

Plusieurs aspects sont possibles pour un épanchement pleural liquidien.

Sur la RT face debout [1]

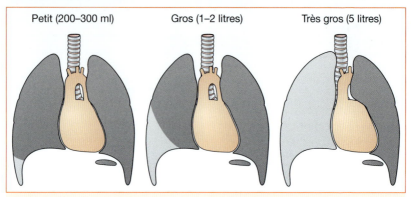

Petit (200–300 ml) Gros (1–2 litres) Très gros (5 litres)

Le plus souvent, aspect arciforme de l'angle costophrénique. Un volume de 200 à 300 ml d'épanchement est nécessaire pour effacer le cul-de-sac pleural inférieur. En cas d'épanchement de grande abondance, opacité complète de l'hémithorax et cœur refoulé vers le côté normal.

Autres aspects possibles :

Haut : l'accumulation sous-pulmonaire est assez fréquente. Un **épanchement sous-pulmonaire** est souvent plus facile à diagnostiquer du côté gauche, car la poche à air gastrique apparaît alors très à distance du bord supérieur (apparent) de la coupole.

En bas à gauche : épanchement linéaire (lamellaire).

En bas à droite : liquide enkysté dans l'espace pleural. Dans cet exemple, dans la petite scissure.

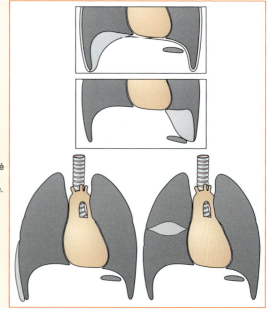

18 Thorax

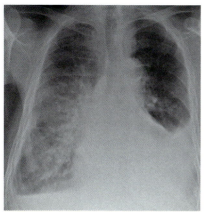

Petit épanchement pleural droit (comblement du cul-de-sac pleural).

Épanchement plus abondant du côté gauche – aspect arciforme. Les opacités pulmonaires évoquent un œdème alvéolaire et interstitiel.

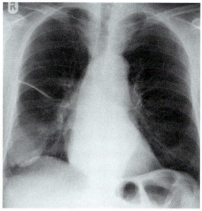

Épanchement pleural enkysté.

(1) Dans la petite scissure.
(2) Dans l'espace pleural postérieur.

Avec un aspect en goutte (dont la limite supérieure n'est pas très nette) superposé à la base du poumon droit.

Sur la RT en décubitus [1]

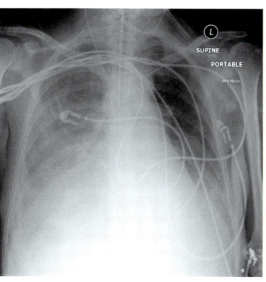

Épanchement pleural sur la RT en décubitus [1].

Le liquide siège dans les régions les plus postérieures de l'espace pleural. L'hémithorax droit apparaît plus gris/blanc en comparaison avec le côté opposé.

Chez ce patient, presque toute l'opacité de l'hémithorax droit est liée à un épanchement pleural abondant.

18 Thorax

Question 6 :
(a) Dissection aortique ?
(b) Rupture traumatique de l'aorte ?

Pour l'analyse du médiastin, il n'y a pas de mesure absolue indiquant un élargissement anormal sur la RT de face.

Dissection aortique [4, 6, 7]

- La RT est souvent normale.

- En cas de suspicion clinique, un élargissement médiastinal, avec ou sans épanchement pleural gauche, est très évocateur.

- Toujours comparer la RT actuelle avec une RT plus ancienne, si possible. La modification du médiastin est parfois évidente.

- En cas de suspicion clinique de dissection, même avec une RT normale, une imagerie complémentaire est toujours indiquée.

Rupture traumatique [8–10]

- 30 % des patients avec une rupture aortique ont une RT initiale normale. Avec une RT normale, le niveau de suspicion clinique détermine l'indication d'une imagerie complémentaire (angioscanner le plus souvent).

- Un médiastin élargi n'est pas synonyme de rupture aortique après un traumatisme thoracique. La déchirure de petites veines médiastinales est la cause la plus fréquente d'aspect élargi du médiastin sur la RT.

Piège.
Chez certains patients âgés, l'aorte est souvent déroulée. De plus, sur une incidence AP, cette aorte déroulée mais normale apparaît agrandie.
Ce patient a une aorte déroulée.

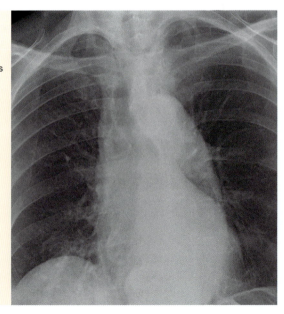

18 Thorax

Question 7 : fracture costale ?

Les incidences costales obliques (gril costal) ne sont pas indiquées après un traumatisme mineur du thorax. La prise en charge clinique n'est pas modifiée en cas de fracture costale isolée. La RT de face est utile pour exclure une complication importante comme un pneumothorax.

Pièges.

Quand le diagnostic radiographique est « pas de fracture costale », ne pas oublier :
1. Une fracture d'un cartilage costal n'est pas visible sur une RT.
2. Le cartilage est radiotransparent.
3. Une fracture peut rester invisible en l'absence de déplacement. De nombreuses fractures costales au stade initial ne sont pas déplacées.

Question 8 : cause de douleur thoracique non spécifique ?

Chez de nombreux patients, la douleur reste inexpliquée avec une RT normale.

L'analyse systématique de la RT (p. 312) peut montrer une étiologie inattendue (par exemple pneumothorax, pneumomédiastin spontané [11], fracture costale).

Pièges principaux.

Surinterpréter ou mal analyser la RT.
- Exemple de surinterprétation : une aorte déroulée interprétée comme une dissection aortique.
- Exemple de mauvaise analyse : lecture négligente qui méconnaît un pneumothorax apical.

Question 9 : embolie pulmonaire ? [1, 4]

90 % des embolies ne s'accompagnent pas d'infarctus pulmonaire et la RT est souvent normale.

Certains signes non spécifiques sont parfois présents, dont : petites atélectasies linéaires ; petit épanchement pleural ; petite ascension d'une coupole du diaphragme.

En cas de suspicion clinique d'embolie pulmonaire – avec une RT normale ou anormale –, une imagerie performante est indiquée, habituellement un angioscanner thoracique.

Piège

Une hyperclarté unilatérale liée à l'hypoperfusion pulmonaire est un signe classique en cas d'infarctus pulmonaire massif. Ce signe est très rare. Beaucoup plus souvent, l'hyperclarté résulte de la technique, par exemple une rotation du patient [1].

18 Thorax

Question 10 : corps étranger inhalé ?

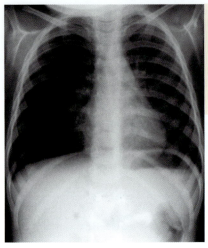

Ce patient a inhalé une cacahuète et arrive aux urgences. Cette RT est anormale. Elle montre une obstruction bronchique. Une RT complémentaire a été réalisée, après une manœuvre particulière, et cette incidence a confirmé l'obstruction. La cacahuète a ensuite été retirée.

L'analyse de la RT est indiquée p. 30.

Références

1. de Lacey G, Morley S, Berman L. The Chest X-Ray: A Survival Guide. Saunders Elsevier; 2008.
2. Goodman LR. Felson's Principles of Chest Roentgenology. 3rd ed Saunders Elsevier; 2007.
3. Wipf JE, Lipsky BA, Hirschmann JV, et al. Diagnosing pneumonia by physical examination: relevant or relic? Arch Intern Med 1999;159:1082-1087.
4. Hansell DM, Lynch DA, McAdams HP, Bankier AA. Imaging of Diseases of the Chest. 5th ed Mosby Elsevier; 2010.
5. Ball CG, Ranson K, Dente CJ, et al. Clinical predictors of occult pneumothoraces in severely injured blunt polytrauma patients : A prospective observational study. Injury 2009;40:44-47.
6. Jagannath AS, Sos TA, Lockhart SH, et al. Aortic dissection: a statistical analysis of the usefulness of plain chest radiographic findings. Am J Roentgenol 1986;147:1123-1126.
7. Fisher ER, Stern EJ, Godwin JD, et al. Acute aortic dissection: typical and atypical imaging features. Radiographics 1994;14:1263-1271.
8. Schnyder P, Wintermark M. Radiology of blunt trauma of the chest. Berlin: Springer-Verlag; 2000.
9. Mirvis SE, Templeton PA. Imaging in acute thoracic trauma. Semin Roentgenol 1992;27:184-210.
10. Gavelli G, Canini R, Bertaccini P, et al. Traumatic injuries: imaging of thoracic injuries. Eur Radiol 2002;12:1273-1294.
11. Iyer VN, Joshi AY, Ryu JH. Spontaneous pneumomediastinum: analysis of 62 consecutive adult patients. Mayo Clin Proc 2009;84:417-421.

19 Douleur abdominale et traumatisme abdominal

ASP
Quelle utilité ?   **330**

Analyse des radiographies : les points à contrôler
RT debout   **332**

ASP en décubitus   **333**

Problèmes fréquents
Douleur abdominale non spécifique   **334**

Suspicion de perforation digestive   **335**

Suspicion d'occlusion intestinale   **336**

Suspicion de constipation   **337**

Suspicion de colique néphrétique   **338**

Problèmes moins fréquents mais importants
Traumatisme abdominal fermé   **341**

Traumatisme abdominal pénétrant   **341**

Quelle imagerie ?
- Scanner le plus souvent indiqué en première intention.
- Échographie parfois indiquée en première intention.
- ASP rarement indiqué.

Abréviations
ASP, radiographie de l'abdomen sans préparation ;

FAST, *focussed abdominal sonography for trauma* ;

RT, radiographie du thorax.

© 2017 Elsevier Masson SAS. Tous droits réservés.

19 Douleur abdominale

ASP – Quelle utilité ?

Un abdomen sans préparation (ASP) n'est pas indiqué en cas de traumatisme abdominal. L'ASP est sans intérêt diagnostique dans ce contexte.

L'ASP est un outil diagnostique limité chez les patients consultant pour un abdomen aigu. En effet, le contenu abdominal est tissulaire (organes, vaisseaux, etc.) et la résolution en contraste de la radiographie est très insuffisante pour permettre un diagnostic lésionnel. L'ASP n'est pas du tout adapté et n'a pas d'intérêt. Deux techniques d'imagerie sont performantes et utiles dans cette indication : échographie et scanner.

En pratique clinique actuelle, les indications résiduelles de l'ASP sont la confirmation d'une suspicion clinique d'occlusion du grêle ou du côlon (voir les figures ci-dessous) et la visualisation de certains corps étrangers ingérés dangereux. Malgré cela, le scanner est demandé en première intention dans la plupart des suspicions d'occlusion, et aussi en cas de colique néphrétique.

Quelle stratégie adopter si l'échographie et le scanner ne sont pas rapidement disponibles ? Faut-il demander un ASP à la place ? Non. Car un ASP normal sera faussement rassurant. Il est préférable de se fier à un bon interrogatoire et un bon examen clinique. De plus, un avis chirurgical est utile pour le diagnostic d'une indication opératoire urgente.

Le tableau à droite indique les rares indications résiduelles de l'ASP.

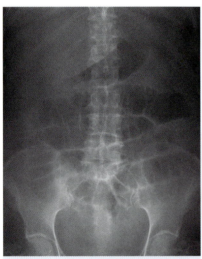

Distension du grêle. Absence de clarté gazeuse du côlon. Diagnostic : occlusion du grêle.

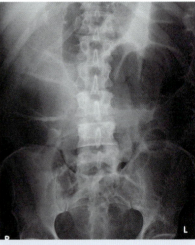

Distension colique jusqu'au sigmoïde.
Diagnostic : occlusion colique.

19 Douleur abdominale

Imagerie de la douleur abdominale

Clinique	Les meilleures explorations	ASP utile ?
Occlusion du grêle	▪ Scanner : montre souvent la zone de transition et la cause de l'occlusion	Oui, pour confirmer l'impression clinique
Occlusion du côlon	▪ Scanner : montre souvent la zone de transition et la cause de l'occlusion	Oui, pour confirmer l'impression clinique
Perforation	▪ RT debout ▪ Scanner	Non
Appendicite	▪ Examen clinique ▪ Échographie ▪ Scanner	Non
Colique hépatique	▪ Échographie	Non
Cholécystite	▪ Échographie	Non. Certains calculs calcifiés sont parfois visibles, mais pas les anomalies de la paroi vésiculaire épaissie/ inflammatoire
Diverticulite	▪ Scanner	Non
Pancréatite	▪ Scanner	Non
Hématémèse	▪ Endoscopie	Non
Hémorragie digestive basse	▪ Angioscanner	Non
Ischémie intestinale	▪ Scanner	Non
Anévrisme aortique	▪ Examen clinique ▪ Échographie ▪ Scanner	Non
Colite aiguë	▪ Sigmoïdoscopie	Oui. Pour exclure un mégacôlon toxique
Constipation	▪ Histoire et examen clinique ; examen du rectum	Non
Colique néphrétique	▪ Uroscanner	Non. Trop imprécis et non spécifique

19 Douleur abdominale

Analyse des radiographies : les points à contrôler

RT debout

Cette incidence doit inclure le thorax et les coupoles diaphragmatiques, et permet de répondre à deux questions importantes chez un patient admis aux urgences pour une douleur abdominale :

1. Pneumopéritoine ?
2. Pneumopathie ?

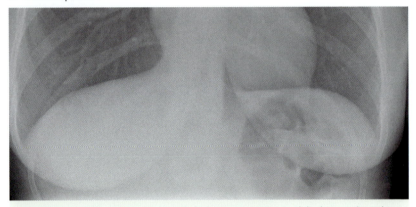

Cette RT debout (ici centrée sur les coupoles) montre un aspect normal des bases pulmonaires et l'absence de pneumopéritoine. L'aspect normal de chaque poumon est décrit en p. 308–313.

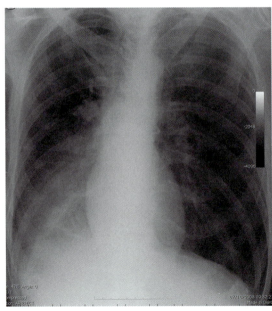

Douleur abdominale. Pas de diagnostic évident à l'interrogatoire et l'examen clinique. La RT debout montre une pneumopathie étendue du lobe inférieur droit.

19 Douleur abdominale

ASP en décubitus

Quelques-unes des images normales sur cette incidence peuvent être listées :

- air dans l'estomac avec visibilité des plis gastriques en projection de l'hypochondre gauche ; le grêle est rarement aéré ;
- aération variable du côlon et du rectum. Pas de distension aérique intestinale ;
- pas de calcification en projection du foie ou de la vésicule, ni du pancréas, des reins, uretères et de la vessie ;
- calcification fréquente de l'aorte chez le patient âgé ; mais normalement sans bombement.

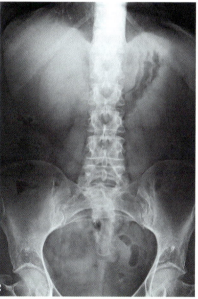

ASP en décubitus.

ASP normal : visibilité des reliefs gastriques ; matières fécales dans le côlon ascendant ; pas de distension intestinale ; pas de calcification pathologique.

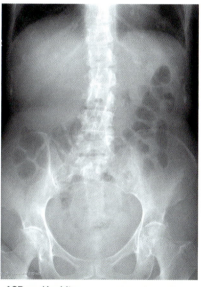

ASP en décubitus.

Patient âgé. ASP normal pour l'âge. Air dans le gros intestin non distendu (côlon ascendant, transverse et descendant) ; quelques calcifications aortiques. (L'opacité de l'hypochondre droit pourrait suggérer une hépatomégalie, mais l'examen clinique avec palpation et l'échographie sont plus fiables.)

19 Douleur abdominale

Problèmes fréquents [1–10]

L'indication de la méthode d'imagerie dépend de la situation clinique et de la gamme diagnostique envisagée. Dans certains cas, l'imagerie est inutile. Le plateau technique disponible localement ainsi que l'expérience peuvent aussi influencer le choix en première intention.

Les paragraphes suivants concernent seulement les radiographies standard, c'est-à-dire l'indication d'un ASP ou d'une RT aux urgences.

Douleur abdominale non spécifique

La RT debout est indiquée surtout pour exclure une pneumopathie de la base ou une clarté gazeuse sous-diaphragmatique en rapport avec un pneumopéritoine. L'ASP en décubitus n'est pas utile car :

- un ASP normal ne permet pas d'exclure une pathologie grave ;
- un bon interrogatoire et un bon examen clinique sont plus utiles que l'ASP.

Après l'examen clinique, les imageries utiles sont le scanner et l'échographie. S'ils ne sont pas disponibles, privilégier un avis clinique chirurgical plutôt qu'une demande d'ASP inutile.

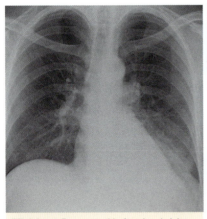

RT debout. Pneumopathie étendue du lobe inférieur gauche.

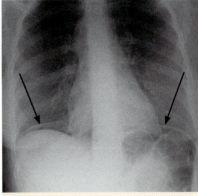

RT debout. Pneumopéritoine avec clartés gazeuses sous les deux coupoles diaphragmatiques (flèches). Les bases pulmonaires sont normales.

Diagnostic de pneumopathie.
La pneumopathie est une cause bien connue de douleur abdominale aiguë, surtout chez l'enfant. L'examen clinique seul n'est pas assez fiable pour exclure une pneumopathie. Une étude prospective [1] l'a montré : « L'examen clinique classique du thorax n'est pas assez performant pour confirmer ou exclure un diagnostic de pneumopathie ».

19 Douleur abdominale

Suspicion de perforation digestive

La RT de face debout bien exposée est l'incidence la plus utile. L'ASP debout n'est pas indiqué car la RT debout est beaucoup plus performante pour la détection d'air dans le péritoine. La RT de face debout est capable de montrer un volume très faible d'air (de l'ordre de 1 ml) dans le péritoine libre [2].

Si le patient ne peut pas tenir en position debout pour une RT, une autre technique est utilisable : ASP en décubitus latéral gauche avec un rayon directeur horizontal.

Autres options :

- dans certains centres, le scanner est utilisé en première intention. Le scanner est l'imagerie la plus sensible pour le diagnostic de pneumopéritoine. Il est très performant et indique souvent le siège de la perforation digestive ;

- dans peu de centres, l'échographie est utilisée pour le diagnostic de pneumopéritoine [3]. Il s'agit d'un protocole étape par étape, avec : radiographie en premier ; puis échographie seulement chez les patients avec radiographie normale (RT debout). Le scanner est réservé aux cas où l'échographie ne montre pas de pneumopéritoine [6].

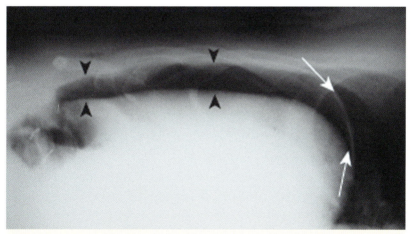

Suspicion de perforation digestive. Le patient ne peut pas se lever. ASP en décubitus latéral gauche. Un grand volume d'air intrapéritonéal est visible (entre les têtes de flèche) au-dessus du bord du foie. L'air souligne la surface inférieure de la coupole diaphragmatique droite (flèches).

19 Douleur abdominale

Suspicion d'occlusion intestinale

Options :
1. Scanner.
   Le scanner est très performant pour affirmer ou exclure une occlusion [4, 5].
   Le scanner est aussi le plus souvent capable d'indiquer le siège et la cause de l'occlusion. L'équipe chirurgicale préfère donc souvent demander un scanner en première intention.
2. ASP en décubitus.
   Sémiologie utile pour un diagnostic d'occlusion.
   - *Distension du grêle sans gaz dans le côlon :* oriente vers une obstruction mécanique complète, ou quasi complète du grêle.
   - *Distension du grêle avec du gaz dans le côlon non distendu :* oriente vers une obstruction mécanique incomplète du grêle, ou un iléus localisé adynamique (c'est-à-dire paralytique).
   - *Distension du côlon sans distension du grêle :* oriente vers une obstruction mécanique du côlon avec une valvule iléocæcale compétente.
   - *Distension du côlon avec distension du grêle :* oriente vers une obstruction mécanique du côlon avec une valvule iléocæcale incompétente ou un iléus généralisé adynamique (c'est-à-dire paralytique). La distinction clinique est habituellement facile.

Pièges.
L'ASP en décubitus sera apparemment normal – pour un lecteur peu expérimenté – dans deux situations :
1. Une occlusion très haute (proximale) du grêle.
2. Rarement, le grêle est distendu avec contenu liquidien sans gaz. Absence de niveaux hydroaériques visibles dans les anses grêles dilatées.

19 Douleur abdominale

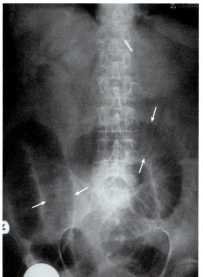

Douleur abdominale.
Anses grêles dilatées (flèches). Certaines anses mesurent 50 mm de diamètre (pour une normale inférieure à 30 mm). Presque pas de gaz dans le côlon. Occlusion mécanique du grêle.

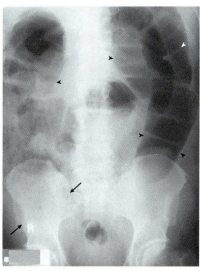

Douleur abdominale.
Le côlon transverse et le côlon descendant sont dilatés (têtes de flèche). Petite quantité de gaz dans le sigmoïde distal. Le cæcum et le côlon ascendant sont aussi dilatés, avec une stase stercorale (flèches). Ces images indiquent une occlusion mécanique du côlon descendant distal ou du sigmoïde. L'absence de distension du grêle signe une valvule iléocæcale compétente. Mais en cas d'occlusion persistante, dilatation possible des anses grêles.

Suspicion de constipation

L'ASP est rarement utile pour un diagnostic de constipation causale d'une douleur abdominale car :

- l'interrogatoire sur la fréquence et la consistance des selles, ainsi que le toucher rectal suffisent au diagnostic ;

- la quantité normale de selles dans le côlon est très variable d'un patient à l'autre. Une quantification subjective d'après l'ASP a peu de valeur diagnostique.

19 Douleur abdominale

Suspicion de colique néphrétique

Options :

1. Uroscanner sans injection.

    Le scanner sans injection de l'arbre urinaire est l'imagerie optimale en première intention, en cas de suspicion de colique néphrétique [5–9]. L'exploration est précise, fiable et rapide, sans utilisation de produit de contraste iodé.

2. Échographie.

    Pour certains, l'échographie est indiquée en première intention chez la femme avec douleur du flanc et suspicion de colique néphrétique pour le diagnostic de dilatation des cavités pyélocalicielles [6]. Cette stratégie alternative est justifiée par (a) la protection des ovaires en évitant une imagerie irradiante et (b) les performances de l'échographie du pelvis féminin pour un diagnostic différentiel éventuel.

3. ASP plus échographie.

    Pour d'autres, l'imagerie de première intention doit inclure un ASP et une échographie ; en cas de négativité, indication d'un scanner chez les patients qui restent symptomatiques malgré le traitement médical [10]. Pour une colique néphrétique, l'ajout d'un ASP améliore la performance diagnostique, en comparaison avec l'échographie seule [10].

4. Urographie intraveineuse simplifiée.

    Technique simplifiée rapide avec deux radiographies : une première avec un ASP qui sera diagnostique en cas de visibilité certaine d'une lithiase opaque en projection de l'arbre urinaire. Mais certaines lithiases ne sont pas visibles, car peu radio-opaques, ou superposées à l'os. Même si 90 % des lithiases urinaires sont calcifiées, moins de 50 % sont visibles sur l'ASP. Dans cette situation, une radiographie complémentaire est réalisée environ 10 minutes après l'injection intraveineuse de produit de contraste. Un aspect normal de l'excrétion du contraste iodé avec des cavités pyélocalicielles non dilatées permet d'exclure une colique néphrétique lithiasique. Un retard excrétoire du côté douloureux et/ou une dilatation pyélocalicielle confirment une colique néphrétique lithiasique.

19 Douleur abdominale

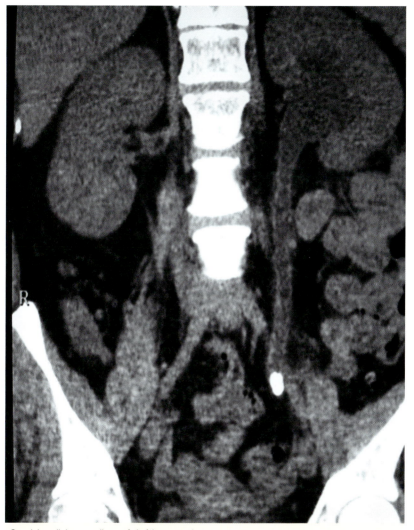

Suspicion clinique : colique néphrétique gauche.
Un uroscanner sans injection a été réalisé en première intention. Image de reconstruction frontale avec visibilité directe de la lithiase calcifiée du bas uretère avec la dilatation sus-jacente de l'uretère et du pyélon gauches.

19 Douleur abdominale

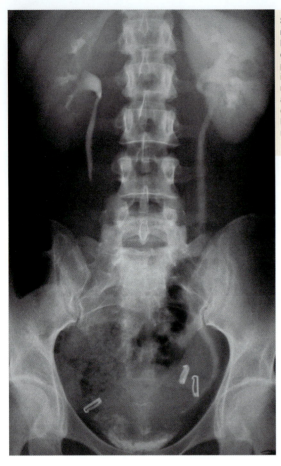

Suspicion clinique : colique néphrétique gauche. L'ASP montrait une petite calcification en projection pelvienne gauche. Cette incidence complémentaire réalisée environ 15 minutes après l'injection intraveineuse de contraste iodé confirme l'obstruction urétérale en rapport avec une lithiase.

Suspicion de colique hépatique ou de cholécystite
Échographie en première intention, pour la colique hépatique et la cholécystite.

Suspicion d'anévrisme/rupture de l'aorte abdominale
Échographie en première intention.

Suspicion d'ingestion de corps étranger
RT, ASP et détecteur de métal – voir chapitre 21 (« Corps étrangers avalés »).

19 Douleur abdominale

Problèmes moins fréquents mais importants

Traumatisme abdominal fermé

Chez les patients admis pour un traumatisme abdominopelvien, le diagnostic lésionnel doit être rapide. Tout délai augmente le risque de morbidité et de mortalité [11].

- L'ASP n'est pas indiqué car inutile dans cette situation, et retarde d'autres explorations utiles.
- Recommandations pour l'imagerie [11] :
  - patient hémodynamiquement stable : diagnostic lésionnel nécessaire, avec un scanner en première intention ;
  - patient hémodynamiquement instable : diagnostic d'hémopéritoine nécessaire. Échographie FAST en première intention, très rapidement. Transfert immédiat au bloc opératoire en cas d'hémopéritoine.

Échographie FAST (*focussed abdominal sonography for trauma*).

Cette technique correspond à une échographie simplifiée pour le diagnostic d'épanchement péritonéal ou péricardique. Elle ne fournit pas de diagnostic des lésions causales. Après un apprentissage, cette échographie est réalisable directement par les médecins du service des urgences [12–14].

Traumatisme abdominal pénétrant

- Patient hémodynamiquement stable : si la chirurgie peut être différée, indication d'un scanner, très utile pour le bilan lésionnel.
- Patient hémodynamiquement instable : indication chirurgicale immédiate sans délai (pas d'imagerie).

19 Douleur abdominale

Références

1. Wipf JE, Lipsky BA, Hirschmann JV, et al. Diagnosing pneumonia by physical examination: relevant or relic? Arch Intern Med 1999;159:1082-1087.
2. Miller RE, Nelson SW. The Roentgenologic demonstration of tiny amounts of free intraperitoneal gas: experimental and clinical studies. Am J Roentgenol 1971;112:574-585.
3. Chen SC, Yen ZS, Wang HP, et al. Ultrasonography is superior to plain radiography in the diagnosis of pneumoperitoneum. Br J Surg 2002;89:351-354.
4. Smith JE, Hall EJ. The use of plain abdominal X rays in the emergency department. Emerg Med J 2009;26:160-163.
5. Maglinte DDT, Kelvin FM, Rowe MG, et al. Small bowel obstruction: optimizing radiologic investigation and non- surgical management. Radiology 2001;218:39-46.
6. Patatas K, Panditaratne N, Wah TM, et al. Emergency Department imaging protocol for suspected acute renal colic: re-evaluating our service. Brit J Radiol 2012;85:1118-1122.
7. Kennish SJ, Bhatnagar P, Wah TM, et al. Is the KUB radiograph redundant for investigating acute ureteric colic in the non-contrast enhanced computed tomography era? Clin Rad 2008;63:1131-1135.
8. The Royal College of Radiologists. iRefer: Making the best use of clinical radiology. London. The Royal College of Radiologists, 2012.[http://www.rcr.ac.uk/content.aspx?PageID=995].
9. British Association of Urological Surgeons (BAUS) guidelines for acute management of first presentation of renal/ureteric lithiasis. 2008. http://www.bauslibrary.co.uk/PDFS/BSEND/Stone_GuidelinesDec2008pdf.
10. Ripolles T, Agramunt M, Errando J, et al. Suspected ureteral colic: plain film and sonography Vs unenhanced helical CT. A prospective study in 66 patients. Eur Radiol 2004;14:129-136.
11. Jansen JO, Yule SR, Loudon MA. Investigation of blunt abdominal trauma. BMJ 2008;336:938-942.
12. Lingawi SS, Buckley AR. Focused abdominal US in patients with trauma. Radiology 2000;217:426-429.
13. Weishaupt D, Grozaj AM, Willmann JK, et al. Traumatic injuries: imaging of abdominal and pelvic injuries. Eur Radiol 2002;12:1295-1311.
14. Ingeman JE, Plewa MC, Okasinski RE, et al. Emergency physician use of ultrasonography in blunt abdominal trauma. Acad Emerg Med 1996;3:931-937.

20 Corps étrangers pénétrants

Aspects radiographiques

Verre	344
Métal	344
Bois ou plastique	344

Suspicion de corps étrangers

Blessure des tissus mous	346
Traumatisme orbitaire	347

Radiographies standard

Corps étrangers des tissus mous

- Deux incidences : obliques ou orthogonales pour éviter les superpositions osseuses.

Corps étrangers orbitaires

- Deux incidences de face : avec obliquité vers le haut et vers le bas.

Imagerie alternative ou complémentaire aux radiographies

Corps étrangers des tissus mous

- Superficiel : échographie.
- Pénétrant en profondeur : scanner ou IRM.

Corps étrangers orbitaires

- Scanner ou IRM.

Corps étrangers de diagnostic difficile

- Verre caché par l'os.
- CE profonds.

Abréviations

CE, corps étranger ;

IRM, imagerie par résonance magnétique ;

PA, postéro-antérieur.

© 2017 Elsevier Masson SAS. Tous droits réservés.

20 Corps étrangers pénétrants

Aspects radiographiques

Verre

Tous les types de verre sont radio-opaques. La visibilité du verre ne dépend pas de sa teneur en plomb [1, 2].

La densité radiographique est variable selon le type de verre. Les paramètres techniques de la radiographie sont importants. L'utilisation d'une exposition adaptée aux tissus mous est essentielle.

Un agrandissement optique ou numérique de l'image est très utile. Les petits fragments sont facilement méconnus.

Métal

Presque tous les métaux sont radio-opaques, à l'exception notable de l'aluminium.

Bois ou plastique

Les échardes de bois sont parfois radio-opaques, mais la plupart sont impossibles à voir en radiographie [3–5]. La présence de peinture à la surface de l'écharde rend la détection plus facile.

Pourquoi le bois est-il presque invisible en radiographie ?

- **Explication :** la détection d'un corps étranger dépend de son numéro atomique et du contraste avec les tissus mous humains. Le bois et les tissus mous sont constitués de carbone et d'autres atomes avec des numéros atomiques bas et similaires. Ils ne sont donc pas différenciés en atténuation des rayons X.

En pratique clinique, il faut considérer que les épines, échardes et fragments de plastique ne sont pas radio-opaques.

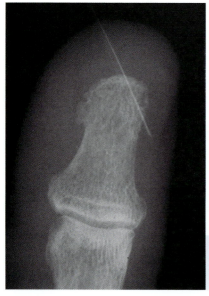

Cette écharde de bois est visible car elle est recouverte de peinture. Les échardes et les épines sont très difficiles à voir en radiographie.

20 Corps étrangers pénétrants

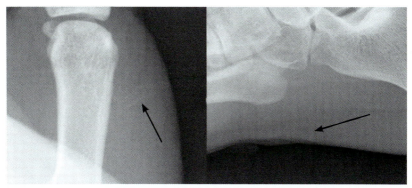

Les échardes sont souvent invisibles, ou à peine visibles, en radiographie.
À gauche, une écharde (flèche) ; à droite, un cure-dents (flèche).

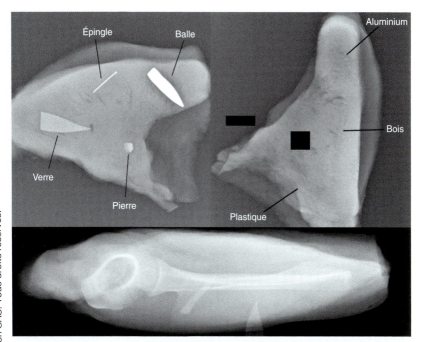

Visibilité des corps étrangers (CE) pénétrants. L'image en haut à gauche montre quatre CE différents au sein d'un morceau de viande de dinde. Le morceau de verre provient d'un cadre brisé. L'image en haut à droite montre trois autres CE différents au sein d'un morceau de viande de dinde. Ils sont tous invisibles. L'image du bas montre deux morceaux de verre dans une épaule d'agneau. Superposition de l'os avec un fragment de verre, avec visualisation difficile de cette partie.

20 Corps étrangers pénétrants

Suspicion de corps étrangers

Blessure des tissus mous [6–8]

Diagnostic des corps étrangers

En première intention aux urgences : radiographie standard.

- ☐ Verre et métaux (sauf aluminium) bien visibles.
- ☐ Bois, plastique et aluminium non visibles.

Autres options dans certaines indications :

- Échographie (ultrasons).
  - ❏ Verre, métal, bois et plastique bien visibles.
  - ❏ Mais… opérateur-dépendant, et diagnostic possible en surface seulement.
- Scanner.
  - ❏ Presque tous les CE sont bien visibles.
  - ❏ Bois difficile à voir.
- IRM.
  - ❏ Bois bien visible.
  - ❏ IRM à risque si le CE est ferromagnétique.

Pièges en imagerie : CE en verre et CE métalliques [2, 3, 8, 9]

- **Piège 1 :** une superposition osseuse masque les fragments de verre en radiographie. Utiliser des incidences obliques pour projeter le site lésé à distance de l'os.

- **Piège 2 :** en cas de traumatisme à haute énergie, un CE en verre peut migrer en profondeur à distance de la blessure cutanée. Penser à explorer la région profonde dans le champ de la radiographie.

- **Piège 3 :** dans les plaies par balle (s'il n'y a pas de point de sortie), le projectile peut être situé à distance du point d'entrée. Penser à étendre le champ de vue radiographique. Intérêt éventuel de la fluoroscopie.

20 Corps étrangers pénétrants

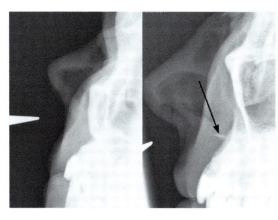

Blessure faciale avec du verre.

L'image de gauche montre le repère indiquant le site de la blessure – mais aucun CE de verre n'est visible. La seconde image, réalisée avec un mouvement du maxillaire, montre le CE en verre (flèche noire). Attention : une superposition osseuse peut masquer un CE en verre.

Repérage avant ablation d'un CE

Avant une exploration chirurgicale, il est utile de préciser la position du CE en profondeur dans les tissus. L'échographie est une bonne technique de guidage en temps réel. Si le CE est trop profond, intérêt du scanner ou de l'IRM.

Traumatisme orbitaire

Détection du CE [10, 11]

Presque tous les CE sont diagnostiqués avec un examen ophtalmoscopique (lampe à fente).

Radiographie, échographie ou scanner sont indiqués dans certains cas.

- **Fragments de verre ou de métal**

    Radiographies en première intention.

- **Fragments de bois ou en plastique**

    Échographie en première intention. Les performances sont dépendantes de l'opérateur et de la qualité du matériel. Le scanner est une bonne alternative. Il est performant, montre bien l'espace rétrobulbaire, et dépend moins de l'expérience du radiologue [10]. L'IRM est aussi utile en cas de doute sur le scanner [11]. Mais l'IRM est contre-indiquée en cas de suspicion de CE ferromagnétique.

20 Corps étrangers pénétrants

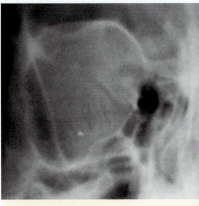

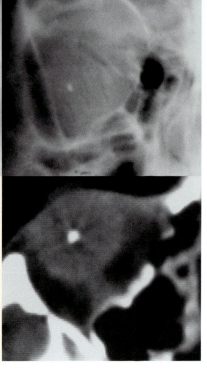

Radiographie de l'orbite.

Deux incidences de face : regard vers le bas (en haut à gauche) et regard vers le haut (en haut à droite). Le mouvement (ou l'absence de mouvement) du fragment sur ces incidences indique s'il est situé dans le globe ou en dehors du globe.

Intérêt d'un scanner complémentaire en cas de doute sur les radiographies. Image scanner (en bas à droite) d'un autre patient.

Ablation d'un CE

Un repérage en échographie ou scanner permet de préciser la localisation avant l'exploration chirurgicale de l'orbite [10].

Références

1. Tandberg D. Glass in the hand and foot. Will an X-ray film show it? JAMA 1982;248:1872-1874.
2. de Lacey G, Evans R, Sandin B. Penetrating injuries: how easy is it to see glass (and plastic) on radiographs? Br J Radiol 1985;58:27-30.
3. Hunter TB, Taljanovic MS. Foreign Bodies. Radiographics 2003;23:731-757.
4. Peterson JJ, Bancroft LW, Kransdorf MJ. Wooden Foreign Bodies. Am J Roentgenol 2002;178:557-562.
5. Horton LK, Jacobson JA, Powell A, et al. Sonography and Radiography of soft tissue Foreign Bodies. Am J Roentgenol 2001;176:1155-1159.
6. Ginsburg MJ, Ellis GL, Flom LL. Detection of soft-tissue foreign bodies by plain radiography, xerography, computed tomography, and ultrasonography. Ann Emerg Med 1990;19:701-703.
7. Gilbert FJ, Campbell RS, Bayliss AP. The role of ultrasound in the detection of non-radiopaque foreign bodies. Clin Radiol 1990;41:109-112.
8. Wilson AJ. Gunshot injuries : what does a Radiologist need to know? Radiographics 1999;19:1358-1368.
9. Boyse TD, Fessell DP, Jacobson JA, et al. US of soft tissue foreign bodies and associated complications with surgical correlation. Radiographics 2001;21:1251-1256.
10. Etherington RJ, Hourihan MD. Localisation of intraocular and intraorbital foreign bodies using computed tomography. Clin Radiol 1989;40:610-614.
11. Kubal WS. Imaging of orbital trauma. Radiographics 2008;28:1729-1739.

21 Corps étrangers avalés

Corps étrangers les plus fréquents

Enfants : pièces de monnaie **350**

Adultes : arêtes de poisson **352**

Corps étrangers moins fréquents mais importants

Objets contondants autres que les arêtes de poisson **356**

Piles boutons **358**

Aimants **359**

Dentiers **360**

Pince en plastique dur **361**

Bézoards **361**

Danger

- Les pièces peuvent se coincer dans l'œsophage – assez dangereux.
  - La RT doit inclure le cou.
- Les piles bouton peuvent se coincer dans l'œsophage – très dangereux.
  - Importance du signe du halo.
- Deux aimants dans l'intestin – très dangereux.
  - Utilité d'un compas.

Outils utiles

- Radiographies.
- Détecteur de métal.
- Compas.
- Scanner.

Abréviations

ASP, abdomen sans préparation ;
CE, corps étranger ;
PB, pile bouton ;
RT, radiographie du thorax.

© 2017 Elsevier Masson SAS. Tous droits réservés.

21 Corps étrangers avalés

Corps étrangers les plus fréquents [1]

Enfants : pièces de monnaie

Radiographie :

- une radiographie thoracique (RT) de face incluant le cou sous l'angle de la mandibule ;
- l'ASP n'est pas indiqué [2, 3].

Parfois, la pièce s'arrête dans l'œsophage. Certains patients restent asymptomatiques. Une pièce restée en place risque de provoquer une érosion de la muqueuse, avec possible perforation, abcès et médiastinite [4]. Il faut s'assurer que la pièce avalée est en transit au-delà de l'œsophage. Si la RT est normale, rassurer les parents en expliquant que la pièce est passée dans le tube digestif et sera excrétée dans quelques jours sans provoquer de lésion.

Faut-il contrôler les selles ? Une pièce peut passer inaperçue dans les selles. Indiquer plutôt aux parents de revenir aux urgences si l'enfant est symptomatique.

La composition des pièces est différente selon les pays. Les pièces britanniques actuelles sont inertes. Certains pays fabriquent des pièces en alliage de zinc recouvertes de cuivre. L'acidité gastrique peut dissoudre la couche de cuivre, et l'ingestion du zinc risque de provoquer un ulcère et une anémie. Si la pièce avalée a un contenu potentiellement toxique, il est recommandé de réaliser un ASP, et une RT si la pièce n'est pas visible sur l'ASP.

Envisager une alternative à la radiographie. Un détecteur de métaux est un moyen peu onéreux et non irradiant. Il est utilisable pour examiner les patients à la recherche de pièces ou de corps étrangers métalliques.

> **Détecteur de métaux [5–7]**
>
> C'est une alternative à la radiographie dans cette indication. Les avantages sont les suivants :
> - évite de réaliser une RT ;
> - absence de radiation ionisante ;
> - performant et facile à utiliser ;
> - gain de temps pour l'enfant et les parents lors du passage aux urgences ;
> - peu onéreux ;
> - efficace s'il est utilisé dans le cadre d'un algorithme diagnostique validé.
>
> **Piège.** Une bonne indication du détecteur de métaux est une histoire clinique qui confirme l'ingestion d'une pièce de monnaie. Mais attention, c'est une mauvaise indication en cas d'ingestion d'un aimant qui ne sera pas détecté (voir p. 359). Règle de sécurité : si plusieurs aimants ont été ingérés, utiliser un compas et observer s'il bouge en le passant en surface de l'abdomen [8].

21 Corps étrangers avalés

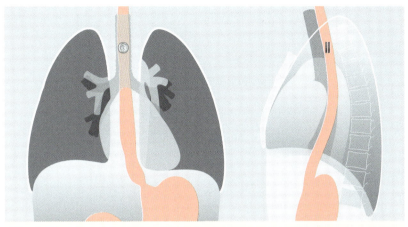

Piège 1. Deux pièces de monnaie peuvent se bloquer au même niveau dans l'œsophage [9–11]. Les deux pièces peuvent se superposer en apparaissant comme un corps étranger unique. Utilité d'une incidence de profil en complément de l'incidence de face.

Piège 2. La majorité des pièces bloquées sont au niveau du muscle cricopharyngien [9–11]. Il existe un risque de ne pas détecter la pièce si la région sous-mandibulaire n'est pas incluse dans le champ de la RT.

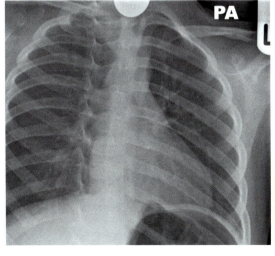

Chez cet enfant, la pièce est juste visible en bordure de champ. La règle cardinale n'a pas été respectée : « *La RT doit inclure aussi le cou sous l'angle de la mandibule* ».

21 Corps étrangers avalés

Adultes : arêtes de poisson

Les arêtes de poisson représentent environ 70 % des CE ingérés avec consultation aux urgences [12, 13]. Les complications sont rares mais parfois graves, avec : abcès du cou, médiastinite, abcès pulmonaire.

Le blocage d'une arête de poisson est assez différent du blocage des autres CE [14, 15].

- Le blocage en situation infrahyoïdienne est beaucoup moins fréquent. Dans une série [15], environ 90 % des arêtes étaient situées dans l'oropharynx, tandis que 90 % des autres CE (os de poulets, os de porc ou d'agneau, dentiers, pièces) étaient bloqués plus en distalité dans le laryngo-pharynx ou l'œsophage supérieur.

Radiographie.

- Les tissus mous de l'oropharynx et plus bas sont denses sur l'incidence de profil. La radiographie n'est donc pas performante pour le diagnostic d'une arête bloquée à ce niveau.
- L'incidence de profil du cou dans cette indication doit être utilisée avec parcimonie, en référence à un algorithme diagnostique (voir p. 353).

Que rechercher :

- le rare cas de l'arête bloquée sous l'os hyoïde ;
- un signe de complication :
  - clarté gazeuse des tissus mous, en bande ou en plage, suggérant une perforation ;
  - aspect épaissi des tissus prévertébraux suggérant un abcès.

Différentes arêtes de poissons avec différentes densités radiographiques [14, 16, 17] :
- **bien visibles :** morue, haddock, limande, grondin ;
- **plus difficiles à voir :** mulet, carrelet, lotte, vivaneau ;
- **non visibles :** hareng, hareng fumé, saumon, maquereau, truite, brochet.

Épaisseur normale des tissus mous prévertébraux :
- **au-dessus de C4 :** moins de 7 mm.
- **en dessous de C4 :** moins de 22 mm.

21 Corps étrangers avalés

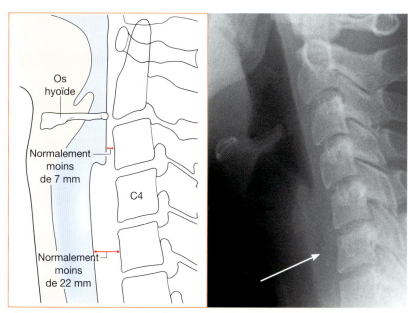

Arêtes de poisson. Que rechercher ?

Vérifier l'épaisseur des tissus mous prévertébraux (à gauche).
Chercher l'arête : ici à peine visible (flèche) en avant de C6 (à droite).

Protocole en cas de suspicion d'ingestion d'arête de poisson
1. Examen clinique de l'oropharynx avec une lampe.
   La majorité des arêtes impactées sont visibles. Pas de radiographie nécessaire.
2. Si l'arête n'est pas visible dans l'oropharynx, les étapes suivantes dépendent du contexte clinique et des recommandations locales. Possibilités :
   - Radiographie de profil du cou.
     Appliquer cette règle : si la radiographie est normale et le patient assez bien pour rentrer à la maison, dire au patient de consulter le lendemain en cas de persistance des symptômes. Un patient qui revient consulter doit être examiné par un spécialiste ORL.
   - Ou adresser directement en endoscopie.
   - Ou demander un scanner du cou.

21 Corps étrangers avalés

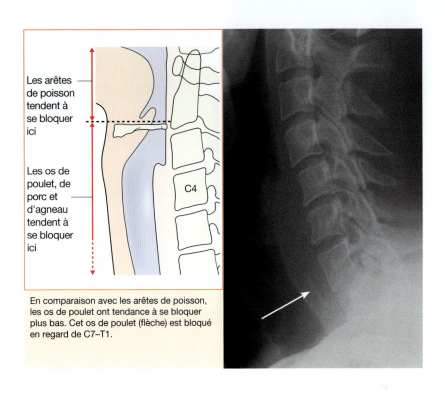

Les arêtes de poisson tendent à se bloquer ici

Les os de poulet, de porc et d'agneau tendent à se bloquer ici

En comparaison avec les arêtes de poisson, les os de poulet ont tendance à se bloquer plus bas. Cet os de poulet (flèche) est bloqué en regard de C7–T1.

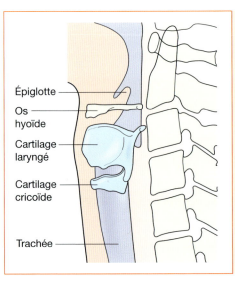

Épiglotte
Os hyoïde
Cartilage laryngé
Cartilage cricoïde
Trachée

Les cartilages du larynx et le cartilage cricoïde s'ossifient de manière variable. Il n'y a pas d'aspect standard.

Une ossification partielle peut conduire à un faux diagnostic d'os bloqué. De même, des os de poulet ou des arêtes peuvent simuler une ossification normale.

Importance d'une analyse soigneuse avec recueil de l'histoire clinique.

21 Corps étrangers avalés

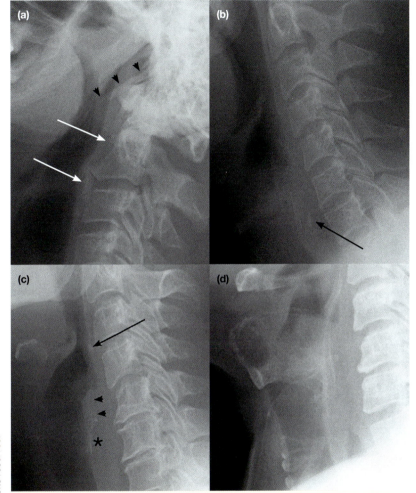

Attention. Calcifications et ossifications normales.

(a) Calcifications du ligament stylohyoïdien (têtes de flèche). Calcification (flèches) en relation avec le ligament longitudinal antérieur du rachis cervical.

(b) Calcification en regard de C6–C7 (flèche) en rapport avec une ossification postérieure du cartilage cricoïde.

(c) Ossification du cartilage triticé (flèche) ; du cartilage thyroïde (tête de flèche) ; du cartilage cricoïde (astérisque).

(d) Ossification/calcifications extensive de l'os hyoïde, du cartilage laryngé, du cartilage cricoïde et de quelques anneaux trachéaux.

21 Corps étrangers avalés

Corps étrangers moins fréquents mais importants

Objets contondants autres que les arêtes de poisson

De nombreux objets contondants passent les intestins sans problème. Cependant, certains provoquent une perforation œsophagienne ou intestinale. La présence d'un CE doit être confirmée ou exclue par les explorations complémentaires.

Radiographie :

- pour les CE tels que les clous, aiguilles, vis ou lames de rasoir, indication d'une RT ou d'un ASP ;
- pour les os de poulet et autres petits os [18], indication d'une incidence de profil du cou. Environ 90 % de ces CE impactés sont situés dans l'hypopharynx ou l'œsophage supérieur [15]. La position est très différente de celle des arêtes de poisson (voir p. 352–353) ;
- les CE en bois et en plastique sont radiotransparents. En cas de forte suspicion clinique (par exemple crayon ou cure-dents), indication d'un scanner ou d'une endoscopie ;
- l'aluminium (par exemple un anneau de canette) est très peu dense en radiographie [19]. Intérêt du détecteur de métal dans cette indication [5–7].

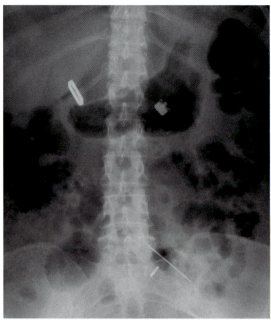

Un ASP (ou un scanner) est indiqué en cas d'ingestion d'un CE métallique contondant.

Exemple d'ingestion de CE. Quatre CE métalliques sont visibles. L'aiguille crée un risque de perforation.

21 Corps étrangers avalés

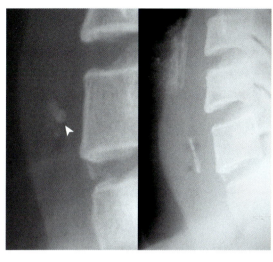

Attention – orientation trompeuse d'un CE.

Os de poulet impacté.

Initialement (image de gauche), l'os (tête de flèche) était en position horizontale et n'a pas été reconnu.

Quelques jours plus tard (image de droite), l'os était verticalisé et facile à reconnaître. Noter l'œdème des tissus mous et les petites bulles de gaz indiquant un abcès autour d'une perforation [1].

Pourquoi les perforations intestinales sont-elles relativement rares ? [10, 21]

90 % des CE avalés passent le circuit intestinal sans problème, dont beaucoup d'aiguilles et de lames de rasoir.

Ces CE coupants perforent rarement la paroi intestinale. L'intestin résiste bien aux perforations grâce au revêtement muqueux, à la souplesse et aux matières fécales du côlon.

Voyage la tête en premier : l'aiguille transite souvent avec l'extrémité mousse en tête [21, 22].

Certaines perforations restent silencieuses. L'aiguille extra-intestinale est parfois découverte plusieurs années après sur une imagerie demandée pour un autre problème [21].

21 Corps étrangers avalés

Piles boutons [23–27]

L'ingestion avec impaction digestive d'une pile bouton (PB) est une urgence diagnostique et endoscopique. Réaliser une RT en urgence.

Les ingestions de petites PB n'entraînent pas de lésions si la PB ne s'arrête pas dans l'œsophage. La fréquence des complications œsophagiennes augmente avec l'utilisation des piles au lithium de 20 à 25 mm de diamètre. Une PB impactée dans la paroi œsophagienne risque de créer de graves lésions muqueuses. Ces lésions résultent du courant électrique avec une hydrolyse des tissus et une nécrose, et non pas d'une fuite du contenu de la pile. Elles peuvent apparaître rapidement, en une ou deux heures [23, 24]. Les lésions muqueuses entraînent un risque de perforation, de fistule œsophagotrachéale, de sténose et même de décès [24]. C'est une urgence diagnostique et thérapeutique.

Note : les PB peuvent aussi provoquer de graves lésions de l'oreille ou du nez [23, 24, 27].

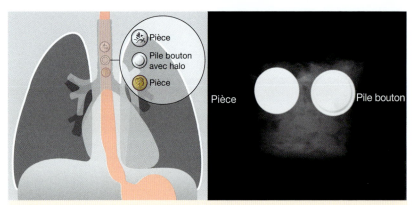

L'aspect d'une PB de face sur une radiographie de face est particulier, avec un double contour ou halo, bien différent de l'aspect d'une pièce de monnaie (sans halo). L'image de droite est une radiographie de face d'une pièce et d'une PB dans du gel aqueux (tissu mou).

Pièges.
1. Les ingestions sans témoins sont fréquentes chez l'enfant, et une PB peut provoquer des signes peu spécifiques. Il faut y penser en cas de troubles bizarres chez des petits enfants.
2. Bien étudier tout le cou et la région sous-mandibulaire en radiographie pour ne pas rater une PB impactée dans l'œsophage haut.
3. Une PB sur une RT risque d'être interprétée comme une pièce de monnaie ou une électrode d'ECG [23]. Le signe du halo caractéristique de la PB est important à connaître.

21 Corps étrangers avalés

Aimants [6, 10–12, 28]

Des aimants puissants sont présents dans certains jouets, bijoux, piercings, bracelets, objets antistress, etc.

L'ingestion d'aimants est assez fréquente chez les enfants autistes [8].

Il est important de savoir aux urgences si plusieurs aimants ont été avalés. Si plusieurs aimants passent le pylore, ils peuvent s'attirer à travers les anses intestinales. Il existe un risque de nécrose pariétale, perforation, fistule, d'hémorragie et de volvulus. Un danger existe aussi en cas d'ingestion d'un aimant et d'un objet métallique.

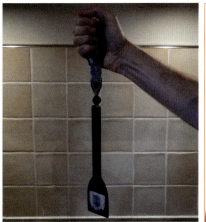

Les petits aimants aux terres rares sont très puissants.

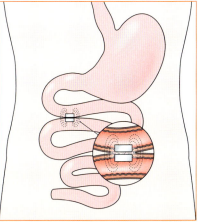

La présence de plusieurs aimants dans l'intestin est à risque de complications.

Pièges.
1. Sur un ASP, un groupe d'aimants collés peut apparaître comme un collier ou un autre objet isolé. Le passage d'un compas sur l'abdomen [8] est utile pour affirmer la présence d'aimants. Il s'agit d'une urgence chirurgicale.
2. L'utilisation d'un détecteur de métaux (p. 350) est à risque de mauvais diagnostic, avec confusion entre des aimants et une pièce de monnaie. Utiliser un compas est un bon moyen. L'absence de mouvement du compas exclut un aimant.

21 Corps étrangers avalés

Dentiers [29–31]

Aspect radiographique des dentiers
- Les dentiers sont fabriqués en plastique acrylique radiotransparent.
- Certains dentiers comportent des pièces métalliques bien visibles en radiographie [31].
- N.B. : les dents de porcelaine ou en plastique sont très peu radio-opaques [30].

Un plombage ou une couronne dentaire peuvent se loger dans l'œsophage cervical ou thoracique, avec un risque d'érosion muqueuse, d'abcès et de médiastinite.

Radiographie :

1. RT de face et de profil bien exposée, avec visualisation du cou.
2. Si elles sont normales, indication d'un ASP.
3. Si l'ASP est normal avec forte suspicion clinique, indication d'une endoscopie.

Une RT normale n'exclut pas un dentier impacté ; certains dentiers ne sont pas radio-opaques.

L'ingestion n'est pas réservée aux couronnes et plombages ; certains dentiers complets sont avalés.

Intérêt éventuel du scanner et de l'IRM dans cette indication. Mais l'interprétation des images est parfois très difficile [30].

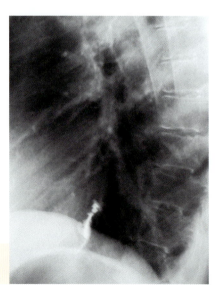

Dentier impacté dans l'œsophage inférieur. Il n'était pas visible sur l'incidence de face. Le profil était essentiel.

21 Corps étrangers avalés

Pince en plastique dur

L'ingestion de ces pinces est à risque de perforation, de sténose ou d'occlusion intestinale.

- Les pinces de sacs à pain ont été supprimées dans certains pays, au profit d'adhésif.
- Le mécanisme d'impaction est lié à une incarcération de la muqueuse dans la pince, avec risque d'érosion [32]. Les complications sont parfois très tardives. Patients souvent âgés.
- Ces pinces en plastique sont radiotransparentes. L'imagerie est utile pour le diagnostic des complications.

Bézoards [33]

Un bézoard correspond à l'accumulation de matériel ingéré dans la lumière digestive.

- Les plus fréquents sont les phytobézoards (fruits et fibres végétales mal digérés), et ensuite, les trichobézoards (cheveux ingérés).
- Antécédent fréquent de chirurgie digestive.
- L'occlusion intestinale est une complication classique.

Radiographie :

- en général, la radiographie ne sert à rien (pour le diagnostic étiologique) en cas d'occlusion sur bézoard ;
- mais l'échographie et le scanner sont utiles pour un diagnostic rapide du bézoard en cause dans l'occlusion [33].

361

21 Corps étrangers avalés

Références

1. Remedios D, Charlesworth C, de Lacey G. Imaging of foreign bodies. Imaging 1993;5:171-179.
2. Swallowed coins. Editorial. Lancet 1989;2:659-660.
3. Stringer MD, Capps SN. Rationalising the management of swallowed coins in children. Br Med J 1991;302:1321-1322.
4. Nahman B, Mueller CF. Asymptomatic oesophageal perforation by a coin in a child. Ann Emerg Med 1984;13:627-629.
5. Lee JB, Ahmad S, Gale CP. Detection of coins ingested by children using a hand held metal detector: a systematic review. Emerg Med J 2005;22:839-844.
6. Seikel K, Primm PA, Elizondo BJ, Remley KL. Hand-held metal detector localisation of ingested metallic foreign bodies; accurate in any hands? Arch Pediatr Adolesc Med 1999;153:853-857.
7. Ramlakhan SL, Burke DP, Gilchrist J. Things that go beep: experience with an ED guideline for use of a HHMD in the management of ingested non-hazardous metallic foreign bodies. Emerg Med J 2006;23:456-460.
8. CDC. Gastrointestinal injuries from magnet ingestion in children. United States, 2003-2006. MMWR 2006;55:1296-1300.
9. Koirala K, Rai S, Shah R. Foreign Body in the esophagus: comparison between adult and pediatric population. Nepal J of Med Sci 2012;1:42-44.
10. Hunter TB, Taljanovic MS. Foreign Bodies. Radiographics 2003;23:731-757.
11. Chung S, Forte V, Campisi P. A review of pediatric foreign body ingestion and management. Clin Pediat Emerg Med 2010;11:225-230.
12. Nandi P, Ong GB. Foreign body in the oesophagus: review of 2394 cases. Br J Surg 1978;65:5-9.
13. Lue AJ, Fang WD, Manolidis S. Use of plain radiography and computed tomography to identify fish bone foreign bodies. Otolaryngol Head Neck Surg 2000;123:435-438.
14. Ritchie T, Harvey M. The utility of plain radiography in assessment of upper aerodigestive tract fishbone impaction: an evaluation of 22 New Zealand fish species. NZ Med J 2010;123:32-37.
15. O'Flynn P, Simo R. Fish bones and other foreign bodies. Clin Otolaryngol Allied Sci 1993;18:231-233.
16. Ell SR, Sprigg A, Parker AJ. A multi-observer study examining the radiographic visibility of fishbone foreign bodies. J R Soc Med 1996;89:31-34.
17. Davies WR, Bate PJ. Relative radio-opacity of commonly consumed fish species in South East Queensland on lateral neck X-ray: an ovine model. Med J Aust 2009;191:677-680.
18. Liu J, Zhang X, Xie D, et al. Acute mediastinitis associated with foreign body erosion from the hypopharynx and esophagus. Otolaryngol Head Neck Surg 2012;146:58-62.
19. Valente JH, Lemke T, Ridlen M, et al. Aluminium foreign bodies: do they show up on X-Ray? Emerg Radiol 2005;12:30-33.
20. Donnelly LF. Beverage can stay-tabs: still a source for inadvertently ingested foreign bodies in children. Pediatr Radiol 2010;40:1485-1489.
21. Rahalkar MD, Pai B, Kukade G, Al Busaidi SS. Sewing needles as foreign bodies in the liver and pancreas. Clin Rad 2003;58:84-86.
22. Ward A, Ribchester J. Migration into the liver by ingested foreign bodies. Br J Clin Pract 1978;32:263.
23. Litovitz T, Whitaker N, Clark L, et al. Emerging battery ingestion hazard: clinical implications. Pediatrics 2010;125:1168-1177.
24. Lee SL. Recognition of esophageal Disc battery on Roentgenogram. Arch Otolaryngol Head Neck Surg 2012;138:193-195.
25. Litovitz T, Whitaker N, Clark L. Preventing battery ingestions: an analysis of 8,648 cases. Pediatrics 2010;125:1178-1183.
26. Litovitz T, Schmitz BF. Ingestion of cylindrical and button batteries: an analysis of 2382 cases. Pediatrics 1992;89:747-757.
27. Premachandra DJ, McRae D. Severe tissue destruction in the ear caused by alkaline button batteries. Postgrad Med 1990;66:52-53.
28. Oestreich AE. Danger of multiple magnets beyond the stomach in children. J Nat Med Assoc 2006;98:277-279.
29. Hashmi S, Walter J, Smith W, Latis S. Swallowed partial dentures. J R Soc Med 2004;97:72-75.
30. Haidary A, Leider JS, Silbergleit R. Unsuspected swallowing of a partial denture. Am J Neuroradiol 2007;28:1734-1735.
31. Abu Kasim NH, Abdullah BI, Mahadevan I, Yunus N. The radio-opacity of dental prostheses (fixed and removeable) on plain radiographs—an experimental study. Annals Dent Univ Malaya 1998;5:35-39.
32. Morrissey SK, Thakkar SJ, Weaver ML, Farah K. Bread Bag Clip ingestion. Gastroenterol Hepatol (NY) 2008;4:499-500.
33. Ripolles T, Garcia-Aguayo J, Martinez MJ, Gil P. Gastrointestinal bezoars. Sonographic and CT characteristics. Am J Roentgenol 2001;177:65-69.

22 Testez-vous

Analysez les radiographies de ce chapitre pour évaluer vos connaissances.

Chaque patient a été admis aux urgences après un traumatisme ou pour une douleur.

Essayez de voir la lésion ou le problème pour chaque radiographie.

Attention. Certaines radiographies sont normales.

Les réponses sont p. 380.

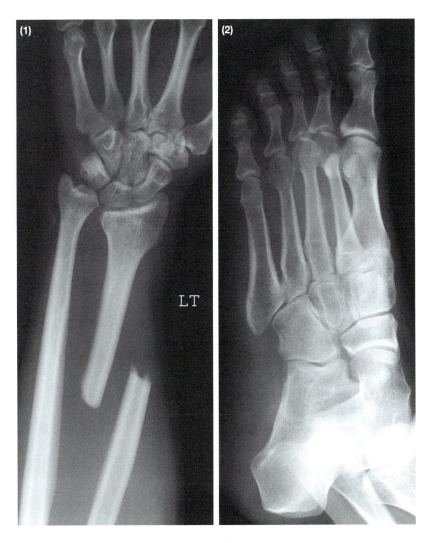

© 2017 Elsevier Masson SAS. Tous droits réservés.

22 Testez-vous

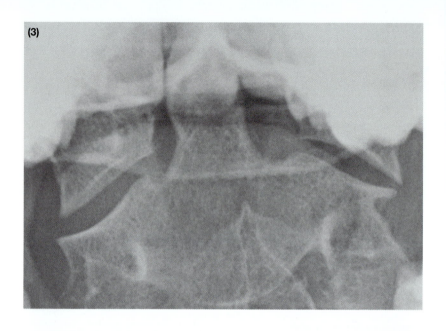

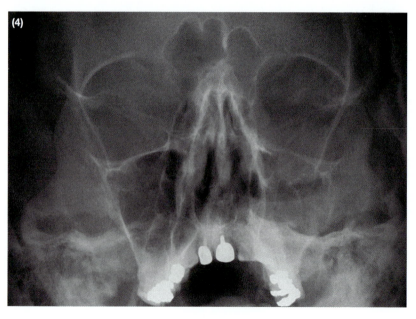

22 Testez-vous

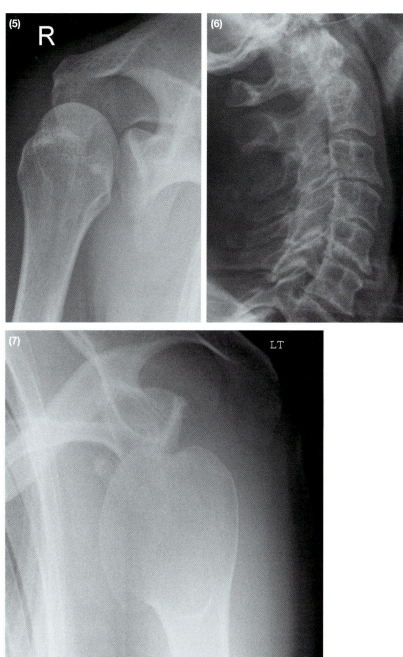

22 Testez-vous

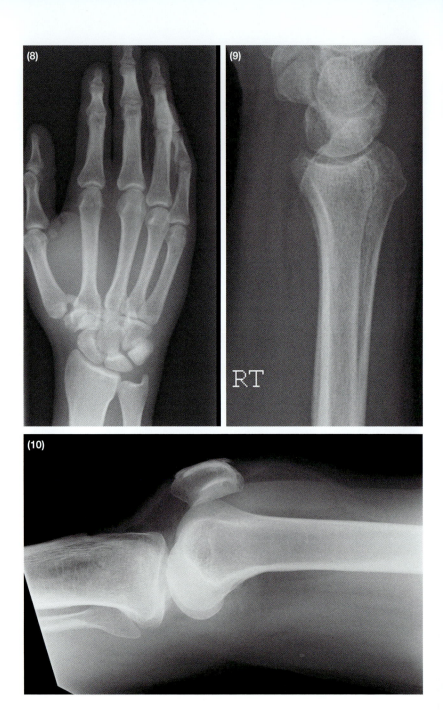

22 Testez-vous

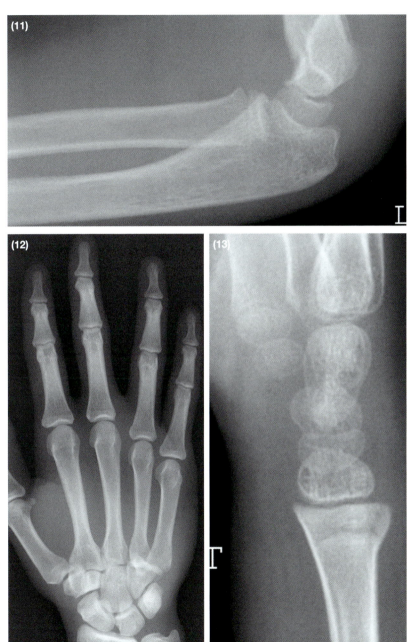

22 Testez-vous

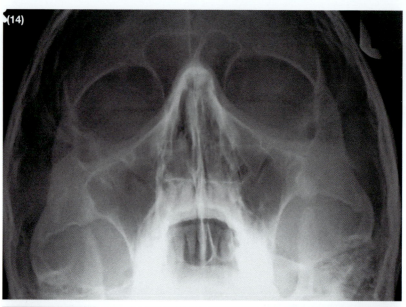

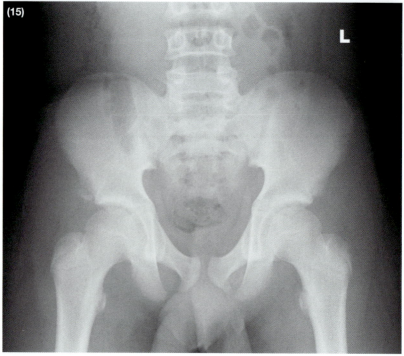

22 Testez-vous

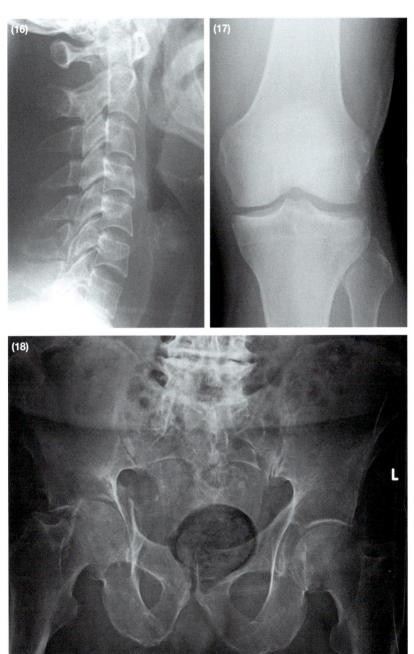

22 Testez-vous

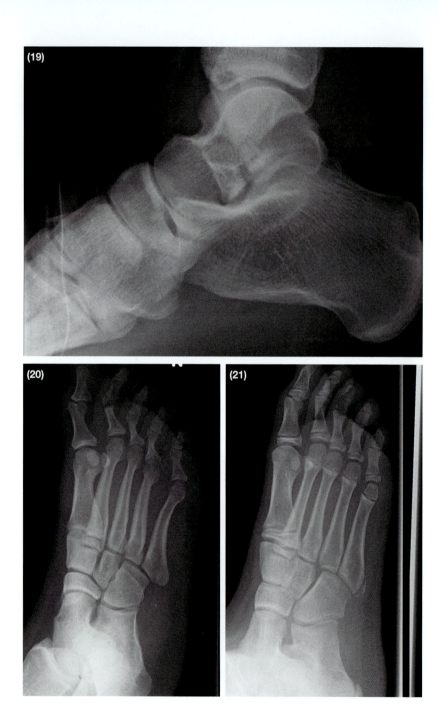

22 Testez-vous

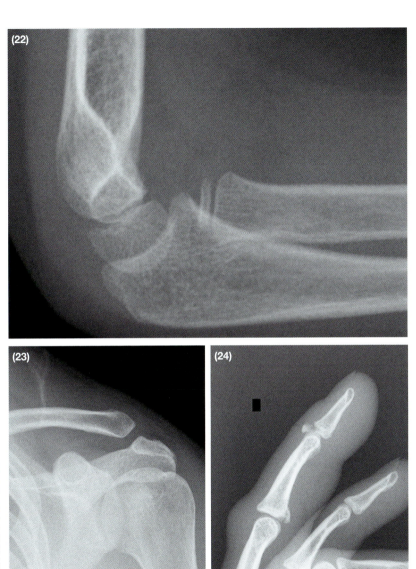

22 Testez-vous

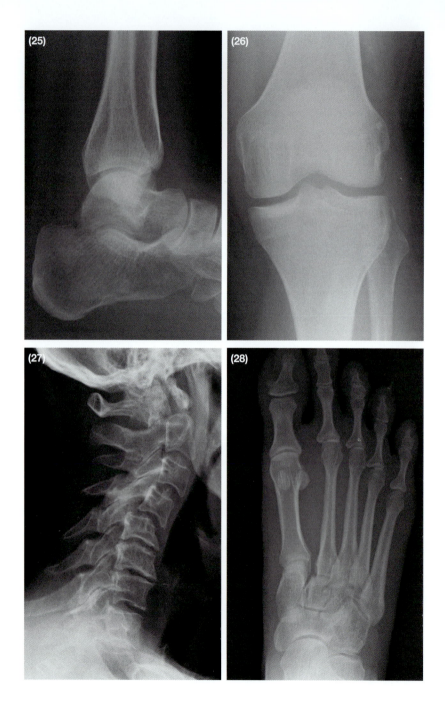

23 Glossaire

Algodystrophie. Entité clinique et radiologique définie en imagerie par une réduction de la densité osseuse (aspect transparent sur les radiographies). Survient le plus souvent au décours d'un traumatisme avec ou sans fracture.

Apophyse odontoïde. Dent de la vertèbre C2.

ATM. Articulation temporomandibulaire.

AP. Antéropostérieur. Indique la direction du faisceau de rayons X à travers le patient.

Apophyse. Noyau d'ossification secondaire qui modifie le contour ou la taille d'un os, mais pas sa longueur. Les muscles et tendons ont souvent une insertion sur une apophyse.

Articulation de la base du pouce. Articulation carpométacarpienne (c'est-à-dire articulation trapézométacarpienne).

ASP. Radiographie de l'abdomen sans préparation.

Atélectasie. Collapsus (pulmonaire).

AVP. Accident de la voie publique.

Avulsion. Fragment osseux ou apophyse arrachée de l'os d'origine. Une avulsion survient habituellement au site d'insertion d'un tendon ou d'un ligament. En cas de contraction musculaire excessive, de mouvement forcé, ou de stress chronique répété.

Bankart (lésion de). Fracture antérieure de la glène intéressant l'os et/ou le cartilage. Complication éventuelle d'une luxation antérieure de l'articulation gléno-humérale.

Bennett (fracture de). Fracture articulaire de la base du premier métacarpien. Toujours associée à une luxation de l'articulation carpométacarpienne du premier rayon.

Calcanéum. Ou calcanéus.

Canal rachidien. Ou canal vertébral. Espace délimité par les corps vertébraux en avant, les pédicules latéralement et les lames en arrière.

Capitellum. Ou capitulum.

Clarté. Utilisé pour décrire une ligne ou une région sombre sur une radiographie. Souvent utilisé pour décrire une fracture.

Cliché. Voir Incidence.

Consolidation. Désigne le remplacement de l'air alvéolaire par du liquide. Sur une radiographie du thorax, le territoire atteint apparaît blanc ou plus dense. Cette opacité (c'est-à-dire consolidation) peut être liée à un comblement alvéolaire par du pus (pneumonie), du sang (hémorragie pulmonaire), ou du liquide (œdème alvéolaire). Note : le terme de consolidation est souvent utilisé (à tort) comme synonyme de pneumonie.

Corticalisé. Terme utilisé pour décrire l'aspect de la périphérie d'un os (par exemple un ossicule accessoire) dont la limite est nette, dense et régulière. Cet aspect est à différencier de la corticale irrégulière et incomplète d'un fragment fracturaire.

Coude du lanceur de javelot. Avulsion de l'épicondyle latéral de l'humérus.

Coupole diaphragmatique. Le diaphragme est un muscle unique qui sépare le thorax de l'abdomen. Avec une coupole droite et une coupole gauche.

Décroché cortical. Interruption de la corticale avec décalage pouvant donner un aspect en baïonnette, aspect typique de fracture.

Décubitus. Le patient est allongé.

Diaphyse. Axe principal d'un os long. Elle est en continuité avec la métaphyse à chaque extrémité.

Diastasis. Séparation entre des os adjacents, avec ou sans fracture associée, ou séparation d'une jonction fibrocartilagineuse. Exemples : tibia et fibula (malléole latérale) ; articulation sacro-iliaque ; suture du crâne.

Diastasis de suture. Écart anormal ou séparation d'une suture du crâne.

Dorsal. En rapport avec le versant postérieur (ou extenseur) du corps ou d'un segment corporel (par exemple un membre).

Défilé fémoropatellaire (DFP). Ou incidence axiale de la rotule. Incidence tangentielle du genou qui donne une vue supéro-inférieure de la patella et de l'articulation fémoropatellaire.

Doigt en maillet. Déformation en flexion de l'articulation interphalangienne distale avec ou sans fracture dorsale de la base de la phalange distale. Lésion d'avulsion du tendon extenseur.

Épidural. Ou extradural.

Épiphyse. L'épiphyse constitue l'extrémité de l'os. Elle s'agrandit avec la croissance du cartilage du noyau secondaire adjacent à la plaque de croissance. L'épiphyse s'ossifie progressivement. Finalement, quand la plaque de croissance disparaît, l'épiphyse fusionne avec la métaphyse. Voir : Fusion épiphysaire ; métaphyse.

© 2017 Elsevier Masson SAS. Tous droits réservés.

23 Glossaire

Exploration isotopique. Examen de médecine nucléaire, étude radio-isotopique, scintigraphie.
Fluoroscopie ou scopie. Imagerie temps réel utilisant les rayons X. La fluoroscopie peut être utilisée pour détecter un piégeage aérien chez un enfant en cas de suspicion de corps étranger inhalé. Elle peut aussi aider à contrôler la position des fragments osseux lors d'une réduction fracturaire.
Fracture comminutive. Fragmentation de l'os en trois fragments ou plus.
Fracture de fatigue. Ou fracture de stress ou fracture du marcheur. Fracture liée à un traumatisme peu intense mais répété.
Fracture de Goyrand-Smith. (Barton fracture des Anglo-Saxons.) Fracture articulaire du radius distal. Fracture instable. Cette fracture articulaire intéresse la face dorsale du radius ; déplacement postérieur éventuel du carpe qui suit le fragment distal.
Fracture de Jones. Fracture de la diaphyse du cinquième métatarsien située à 1,5 cm de la base mais à distance de l'articulation entre cuboïde et métatarsien. Fracture traumatique ou fracture de fatigue. À ne pas confondre avec la fracture classique de la base du cinquième métatarsien dont la prise en charge ne pose pas de problème. La distinction est importante car la consolidation est tardive. Une mauvaise prise en charge peut se compliquer de pseudarthrose.
Fracture de Maisonneuve. Fracture ou rupture ligamentaire de la cheville associée à une fracture diaphysaire de la fibula.
Fracture de marche. Ou fracture de fatigue ou fracture de stress. Ce terme est souvent utilisé pour désigner une fracture de fatigue d'un métatarsien.
Fracture de Rolando. Fracture articulaire en Y, V ou T de la base du premier métacarpien. Toujours instable.
Fracture du boxeur. Fracture du col du deuxième et/ou du troisième métacarpien. Le boxeur entraîné garde son poignet en position neutre afin de donner un impact maximal. Différente de la fracture de l'individu non entraîné qui combat avec le poignet fléchi et qui souffre d'une fracture du quatrième et/ou cinquième métacarpien.
Fracture en anse de seau. Forme particulière de fracture de l'enfant. Fracture métaphysaire orientée parallèlement à la plaque de croissance d'un os long. N'intéresse pas toujours toute la largeur de l'os. Chez un petit enfant, cette fracture doit faire suspecter un syndrome des enfants battus. Voir aussi Fracture en coin.
Fracture en bois vert. Forme particulière de fracture d'un os long de l'enfant. Rupture d'une seule corticale. Une angulation du site fracturaire est habituelle.
Fracture en coin. Voir aussi Fracture en anse de seau. Fracture métaphysaire dans le cadre du syndrome des enfants battus. Forme incomplète de la fracture en anse de seau. Le fragment détaché est visible avec un aspect de triangle osseux détaché.
Fusion épiphysaire. L'épiphyse complètement ossifiée fusionne avec la métaphyse de l'os long. L'âge du début de l'ossification et celui de la fusion sont variables selon les os. Pour la plupart des sites, il existe une légère variation de l'âge de fusion entre les hommes et les femmes.
Fracture luxation de Galeazzi. Fracture de la diaphyse radiale associée à une luxation de l'articulation radio-ulnaire inférieure.
Fracture luxation de Monteggia. Fracture diaphysaire de l'ulna associée à une luxation de la tête radiale.
Fracture ostéochondrale. Fracture d'une surface articulaire, le fragment étant constitué d'os et de cartilage. La composante cartilagineuse n'est pas visible sur une radiographie standard. Exemple : fracture ostéochondrale du dôme du talus.
Fracture pare-choc. Fracture d'un ou des plateaux tibiaux liée à un traumatisme contre un pare-choc de voiture.
Fracture par insuffisance. Fracture survenant après une contrainte normale sur un os anormal. Par exemple un tassement vertébral spontané sans traumatisme ni chute chez un patient âgé ostéoporotique. Ces fractures sont d'étiologie différente des fractures de fatigue.
Fracture plastique. Forme particulière de fracture d'un os long de l'enfant. Liée à des microfractures multiples avec une déformation progressive de l'os sans anomalie évidente de la corticale. Intéresse le plus souvent les os de l'avant-bras.
Fracture Salter-Harris. Ou fracture épiphysaire de l'enfant. La classification de Salter-Harris décrit l'aspect radiographique des fractures épiphysaires. Cette classification a un intérêt pronostique.
Grain de café. Analogie utilisée dans ce guide pour décrire l'image de la projection de l'arc antérieur de C1 sur l'incidence de profil du rachis cervical. Cette projection est clairement visible sur toutes les radiographies de profil du rachis cervical, avec une image de grain de café. Il s'agit d'un repère utile pour l'analyse de l'articulation C1–C2.
Hémidiaphragme. Ou coupole diaphragmatique. Le diaphragme est un muscle unique qui sépare le thorax de l'abdomen. Il comporte deux coupoles.
Hill-Sachs (encoche de) ou de Malgaigne. Fracture impaction de la berge postérolatérale de la tête humérale. Complication potentielle d'une luxation gléno-humérale antérieure.
Incidence. Ou cliché. En radiologie diagnostique, ce terme permet de définir la technique de réalisation d'une image : position du patient et du rayon X. Exemples : incidences de face, de profil.

23 Glossaire

Incidence axiale. Le rayon directeur est dirigé dans un plan parallèle au grand axe du corps. Exemples : incidence axiale du calcanéus.

Incidence du nageur. Incidence de profil spécifique qui dégage la jonction cervicothoracique. Le nom dérive de la position du patient : un bras est en extension complète tandis que l'autre reste le long du corps. La position est proche de celle du nageur de crawl.

IRM. Imagerie par résonance magnétique.

Junior. Médecin en formation : interne spécialiste ou non spécialiste.

LCS. Liquide cérébrospinal.

Ligne paravertébrale. Une interface (ligne) verticale entre les vertèbres thoraciques et le poumon adjacent sur une radiographie de face. Normalement visible du côté gauche seulement. Cette ligne correspond à la réflexion de la plèvre viscérale et pariétale quand elle passe au contact des vertèbres. Tout processus qui éloigne la plèvre de la vertèbre peut provoquer un élargissement ou un bombement de cette ligne paravertébrale du côté gauche ou droit. Dans un contexte traumatique, élargissement et bombement sont liés en général à un hématome secondaire à la fracture vertébrale.

Lipohémarthrose. Ou épanchement mixte contenant du sang et de la graisse, visible en cas de fracture sur la radiographie du genou de profil en décubitus latéral.

Lisfranc (articulations de). Articulations tarsométatarsiennes. La fracture luxation du Lisfranc est la luxation la plus fréquente du pied.

Lumière du jour. Aspect normal des 4e et 5e articulations carpométacarpiennes sur toutes les radiographies postéro-antérieures de la main. Aspect à vérifier particulièrement chez un patient après un traumatisme direct de la main contre un mur. La perte de cet aspect caractéristique doit faire fortement suspecter une luxation de l'articulation carpométacarpienne concernée.

Lytique. À l'opposé de condensant. Décrit une région qui apparaît plus sombre ou plus noire que l'os normal adjacent. Une lyse implique souvent une destruction osseuse. Parfois utilisé comme synonyme de clarté.

Madonna (signe de). Élargissement (diastasis) de l'articulation scapholunaire lié à une lésion ligamentaire. D'après le nom d'une célèbre chanteuse et actrice américaine dont les deux incisives supérieures sont très espacées.

Manipulateur, manipulatrice. Ou technicien de radiologie.

Métaphyse. Segment osseux situé entre la plaque de croissance et la diaphyse d'un os long.

Motte de beurre. Forme particulière de fracture d'un os long de l'enfant. Déformation de la corticale sans image de rupture.

Naviculaire carpien. Ou scaphoïde.

Niveau liquide. Visible seulement sur une radiographie rayon horizontal. Niveau liquide–air ou graisse–liquide (lipohémarthrose).

Noyau d'ossification accessoire. Noyau d'ossification secondaire, variante de la normale. Par exemple, la patella peut avoir deux ou trois noyaux d'ossification secondaires. Parfois, ces petits noyaux ne fusionnent pas et restent séparés du noyau principal. Ils peuvent être considérés à tort comme des fragments fracturaires.

Occlusion organique. Ou occlusion mécanique.

Œdème osseux ou contusion osseuse. Zone œdémateuse et/ou hémorragique de l'os médullaire, liée à des microfractures trabéculaires dans un contexte traumatique. Seule l'IRM permet de visualiser ces anomalies qui sont occultes en radiographies et scanner. La normalisation peut être longue (4 à 6 semaines).

OPG. Orthopantomogramme ou panoramique dentaire.

ORL. Oto-rhino-laryngologie.

Os accessoire. Petit os normal, fréquent mais inconstant. Ces os sont particulièrement fréquents autour du pied. Ils sont parfois confondus avec un fragment fracturaire. Un os accessoire se différencie d'un fragment de fracture par ses limites bien définies et corticalisées.

Os wormien. Petit os de la voûte du crâne siégeant dans une suture. Le plus souvent dans la suture lambdoïde. Ces os sont visibles chez beaucoup d'enfants jusqu'à l'âge de 1 an. Os unique ou multiples.

Ossification. Processus de formation osseuse. Le plus souvent, l'ossification se fait à partir du cartilage (par exemple un os long) ; parfois à partir d'une membrane (par exemple le crâne). Une ossification peut aussi survenir dans les tissus mous, soit dans un contexte post-traumatique, soit à la suite d'une inflammation chronique.

Palmaire. En référence à la paume de la main (c'est-à-dire la face ventrale).

Pile bouton. Pile en forme de disque utilisée dans les montres.

Plaque de croissance. Ou cartilage de croissance. Couche de cartilage située entre la métaphyse et l'épiphyse d'un os long non fusionné. Parfois nommée physe, terme incorrect, sans signification anatomique.

Pouce du skieur. Rupture ou entorse du ligament collatéral ulnaire de la première articulation carpométacarpienne.

23 Glossaire

Projection. Voir Incidence.

Rayon horizontal. Selon l'orientation du rayon directeur, parallèle au plan du sol. Cette technique est utile pour montrer un niveau liquide (par exemple dans le récessus sous-quadricipital du genou ou dans le sinus sphénoïdal), ou si le patient doit être laissé en position allongée (par exemple incidence de profil du rachis cervical après un traumatisme).

Rayon vertical. Définit l'orientation du rayon X par rapport au sol. Le rayon X est perpendiculaire au sol.

Réaction périostée. Ou apposition périostée. Fine ligne blanche visible le long d'une partie de la diaphyse d'un os long, séparée de la corticale par un espace clair très fin. Le périoste n'est pas visible en radiographie, et la réaction (ou ossification) est une couche située sous le périoste. L'espace séparant la ligne blanche de la corticale osseuse correspond à une élévation du périoste par du sang, du pus, une tumeur. Dans un contexte traumatique, la réaction périostée traduit une réaction de réparation (guérison) normale.

Règle des deux os. Voir p. 146 pour une description complète.

Rhume de hanche. Synovite transitoire de hanche.

Scaphoïde. Ou naviculaire du carpe.

Scintigraphie. Voir Exploration isotopique.

Sclérose. Décrit une ligne ou une zone de densité augmentée sur la radiographie. La sclérose peut siéger en périphérie de la corticale osseuse (par exemple la sclérose d'un cal osseux mature autour d'un foyer de fracture), ou traverser la diaphyse de l'os (par exemple fracture avec impaction osseuse).

Scopie télévisée. Contrôle scopique. Visualiser une région anatomique sur un écran grâce à un appareil utilisant des rayons X et qui donne une image en temps réel.

Subluxation. Mauvaise congruence articulaire mais les surfaces articulaires restent partiellement en contact.

Sustentaculum tali. Processus osseux en forme de plateau développé à la face médiale du calcanéus. Surface articulaire qui s'articule avec la portion médiale du talus.

Suture. Jonction entre deux os plats adjacents de la voûte du crâne séparés par une fine couche de tissu fibreux.

Suture accessoire. Une suture accessoire est une suture du crâne habituellement absente chez l'adulte. Elles sont fréquentes chez les nouveau-nés et les petits enfants. Elles disparaissent (c'est-à-dire fusionnent) au cours de la croissance avec un délai variable. Une suture accessoire persiste parfois chez l'adulte.

Suture incomplète. Voir Suture accessoire.

Symphyse. Articulation entre deux segments osseux recouverts de cartilage hyalin, stabilisée par du fibrocartilage et un système ligamentaire. Exemple : symphyse pubienne.

Synchondrose. Zone de persistance d'une plaque cartilagineuse interposée entre deux segments osseux fixés ou avec une mobilité très limitée. Exemple : synchondrose zygomaticofrontale.

Syndrome des enfants battus. Ou syndrome de Silverman. Terme utilisé dans un contexte de violences sur un enfant avec lésions traumatiques.

Syndrome de loges. Des cloisons de tissu conjonctif (fascias) entourent et séparent les groupes musculaires des bras et des jambes. Un compartiment correspond à l'espace délimité par ces cloisons. L'œdème et/ou l'hémorragie lié(e) à un traumatisme provoque une élévation de la pression avec un risque de compression musculaire et vasculonerveuse. Des lésions ischémiques irréversibles peuvent survenir, avec remplacement du tissu musculaire par un tissu cicatriciel.

Tabatière anatomique. Région du bord radial du carpe correspondant à la zone où les tendons extenseurs du pouce passent au-dessus de la base du premier métacarpien. Une douleur exquise à la pression de la tabatière oriente fortement vers une fracture du scaphoïde ou une fracture du processus styloïde du radius.

Tubérosité. Toute saillie osseuse correspondant à une insertion tendineuse (par exemple tubérosité de la base du cinquième métatarsien).

Valgus. Déformation angulaire d'une articulation ou d'un site de fracture avec une déviation s'écartant de la ligne médiane du segment osseux (ou du fragment fracturé) distal.

Varus. Déformation angulaire d'une articulation ou d'un site de fracture avec une déviation vers la ligne médiane du segment osseux (ou du fragment fracturé) distal.

Ventral. Désigne la face antérieure (côté fléchisseur) du corps ou d'un segment de membre.

Worms (incidence de). Incidence radiographique du crâne réalisée avec une inclinaison du rayon X, permettant de dégager l'os occipital (élimine les superpositions osseuses du massif facial).

Lecture complémentaire

Lee P, Hunter TB, Taljanovic M. Musculoskeletal Colloquialisms: How Did We Come Up with These Names? Radiographics 2004;24:1009-1027.

Index

Abdomen
  douleur et traumatisme, 329
  sans préparation (ASP), 330
Acétabulum, fracture de l', 219,
    238, 240
Aimants avalés, 359
Aorte
  dissection, 326
  rupture traumatique, 326
Arcade zygomatique, fracture
    de l', 62
Arêtes de poisson avalées, 352
Arrière-pied, 265
  anatomie normale, 266
  normal, 273
Articulation(s)
  acromioclaviculaire
    analyse, 92
    lésions ligamentaires, 87
    subluxations et luxations, 86
  carpométacarpiennes, 156
    luxation, 167
    normales, 157
  gléno-humérale
    luxation, 82–84, 88
    normale, 76
  sacro-iliaques normales, 216
  tarsométatarsiennes, 302
  temporomandibulaire, 56
Asthme, crise d', 323
Avant-bras distal. *Voir* Poignet
Avant-pied, 293
Avulsion(s), 26
  apophysaire du jeune, 222

Bankart, lésion de, 85
Bases radiographiques, 2
Bennett, fracture de la, 165
Bézoards, 361
Bohler, angle de, 272
Bois ou plastique, corps étranger
    en, 344

Calcanéus, 269
  apophyse, 290
  fracture, 277, 278, 288
  processus antérieur, 291
Carpe
  fractures des os du, 148
  luxations, 148
  ossicules accessoires, 152
  subluxations, 150
Chance, fracture de, 208
Cheville, 265
  anatomie normale, 266
  déchirure de la membrane
      interosseuse, 281
  fractures, 274
  incidence
    axiale, 269
    de face mortaise, 268, 270
    de profil, 266, 267, 272
Chute du sujet âgé, 222
Clavicule, fracture de la, 74, 81
Coccyx, traumatisme du, 222
Cœur, bords du, 313
Colique

  hépatique, suspicion de, 340
  néphrétique, suspicion de, 338
Consolidation, poumons et, 316
Constipation, suspicion de, 337
Corps étranger(s)
  arêtes de poisson, 352
  avalés, 349
  blessure des tissus mous, 346
  inhalés, 30, 328
  pénétrants, 343
    aspects radiographiques, 344
  perforations intestinales et, 357
  pièces de monnaie, 350
  suspicion de, 346
  traumatisme orbitaire, 347
Côte, fracture de, 327
Coude, adulte, 115
  anatomie normale, 116
  incidence
    de face, 116
    de profil, 116
  liserés graisseux, 117, 118
  pièges, 124
  traumatismes
    fréquents, 121
    rares mais importants, 123
Coude, pédiatrique, 95
  anatomie, 96
  incidence
    de face, 96
    de profil, 96
  liserés graisseux, 97, 102
  noyaux d'ossification, 98, 105
  pièges, 113
  séquence CRITOL, 98
  traumatismes
    fréquents, 106
    rares mais importants, 112
Coupoles du diaphragme, 313
Crâne
  de l'adulte, 47
  de l'enfant, traumatisme non
    accidentel et, 35

Dent de l'axis
  fracture, 189
  traumatisme, 188
Dentiers avalés, 360
Détecteur de métaux, 350
Diastasis scapholunaire, 147
Disjonction sternoclaviculaire, 91
Dissection aortique, 326
Doigt(s), 153
  en maillet, 161
  traumatisme isolé, 159
Dôme talien, fracture du, 283
Douleur abdominale, 329
  imagerie, 331
  non spécifique, 334

Échographie FAST, 341
Embolie pulmonaire, 327
Empreinte vasculaire, fracture et, 52
Encoche de Malgaigne/Hill-Sachs, 85
Enfant
  coude, 95
  os, 12

  particularités, 11
  sites de fracture, 14
  syndrome des enfants battus, 31
  traumatisme non accidentel, 32
    crâne, 35
  urgences thoraciques, 30
Entorse ligamentaire, 281
Épanchement
  du genou, 249
  pleural, 324
  enkysté, 325
Épaule, 73
  anatomie normale, 75
  incidence
    apicale oblique, 76, 79
    de face, 75, 78
    en Y (profil de coiffe), 77
  pièges, 92
  radiographies standard, 74
  traumatisme, 74
Épicondyle
  latéral, avulsion, 112
  médial
    anatomie normale, 100
    avulsion, 110

Fabella, 262
Fémur proximal, 227
  analyse, 230
  anatomie normale, 228
  incidences de face et de profil, 229
  luxation, 239
  traumatismes
    fréquents, 232
    rares mais importants, 238
Fente épiphysaire, 305
Fibula
  col de la, fracture, 256
  fracture, 281
Foramens sacrés normaux, 217
Fossette rhomboïde, 94
Fracture(s)
  acétabulum, 219, 238, 240
  arcade zygomatique, 62
  avulsion des épines tibiales, 257
  base du 5e métatarsien, 276, 298
  berge palmaire, 161
  blow-out, 61
    isolée, 64
  C3-C7, 192
  calcanéus, 277, 278, 288
  chez l'enfant, 14
  clavicule, 74, 81
  col de la fibula, 256
  col de l'humérus, 90
  condyle huméral latéral, 109
  corps ou col de la scapula, 91
  costale, 327
    inversée, 138
  de Barton, 138
  de Bennett, 165
  de Chance, 208
  de défense, 143
  de fatigue, 24
    métatarsiens, 299
    tibia, 260
  de Jefferson, 187

© 2017 Elsevier Masson SAS. Tous droits réservés.

Index

de Jones, 301
de Maisonneuve, 260, 284
de Monteggia, 112, 123
de Pouteau-Colles, 146
de Rolando, 165
de Salter-Harris, 141
de Segond, 259
de Tillaux, 287
déformation plastique, 111
dent de l'axis, 189
diaphysaire, 20
   incomplète, 20
   plastique courbe, 20
diaphyse radiale, 146
du boxeur, 163
du crâne, reconnaître une, 50
du pendu, 190
empreinte vasculaire et, 52
en bois vert, 18, 140
en cheveu (*toddler's fracture*), 22
en motte de beurre, 18, 140
épiphyso-métaphysaires
   (Salter-Harris), 14
fibula, 281
grosse tubérosité de l'humérus, 80
hamatum, 148
humérus proximal, 90
malléoles, 274
mandibulaires, 68
métacarpien, 160
   col du, 163
   spiroïde diaphysaire, 162
métaphyso-diaphysaires, 18
métarsiens
   de fatigue, 299
métatarsiens, 298, 300
oblique du corps de C2, 190
olécrâne, 122
orbitaire *blow-out*, 64, 66
os du carpe, 148
os du tarse, 300
os longs, 6
os propres du nez, 70
os trigone, 288
ostéochondrale, 255
patella, 254, 255
pelvis, 218, 222
phalanges
   des mains, 160
      spiroïde diaphysaire, 162
   des pieds, 298
plancher orbitaire, 62
plateau tibial, 250, 252
poignet, 136
pouce, 164
processus styloïde ulnaire, 142
processus transverses, 211
quadripode, 63
radius distal, 136
   enfant, 140
sacrum, 220
scaphoïde, 144
supracondylienne(s)
   du coude, 106
   et condyliennes du fémur, 257
suture et, 40
talus, 282, 283
tête humérale et/ou anneau
   glénoïdien, 80
tête ou col du radius, 121
tibia distal, 285
tripode, 63
triquetrum, 145

ulna
   distal, 142
   plastique courbe, 21
vertébrale
   cunéiforme, 203
   du rachis thoracique moyen, 206
   post-traumatique, 207
Genou, 243
   anatomie normale, 244
   épanchement, 249
   fractures, 250
   incidence
      de face, 246
      de profil, 248
   ostéochondrite disséquante, 257
   petits fragments osseux autour
      du, 258
Graisse médiastinale, 318
Grosse tubérosité de l'humérus,
   fracture de la, 80
Hamatum, fracture de l', 148
Hanche, 227
   analyse, 230
   anatomie normale, 228
   incidence
      de face, 228
      de profil, 228
   traumatismes
      fréquents, 232
      rares mais importants, 238
Hémiplégie, 83
Hémorragie provoquant une
   subluxation, 83
Hiles pulmonaires, 309
Humérus proximal, fracture de l', 90
Incidence(s), principe des deux, 4
Inspiration, 313
Insuffisance ventriculaire gauche, 321
Jefferson, fracture de, 187
Jones, fracture de, 301
Lésion(s)
   chondrales et ostéochondrales, 28
   de Pellegrini-Stieda, 262
   du ligament croisé antérieur, 259
   ligamentaires de la cheville, 281
   méniscale, 259
Ligament(s)
   croisé(s)
      antérieur, fracture-avulsion, 258
      lésions, 258
      postérieur, fracture-avulsion,
         258
   de la cheville, 267
   transverse, rupture du, 191
Ligne
   humérale antérieure, 101, 103
   radiocapitellaire, 104
      coude adulte, 117, 120
      coude pédiatrique, 101
Lisfranc, interligne de, 295
   subluxation, 302, 303
Lobes pulmonaires, 310
Lunatum, luxation du, 149
Luxation
   acromioclaviculaire, 86
   antérieure de la tête du radius, 120
   articulations
      carpométacarpiennes, 167

fémur proximal, 239
gléno-huméral, 84
   antérieure, 82
      avec fractures associées, 84
   postérieure, 88
inférieure de la tête humérale, 91
isolée de la tête radiale, 112
lunatum, 149
patella, 260
périlunaire, 150
pouce, 164
prothèse totale de hanche, 241
subluxation et, 9
talocalcanéenne, 289
talonaviculaire, 289
talus, 289
vertèbre C3-C7, 193

Madonna, signe de, 147
Main, 153
   analyse, 158
   anatomie normale, 154
   incidence
      de face, 154
      oblique, 154
   pièges, 169
   traumatismes
      fréquents, 160
      rares mais importants, 164
Maisonneuve, fracture de, 260, 284
Malgaigne/Hill-Sachs, encoche
   de, 85
Mandibule, 56
   fractures de la, 68
Massif facial, 53, 54
   traumatismes, 58, 62
Médiopied, 293
   anatomie normale, 294
   incidence
      de face, 294, 296
      de profil, 297
      oblique, 294, 296
   traumatisme, 306
Métacarpien, fracture de, 160
Métal, corps étranger en, 344
Métatarsien(s)
   2e, 295
   3e, 295
   4e, 300
   5e, fracture de la base, 276, 298
Monteggia, fracture de, 112, 123

Niveaux liquides, 3
Nodules de Schmorl, 211

Occlusion intestinale, suspicion d', 336
Œdème
   alvéolaire extensif, 322
   interstitiel, 322
Olécrâne, fracture de l', 122
Opacités
   pulmonaires, 308
   squelettiques, 311
Orbite, 54
   plancher, fracture, 62
   radiographie, 348
   traumatisme et corps étranger, 347
Orthopantomogramme, 56
Os
   acétabulaire, 242
   cunéiformes, 295
   naviculaire accessoire, 304
   propres du nez, fracture, 70

Index

sésamoïdes, 304
trigone, 292, 304
   fracture, 288
   wormiens, 44
Osgood-Schlatter, maladie d', 263
Ossicules accessoires
   de la cheville, 291
   du médiopied, 304
Ostéochondrite disséquante, 29
   du genou, 257

Patella
   alta, 263
   bipartite, 262
   fracture, 254, 255
   luxation, 260
   position, 245
Pellegrini-Stieda, lésion de, 262
Pelvis, 213
   analyse, 216
   anatomie normale, 214
   fractures fréquentes
      basse énergie, 222
      haute énergie, 218
   incidence de face, 214
   pièges, 225
   squelette en croissance
      apophyses pelviennes, 215
      synchondroses, 214
   traumatismes sportifs, 224
Perforation
   digestive, suspicion de, 335
   intestinale, corps étrangers et, 357
Phalanges
   des mains, fracture de, 160
   des pieds, fracture de, 298
Pièces de monnaie avalées, 350
Piles boutons avalées, 358
Pince en plastique dur avalée, 361
Plans graisseux, 3
Plateau tibial, fracture du, 250, 252
Pneumomédiastin, 323
Pneumopathie, 316, 334
Pneumothorax, 319, 323
Poignet, 125
   anatomie normale, 126
   fractures, 136
   incidence
      de face, 126, 128, 154
      de profil, 127, 130
      oblique, 154
   subluxations et luxations, 146
   traumatismes rares mais
      importants, 148
   variantes de la normale, aspects trompeurs, 151
Polytraumatisme, 1
Position du patient, 5
Pouce, 155
   articulation de la base du
      fracture extra-articulaire, 164
      fracture intra-articulaire, 165
      mobilité, 169
      traumatisme, 159
   de garde-chasse/du skieur, 166
   fractures et luxations, 164

Poumon(s)
   hiles, 309
   lobes, 310
   opacités, 308
   radiographie du thorax
      de face, 308, 312
      de profil, 310, 314
Pouteau-Colles, fracture de, 146
Processus styloïde ulnaire, fracture du, 142
Pronation douloureuse, 111
Prothèse totale de hanche, luxation de, 241

Rachis cervical, 171
   analyse, 174
   anatomie normale, 172
   grain de café, 172
   incidence
      de face, 173
      de face bouche ouverte, 173
      de profil, 172
   pièges, 195
   traumatismes fréquents, 186
Rachis thoracique et lombaire, 199
   analyse, 202
   anatomie normale, 200
   incidence
      de face, 201
      de profil, 202
   pièges, 211
   traumatisme(s)
      fréquent, 206
      moins fréquents mais importants, 207
Radius
   distal, fractures du, 136
      enfant, 140
   tête ou col, fracture, 121
Ratio cardiothoracique, 309
Règle des deux os, 146
Rolando, fracture de, 165

Sacrum
   fractures, 220
   normal, 221
Salter-Harris
   classification de, 15
   fracture de, 14, 15, 141, 280
      complexe, 286
      types, 16
Scaphoïde
   fracture, 144
   incidences, 132
Scapula, corps ou col de la, fracture, 91
Schmorl, nodules de, 211
Segond, fracture de, 259
Silhouette
   cardiaque, 309
   élargissement, 321
   signe de la, 316, 318
Subluxation
   acromioclaviculaire, 86
   hémorragie provoquant une, 83

Lisfranc, 302
luxation et, 11
radio-ulnaire distale, 146
tête humérale, 83
vertèbre C2, 191
vertèbre C3-C7, 193
Suture(s)
   accessoires normales, 36
   fracture et, 40
   innominée, 43
   lambdoïde, 43
   mendosale, 39, 41, 43
   métopique, 38, 45
   pariétale, 38, 43, 45
   squameuse, 42
Symphyse pubienne normale, 217
Syndrome des enfants battus, 31

Talus
   fracture, 282, 283
   luxation, 289
Tarse, fractures des os du, 300
Tendon patellaire, rupture du, 261
Thorax, 307
   anatomie normale, 308
   en entonnoir, 318
   enfant, urgences liées au, 30
Tibia
   distal, fracture du, 285
   fracture de fatigue, 260
Tillaux, fracture de, 287
Traits de fractures, 3
Traumatisme(s), 35, 341
   abdominal, 329
      fermé, 341
      pénétrant, 341
   articulations tarsométatarsiennes, 302
   massif facial, 58, 62
   médiopied, 306
   multiples, 1
   non accidentel de l'enfant, 32
      crâne, 35
   orbitaire, 347
   sportifs, 24
   unique, 1
Triquetrum, fracture du, 145
Tubérosité tibiale antérieure, 263

Ulna
   distal, fractures de l', 142
   fracture plastique courbe, 21

Verre, corps étranger en, 344
Vertèbre(s)
   C1
      fracture de Jefferson, 187
      traumatismes, 186
   C2
      fracture oblique, 190
      subluxation, 191
      traumatismes, 188, 190
   C3-C7
      fractures, 192
         subluxations/luxations, 193

Test-réponses

Test – réponses

1. Fracture luxation de Galeazzi, p. 146.
2. Fracture de fatigue du 3ᵉ métatarsien, p. 299.
3. Normal. L'augmentation de l'espace du côté gauche de la dent et le défaut d'alignement des masses latérales du côté droit correspondent à des anomalies positionnelles (rotation du cou), p. 182.
4. Fracture orbitaire gauche avec niveau hémorragique du sinus maxillaire, p. 64–67.
5. Incidence apicale oblique de l'épaule, p. 76 ; luxation postérieure de la tête de l'humérus, p. 89.
6. Fracture de la dent de l'axis, p. 188.
7. Incidence apicale oblique de l'épaule ; p. 76. (1) Luxation antérieure de la tête de l'humérus, p. 84. (2) fragment osseux détaché médial ; (3) encoche de Malgaigne (Hill-Sachs), p. 85.
8. Fracture de Bennett – luxation du pouce, p. 165.
9. Fracture non déplacée du radius distal, p. 136.
10. Niveau de lipohémarthrose dans la bourse suprapatellaire, p. 249 ; pas de fracture intra-articulaire évidente sur cette incidence mais à considérer comme présente.
11. Fracture supracondylienne avec déplacement postérieur minime, p. 106–108.
12. Luxations des 4ᵉ et 5ᵉ articulations carpométacarpiennes, p. 156–157, 168.
13. Fracture en bois vert du radius distal, p. 18–19.
14. Radiographie de face des sinus (Blondeau) normale, p. 55, 60–61.
15. Avulsion apophysaire de l'épine iliaque antéro-inférieure droite (EIAI), p. 223, 236–237.
16. Fractures des épineuses de C6 et C7, p. 192.
17. Fracture du plateau tibial latéral, p. 250–253.
18. Luxation centrale de la tête fémorale droite. Fracture acétabulaire, p. 219, 240.
19. La lésion importante : fracture du col du talus, p. 282.
20. Aspect normal du Lisfranc et des os du tarse, p. 294–297, 303.
21. Apophyse normale de la base du 5ᵉ métatarsien, p. 298 ; aspect normal des plaques de croissance, p. 305.
22. Luxation de la tête du radius, p. 104, 112.
23. Subluxation de l'articulation acromioclaviculaire. Probable lésion des ligaments coracoclaviculaires, p. 86–87.
24. Fracture de la berge palmaire de la base de P2. Fracture de la berge dorsale de la base de P3, avec doigt en maillet, p. 154, 159–161.
25. Fracture du calcanéum : angle de Bohler anormal, p. 277–279.
26. Fracture de Segond, p. 259.
27. (1) subluxation antérieure de C4 sur C5, p. 193 ; (2) fracture de la dent de l'axis, p. 188–189.
28. Subluxation du Lisfranc à la base du 2ᵉ métatarsien, p. 295–297, 302–303.

Elsevier Masson S.A.S.
65, rue Camille-Desmoulins
92442 Issy-les-Moulineaux cedex

Dépôt légal : août 2017

Composition : Thomson Digital

Imprimé en Pologne par Dimograf